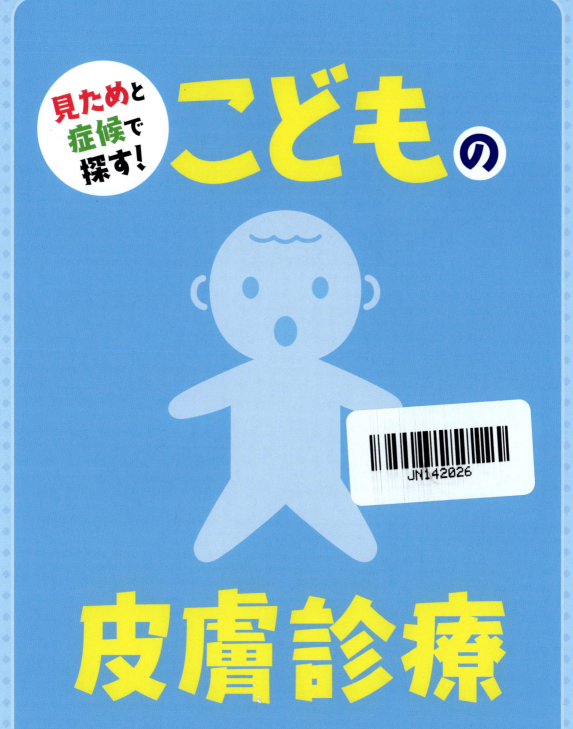

謹告

本書に記載されている診断法・治療法に関しては，発行時点における最新の情報に基づき，正確を期するよう，著者ならびに出版社はそれぞれ最善の努力を払っております．しかし，医学，医療の進歩により，記載された内容が正確かつ完全ではなくなる場合もございます．

したがって，実際の診断法・治療法で，熟知していない，あるいは汎用されていない新薬をはじめとする医薬品の使用，検査の実施および判読にあたっては，まず医薬品添付文書や機器および試薬の説明書で確認され，また診療技術に関しては十分考慮されたうえで，常に細心の注意を払われるようお願いいたします．

本書記載の診断法・治療法・医薬品・検査法・疾患への適応などが，その後の医学研究ならびに医療の進歩により本書発行後に変更された場合，その診断法・治療法・医薬品・検査法・疾患への適応などによる不測の事故に対して，著者ならびに出版社はその責を負いかねますのでご了承ください．

序

　私は初期研修の2年目に，2カ月間の皮膚科ローテーションを選択しました．それまで皮膚所見を見ても，「背部に赤い皮疹あり」しか記載できず，ずっともどかしく感じていたからです．皮膚科研修では，初めに発疹のみかた，記載方法について細かく指導を受けました．「背部に米粒大の紅斑を認め，一部は地図状に癒合している」と記載すると，確かに鑑別疾患も浮かんでくるのです．この2カ月の研修で，私自身の皮膚診療への苦手意識は払拭され，むしろ得意な気分になっていたのですが，総合診療医として現場に出ると，再び困難が待ち構えていました．それはこどもの皮膚診療です．

　こどもの診療では，単に発疹の鑑別を行い，適切な処方や処置ができればおしまい，ではないのです．お母さんから，乾燥対策の相談を受け，夏になると紫外線対策の質問，「うちの子はアトピーなのでしょうか？」という悲痛な悩みまで持ちかけられるようになりました．正直，なんとなくそれらしい回答をすることはできましたが，自分自身が腑に落ちるような説明ができているかというと，そうではありませんでした．また，感染症やアレルギー，母斑など疾患の幅も広く，体系的な学習をしていないと自信が持てない領域でした．

　このような悩みは私だけではなく，周囲の総合診療医や小児科医からも多く聞かれました．そこで，総合診療医や小児科医の悩みを解決すべく，基本的で実践的な解説書を作れないかという発想が浮かびました．私の同僚の堀越健先生，そして川崎市立多摩病院小児科部長の宮本雄策先生にもご協力いただき，まずは「私たちの悩み」を共有しました．そして，本書にはプライマリ・ケアに理解のある皮膚科医の協力が不可欠です．以前から，総合診療医や学生へのレクチャーで定評のある水戸済生会総合病院皮膚科の神﨑美玲先生にその役をお願いしました．

　本書の構成としては，初めに総論的な基本知識として，こどもの皮膚の特性やスキンケア，発疹の記載方法や皮膚科における検査・治療方法などを皮膚科医の視線から解説しました．そして，疾患の各論については，皮膚科医と小児科医，総合診療医がそれぞれ分担して，バランスの良い構成を心がけました．また，発熱を伴う発疹については，総論としてその鑑別方法を解説するなど，診療に即した構成を心がけました．

　企画のなかで最も吟味したのは，レベル設定と表現方法です．総合診療医や小児科医の悩みに合わせた項目設定や解説は，皮膚科医の執筆者には大変な作業だったと思います．何度も吟味を重ね，一番欲しい情報に手が届く内容になったと自負し

ています．

　本書の製作には，企画段階から羊土社の野々村万有様，山村康高様には大変お世話になりました．この場を借りて御礼致します．現場で奮闘する皮膚科医と小児科医，総合診療医が協力した本書によって，少しでもプライマリ・ケアの小児皮膚診療が向上することを願ってやみません．

2019年2月

編者を代表して
大橋博樹

見ためと症候で探す！こどもの皮膚診療

目次

- 序 .... 大橋博樹　3

第1章　皮膚診療の基本知識

1) 皮膚の構造と機能　〜こどもの皮膚の特徴〜 .... 神崎美玲　10
2) スキンケア
   ① 清潔 .... 山口美由紀　13
   ② 乾燥 .... 山口美由紀　15
   ③ 紫外線 .... 山口美由紀　18
3) 発疹の種類と記載のしかた .... 神崎美玲　21
4) 知っておきたい皮膚科の検査
   ① 皮膚アレルギー検査 .... 神崎美玲　26
   ② 真菌鏡検 .... 田口詩路麻　29
   ③ Tzanck テスト .... 田口詩路麻　35
   ④ ダーモスコピー .... 山崎由里子, 外川八英　39
5) 皮膚疾患の治療　〜外用療法〜
   ① 基剤と剤形による選び方 .... 田口詩路麻　43
   ② ステロイド外用薬 .... 田口詩路麻　47
   ③ 免疫抑制薬 .... 出口順啓　53
   ④ 抗菌薬・痤瘡治療薬 .... 出口順啓　55
   ⑤ 抗真菌薬 .... 出口順啓　58
   ⑥ 外用方法の実際 .... 出口順啓　60
   ⑦ 外用剤の混合について .... 神崎美玲　63
6) 皮膚疾患の治療　〜全身療法〜
   ① こどもへの薬剤投与方法と用量 .... 小林桂子　66
   ② ステロイド .... 小林桂子　69

目次

　　③抗ヒスタミン薬 ……………………………………………………… 小林桂子　72
　　④抗菌薬 ………………………………………………………………… 小林桂子　75
　　⑤抗ウイルス薬 ………………………………………………………… 小林桂子　78

7) 皮膚疾患の治療 〜理学療法〜
　　①光線療法 ……………………………………………………………… 小林桂子　81
　　②凍結療法 ……………………………………………………………… 神﨑美玲　84
　　③レーザー治療 ………………………………………………………… 神﨑美玲　86

8) 感染症と学校保健 ………………………………………………………… 神﨑美玲　89

第2章　湿疹・アトピー・蕁麻疹

　　①接触皮膚炎 …………………………………………………………… 木村聡子　94
　　②おむつ皮膚炎 ………………………………………………………… 吉岡奈月　98
　　③異汗性湿疹 …………………………………………………………… 木村聡子　103
　　④汗疹 …………………………………………………………………… 木村聡子　107
　　⑤皮脂欠乏症・乾燥性湿疹 …………………………………………… 木村聡子　110
　　⑥乳児脂漏性湿疹 ……………………………………………………… 吉岡奈月　115
　　⑦アトピー性皮膚炎の診断 ……………………………… 小島隆浩, 宮本雄策　119
　　⑧アトピー性皮膚炎の検査 …………………………………………… 町野亜古　123
　　⑨アトピー性皮膚炎 〜治療〜 ………………………………………… 小島隆浩　125
　　⑩蕁麻疹・血管性浮腫（クインケ浮腫）……………………………… 犬尾千聡　131

第3章　発熱を伴う発疹

1) 付随所見による診療・鑑別のポイント
　　①発熱＋紅斑・丘疹 …………………………………………………… 髙木　暢　138
　　②発熱＋粘膜疹 ………………………………………………………… 堀越　健　142

保健所へ報告 …保健所へ報告が必要な疾患の場合
すぐに皮膚科へ …早急に皮膚科医への紹介が必要な場合
すぐに小児科へ …早急に小児科医への紹介が必要な場合

2) 発熱・発疹をきたす主な疾患

① 突発性発疹 .... 太田　浩　147
② 麻疹・風疹 保健所へ報告 .... 太田　浩　150
③ 川崎病 すぐに小児科へ .... 太田　浩　153
④ Gibertばら色粃糠疹 .... 小宮山 学　156
⑤ 水痘 .... 髙木真知子　160
⑥ カポジ水痘様発疹症 .... 安藤典子　163
⑦ 手足口病 .... 堀越　健　165
⑧ ヘルパンギーナ .... 堀越　健　168
⑨ 伝染性紅斑 .... 宮地悠輔　171
⑩ Gianotti-Crosti症候群 .... 神﨑美玲　174
⑪ 溶連菌感染症 .... 堀越　健　177
⑫ 蜂窩織炎 .... 宮地悠輔　180

第4章　よくみる皮膚の感染症

① 毛包炎・せつ・よう .... 櫛笥永晴　184
② 多発性汗腺膿瘍 .... 櫛笥永晴　187
③ 伝染性膿痂疹（とびひ） .... 田口詩路麻　189
④ 伝染性軟属腫（みずいぼ） .... 田口詩路麻　193
⑤ 尋常性疣贅 .... 髙木真知子　197
⑥ 単純ヘルペス .... 安藤典子　200
⑦ 帯状疱疹 .... 髙木真知子　203
⑧ 白癬 .... 安藤典子　206
⑨ カンジダ症 .... 安藤典子　210

第5章　母斑・血管腫など

1) 母斑

① 色素性母斑 .... レパヴーアンドレ　214
② 青色母斑・太田母斑・異所性蒙古斑 .... レパヴーアンドレ　219
③ 扁平母斑 .... レパヴーアンドレ　222
④ 脂腺母斑・表皮母斑 .... レパヴーアンドレ　225

目次

2）血管腫・血管奇形
- ①乳児血管腫（いちご状血管腫） すぐに皮膚科へ ...... 神﨑美玲　229
- ②毛細血管奇形（単純性血管腫） すぐに皮膚科へ ...... 神﨑美玲　233

3）神経皮膚症候群
- ①神経線維腫症 ...... 山本寿子，宮本雄策　236
- ②結節性硬化症 ...... 山本寿子，宮本雄策　241
- ③その他の神経皮膚症候群 ...... 山本寿子，宮本雄策　245

第6章　その他

- ①虫刺症 ...... 小宮山 学　250
- ②アタマジラミ症 ...... 髙木真知子　253
- ③胼胝・鶏眼 ...... 小宮山 学　256
- ④凍瘡（しもやけ） ...... 森 洋平　259
- ⑤亀頭包皮炎 ...... 森 洋平　262
- ⑥紫斑を示す疾患（IgA 血管炎など） ...... 森 洋平　265
- ⑦尋常性痤瘡 ...... 町野亜古　268

● 索引 272

第1章
皮膚診療の基本知識

第1章 皮膚診療の基本知識

1）皮膚の構造と機能
～こどもの皮膚の特徴～

神﨑美玲

❶ はじめに

　皮膚は人体の表面を覆い，外界と生体との環境を隔てる構造です．人体で最大の臓器であり，恒常性を維持する重要な役割を果たしています．本稿では，皮膚の構造と機能およびこどもの皮膚の特徴について述べます．

❷ 皮膚の構造

　表面から順に，**表皮**，**真皮**，**皮下組織**の3層構造からなり，**毛**，**皮脂腺**，**汗腺**などの器官が付属します（**図1**）．

1）表皮

　表皮の厚さはおよそ0.2 mmであり，表皮を構成する細胞の95％は**角化細胞**，残り5％を色素細胞やランゲルハンス細胞が占めています．表皮は成熟段階によって異なる形態の角化細胞が層状に配列し，内側から**基底層**，**有棘層**，**顆粒層**，**角質層**の4層に分けられます（**図2**）．

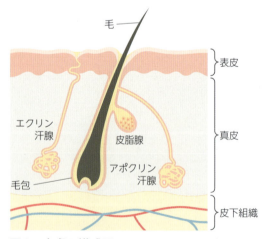

図1　皮膚の模式図
皮膚は表皮，真皮，皮下組織からなり，毛，皮脂腺，汗腺などを伴う

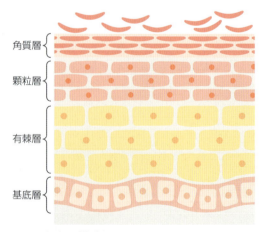

図2　表皮の構造
表皮は内側から基底層，有棘層，顆粒層，角質層で構成される

2) 真皮

真皮の主な成分は，膠原線維，弾性線維からなる**結合組織**です．細胞成分としては，線維芽細胞，組織球，肥満細胞などがあり，さらに血管，リンパ管および神経が存在しています．

3) 皮下組織

真皮と筋肉との間にあり，大部分は**脂肪組織**で占められています．中性脂肪の貯蔵，物理的外力に対する緩衝作用，熱産生，体温保持などの機能があります．

4) 付属器

ⓐ 毛器官

毛とこれを取り囲む**毛包**からなります．口唇，手掌，足底，粘膜を除く全身に分布し，毛包には**アポクリン汗腺**と皮脂腺が開口しています．

ⓑ 皮脂腺

皮脂腺は皮脂を産生する外分泌器官で，表皮に分泌された皮脂が皮脂膜を形成します．

ⓒ 汗腺

エクリン汗腺は，ほぼ全身にくまなく分布し，体温調節を担っています．アポクリン汗腺は腋窩，乳頭，臍囲，外陰部といった限られた部位のみに存在します．

2 皮膚の機能

1) バリア機能

生体の内と外を分け，内部組織を守る防御障壁となります．体内からの水分喪失や外界からのさまざまな物質の侵入を防いでいます．

2) 経皮吸収機能

表皮経路や毛包脂腺系経路を通して，外界から薬剤などを吸収します．

3) 体温調節機能

外部の温度を伝わりにくくすると同時に，血管収縮や発汗調節によって体温を一定に保ちます．

4) 感覚機能

触覚・痛覚・温覚・冷覚などを知覚し，外界の刺激を脳に伝える複数の感覚器があります．

5) 免疫機能

さまざまなサイトカインや抗菌物質を放出し，外界から侵入してくる細菌やウイルスなどを排除します．

3 こどもの皮膚の特徴

こどもの皮膚には成人と比べて，次のような特徴があります[1]．

1) 皮膚が薄い

皮膚の厚さは，からだの部位によって異なりますが，**新生児では成人の約半分程度と薄く**，思春期までに徐々に成人と同等になります．このため，低年齢ほど機械的刺激に脆弱であるといえます．

2) 皮脂の分泌量が少ない

新生児期には，母体からの**黄体ホルモンの働きにより，一時的に皮脂の分泌が多くみられます**．皮脂腺の分泌能は性ホルモンによって支配されるため，4カ月以降の乳児〜10歳頃までは皮脂の分泌量が減少して，成人の約1/3ほどになります．思春期を迎えると，皮脂の分泌量は再び増加します．

3) 角層の水分保持能力が低い

角層の水分量は成人に比べて少なく，特に冬季は非常に減少して乾燥しやすくなります．

4) 単位面積当たりの発汗量が多い

エクリン汗腺の数は生涯変動しないため，体表面積の小さいこどもでは，**単位面積あたりの発汗量は成人に比べて多くなります**．

Pitfall

- 皮膚は人体で最大の臓器であり，恒常性を維持する重要な役割を果たしています．
- こどもの皮膚には，新生児期を除いて皮脂の分泌量が少ない，水分保持能力が低い，単位面積あたりの発汗量が多いなどの特徴があります．

文 献

1) 佐々木りか子：こどものスキンケアの意義．MB Derma, 95：1-5, 2004

第1章 皮膚診療の基本知識

2) スキンケア
①清潔

山口美由紀

⓪ はじめに

　皮膚を洗浄して清潔にすることは，皮膚本来の機能を維持して健康な皮膚を保つために重要なスキンケアの第一歩といえます．入浴やシャワー浴の方法は各個人によりさまざまですが，皮膚を適切な方法で清潔にすることで皮膚疾患の改善につながることもあります．

1 皮膚の洗い方

　体を洗う際にスポンジ，ナイロンタオル，ボディーブラシなどで強く擦ると，皮脂が過剰に取れてしまい，皮膚にも細かい傷がついて皮膚のバリア機能を損ねてしまうことになります．「垢」は古くなった角質層であり，皮膚のターンオーバーで自然に脱落していくので，通常の入浴を行っていれば，あえて擦り取る必要はありません．
　適量の洗浄剤をよく泡立てて手のひらで洗うようにすると，皮膚への刺激を避けることができます．洗浄剤を泡立てることは，皮膚に触れる洗浄剤の濃度を低くすることでもあるので，泡を多量に作ろうとして洗浄剤を多く使用しすぎないようにしましょう．また，汗が少ない季節であれば，汗をかきやすい部位や陰部以外はお湯で流すだけでも十分で，洗浄剤を毎日使う必要はありません．

2 洗浄剤の種類

　洗浄剤の主成分は界面活性剤であるため，脂質を溶出させ皮膚の乾燥を招くことがあります．濃度によっては，刺激性の皮膚炎を起こす可能性もあります（**表1**）．

3 汗の働き

　汗は皮脂と混ざり合うことで**皮脂膜**を形成し，角質層の第一線の防御壁となります．また，汗は体温調節，皮膚の表面を潤す保湿効果，抗菌ペプチドや分泌型IgAによる感染防御効果も併せもち，皮膚の恒常性を維持するために不可欠な要素です．**エクリン汗腺**はほぼ全身に分布し，生後に新生することはありません．エクリン汗腺の密度は乳児では成人の7倍以上にもなるため，乳幼児では汗による皮膚トラブルがよくみられます．

表1　皮膚洗浄剤の種類と特徴

洗浄剤の種類	特徴	皮膚への刺激性	洗浄力
化粧石鹸	・脂質汚れをしっかり落とすので，洗い上がりがさっぱりする ・皮膚の乾燥が強くなることがある	強い（弱アルカリ性） pH9.3〜10.0	強い
薬用石鹸	・殺菌剤を含み，殺菌と洗浄を目的としたものと，肌荒れ防止と洗浄を目的としたものに分けられる	強い（弱アルカリ性） pH9.8〜10.5	強い
ベビー石鹸	・皮脂や汗の分泌が活発な新生児用に作られている ・アルカリ刺激が強く乾燥しやすくなるため，新生児以外への使用には適していない	強い（弱アルカリ性） pH10.1〜10.6	強い
弱酸性石鹸	・皮膚のpHに近く，すすぎ落ちに優れている ・脱脂力が低く，高齢者や脆弱な皮膚への使用にも適している	弱い（弱酸性） pH6.4	化粧石鹸より低い

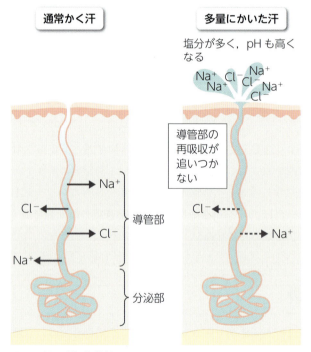

図1　汗の構成成分

　夏季の高温時や運動によって熱が発生したときに大量に出る汗は，比較的多量の塩分を含んでpHが高くなるため，皮膚への刺激性が強くなります（図1）．たくさん汗をかいたら速やかに洗い流し，衣服を着替えましょう．

　一方で，汗をかかないと角質水分量が減少して，皮膚が乾燥しやすくなります．近年は空調システムが完備されていることが多く，汗をかかないライフスタイルが乾燥肌につながることがあります．

2) スキンケア
②乾燥

山口美由紀

0 はじめに

　体表面を覆っている皮膚の最も重要な働きの1つに，**バリア機能**があります．近年，バリア機能の低下によって経皮感作が惹起され，局所の皮膚アレルギー症状のみならず，食物アレルギー，さらには喘息や花粉症などの全身性アレルギーが誘導されることが明らかになってきました．これは**アレルギーマーチ**と言われ（**図1**），保湿などのスキンケアを励行することでこれらの発症を予防できる可能性が注目されています．

1 皮膚のバリア機能

　皮膚のバリア機能は，体の内側から外側へのバリアと体の外側から内側へのバリアの両方向に働いています（**図2**）．内側から外側へのバリアの働きにより，体表面からの水分蒸発量がコントロールされ，角質水分量が保たれています．また，外側から内側へのバリアの働きは，感染防御やアレルゲン感作の予防と密接に関連しています．

　特に乳幼児期は，アトピー性皮膚炎でなくても生理的にバリア機能が弱く，皮膚が乾燥傾向にあります．適切なスキンケアを行い，バリア機能の低下を防いでおくことがさまざまな皮膚トラブルを予防することにつながります．

　近年，アトピー性皮膚炎において皮疹部のバリア機能低下が食物抗原に対する感作に関与し，食物アレルギーの発症につながることが明らかにされました[1]．経皮感作の重要性が提唱され，良好な皮膚状態をいかに保つか，発症予防としてのスキンケアが注目されて

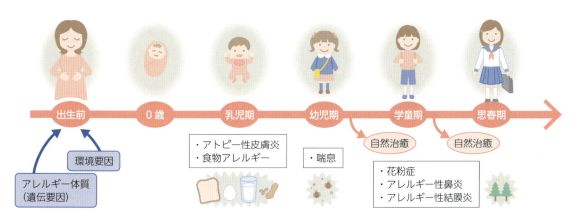

図1　アレルギーマーチ

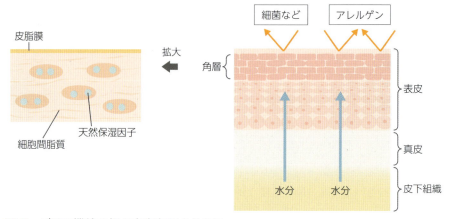

図2　バリア機能を担う皮膚角層の仕組み
・皮脂膜：皮脂と汗が混じって形成されている．皮膚からの水分蒸発抑制に重要な役割を果たす
・天然保湿因子：角質細胞内の水分を保ち，角層の柔軟化，保湿に働いている
・角質細胞間脂質：角層の細胞の間に存在する脂質でバリア機能を発現する．特に約半分を占めるセラミドが重要

います．新生児早期から保湿剤を使用してスキンケアをすることで，アトピー性皮膚炎の発症を予防できたとの報告もあり[2)]，沐浴後に保湿剤を塗るように指導している産科施設が増えています．

2 保湿剤

　主な保湿剤の種類を**表1**に示します．
　保湿剤の剤形としては，オイル，軟膏，クリーム，乳液，ローションなどさまざまなタイプがあり，症状や季節，目的に応じて使い分けるとよいでしょう．保湿剤としてよく用いられるヘパリン類似物質製剤（ヒルドイド®など）では，ソフト軟膏，クリーム，ローションに加えて，最近では液状・泡状のスプレー剤も登場し剤形の選択肢が広がりました．

1) 剤形ごとの使い分け

　一般的に**軟膏やクリームの方が保湿能力が高い**と考えられ，乾燥が強い場合はローションでは不十分です．保湿剤は，基本的には乾燥の程度に合わせて選択しますが，べたつきが気になるなどの好みや塗りやすさを重視したり，夏場はローションタイプにするなど，季節に合わせて選択したりすることも大切です．特に，乳幼児の場合は保湿剤を塗るのは保護者なので，**保護者の塗る手間にも配慮しましょう**．保湿剤を塗ることが親子ともに習慣になると，その後も長く継続してもらえるようになります．

2) タイミング・塗り方

　保湿剤を使用するタイミングは，**入浴後早めに塗る**のが効果的です．塗る量については剤形により多少異なりますが，薄くのばして擦り込むと，かえって皮膚をこする刺激にな

表1　保湿剤の種類と作用機序

保湿剤の種類	作用機序
白色ワセリン，スクワラン，ツバキ油，オリーブ油など	皮膚の表面に油膜を作り，水分の蒸散を防ぐ．皮膚を保護する
ヘパリン類似物質，ヒアルロン酸，水溶性コラーゲンなど	水分と結合して保湿効果を発揮する
尿素，ヒアルロン酸など	天然保湿因子
セラミドなど	バリア機能を強化し，さらに保湿効果を発揮する

ることがあります．保湿剤で皮膚の表面を均一に覆うようなイメージで，やさしく塗り広げるようにしてください．

3) 副作用・注意点

　保湿剤にも副作用があり，**刺激性あるいはアレルギー性接触皮膚炎**を起こす可能性があります．ヘパリン類似物質や尿素製剤で痒みや赤み，尿素製剤ではピリピリとした刺激感を生じることがあります．また市販されている保湿剤には，香料や添加物，植物由来成分などが含まれており，これらがアレルゲンとなることもあります．

■ 文　献

1) Lack G：Epidemiologic risks for food allergy. J Allergy Clin Immunol, 121：1331-1336, 2008
2) Horimukai K, et al：Application of moisturizer to neonates prevents development of atopic dermatitis. J Allergy Clin Immunol, 134：824-830.e6, 2014

2) スキンケア
③紫外線

山口美由紀

⓪ はじめに

　従来「小麦色の肌」は健康の証のように考えられ，母子手帳にも日光浴が推奨されていた時代がありました．しかし近年では，紫外線による光老化，発癌，免疫抑制などの恐れが指摘され，幼少期から過度の紫外線にあたることの害が心配されるようになりました．こどものときから適切な紫外線対策を行うことは，生涯にわたり健やかな肌を保つために大切な生活習慣の1つ[1]とされています．

① 紫外線とは

　太陽光は，波長の長いほうから**赤外線，可視光線，紫外線**に分かれ，さらに紫外線は波長の長いほうから**UVA，UVB，UVC**の3つに分けられます．ほとんどのUVCはオゾン層で吸収されますが，UVAとUVBは地上に届いて人体にさまざまな影響を与えます．
　紫外線量は季節や時刻，天候などで変化し，4月から9月に年間量の約70〜80％が降り注ぎます（**図1**）．

② 紫外線の皮膚への作用

　紫外線によって生じる生理的な反応には，急性期のものと慢性期のものがあります（**表1**）．UVAはメラニンを増やして**サンタン**の原因となり，真皮の深部に到達するため，慢性に大量に浴びると弾性線維を変性させて皺，たるみなどの**光老化**につながります．UVBは紅斑，水疱など急性の**サンバーン**を起こし，細胞のDNAを損傷するため，長期に曝露されると**光発癌**が問題となります．露光部位では前癌病変である日光角化症を生じやすく，やがて有棘細胞癌へと進展します．
　紫外線は骨形成に必要な**ビタミンDの合成**にかかわっていますが，通常の食事をしていれば，両手背程度の面積で15分ほど日光に当たるか，日陰で30分ほど過ごす程度の紫外線量で十分と考えられています．

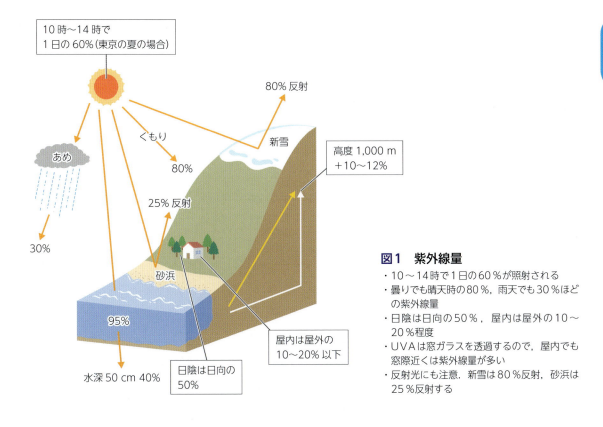

図1 紫外線量
・10～14時で1日の60％が照射される
・曇りでも晴天時の80％，雨天でも30％ほどの紫外線量
・日陰は日向の50％，屋内は屋外の10～20％程度
・UVAは窓ガラスを透過するので，屋内でも窓際近くは紫外線量が多い
・反射光にも注意．新雪は80％反射，砂浜は25％反射する

表1 紫外線の皮膚への影響

	主にUVAによるもの	主にUVBによるもの
急性期	サンタン	ビタミンD合成，サンバーン，免疫抑制
慢性期	光老化	光発癌

❸ 紫外線対策の方法

　紫外線防御の基本は，①日光暴露の多い時間帯を避ける工夫をする，②複数の遮光方法を組み合わせることです．サンスクリーン剤のみで対応するのではなく，衣類，帽子，サングラス，傘などを用いて物理的な遮断を行い，総合的に防御するよう心掛けることが大切です．

　2015年に日本臨床皮膚科医会，日本小児皮膚科学会の統一見解として，学校生活，保育所・幼稚園における紫外線対策に関する具体的指針が発表されました[1, 2]．特に**プール授業**においては，最も肌を露出し紫外線の影響を受けやすいため，紫外線対策が重要です．ラッシュガードや耐水性サンスクリーン剤を上手に活用しましょう．

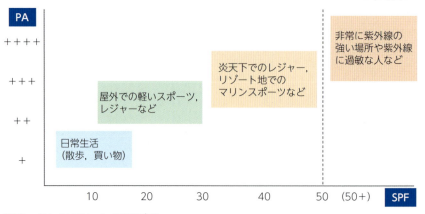

図 2　サンスクリーンの選び方
SPF：紫外線のUVBを何倍防ぐことができるかを示す
PA：紫外線のUVAをどれくらい防止できるかを示す

❹ サンスクリーン剤について

　紫外線から肌を防御することを目的とした製品で，基本的に紫外線吸収剤と紫外線散乱剤から構成されています．防御力の強さはSPF（〜50＋）およびPA（＋〜＋＋＋＋）で表され，それぞれUVB，UVAに対する防御効果を意味します（**図2**）．SPF値は指示通り（2 mg/cm^2）に塗布した場合の理想値ですが，一般に塗布されている量はこれよりもはるかに少ないことが多く，SPF値を過信するのは禁物です．また，汗や摩擦で落ちることも多いので，数時間おきに付け直すことも大切です．プールでサンスクリーン剤を使用すると水質汚濁が懸念されますが，耐水性サンスクリーン剤ではほとんど問題ないことが明らかになっています．

■ 文　献
1）日本臨床皮膚科医会：学校生活における紫外線対策に関する日本臨床皮膚科医会・日本小児皮膚科学会の統一見解（2015年9月）
　http://www.jocd.org/pdf/20150929_01.pdf
2）日本臨床皮膚科医会・日本小児皮膚科学会：保育所・幼稚園での集団生活における紫外線対策に関する日本臨床皮膚科医会・日本小児皮膚科学会の統一見解（2015年9月）
　http://www.jocd.org/pdf/20150929_02.pdf

第1章 皮膚診療の基本知識

3）発疹の種類と記載のしかた

神﨑美玲

0 はじめに

　皮膚に現れる病変を総称して，発疹または皮疹といいます．紅斑，丘疹，落屑など皮膚科独特の発疹名は，皮膚病変の現症を記載する際に用いられる基本的な医学用語です．皮膚疾患を理解するためには，まずは発疹名を覚えることが必要です．

1 発疹の種類

　発疹名は，皮膚面に対して**平坦**，**隆起**，**陥凹**の3つに分類して覚えるとよい[1]でしょう．

1）平坦な発疹

　皮膚面からの隆起がない，平坦な発疹を**斑**（macule）といいます．皮膚の色調変化を主体とする限局性病変で，色調から紅斑，紫斑，色素斑および白斑に分けられます．
- **紅斑**（erythema）：真皮の血管拡張と充血によって生じる紅色の斑で（**図1**），圧迫により褪色します．
- **紫斑**（purpura）：真皮の血管が破綻し，赤血球が血管外に漏出するために紫色を示す斑で（**図2**），圧迫により褪色しません．
- **色素斑**（pigmented macule）：メラニン色素などによって皮膚色が濃くなり，褐色（**図3**），黒褐色，青灰色などを示します．

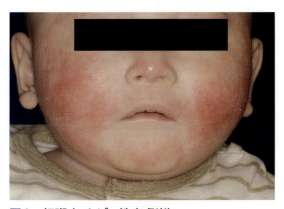

図1 紅斑（アトピー性皮膚炎）

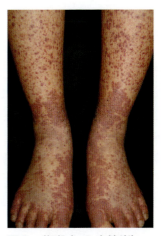

図2 紫斑（IgA血管炎）

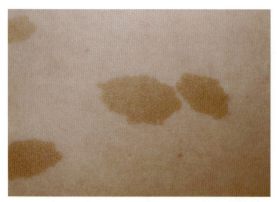

図3　色素斑（カフェオレ斑）

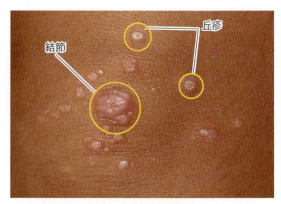

図4　丘疹，結節（伝染性軟属腫）

- 白斑（leukoderma）：メラニン色素の減少により，白色を示します．

2）隆起する発疹

ⓐ 充実性の病変

皮膚面から隆起する充実性の病変は，その大きさによって，丘疹，結節，腫瘤に分けられます．

- 丘疹（papule）：限局した皮膚の隆起で，直径0.5 cmくらいまでのもの（図4）．
- 結節（nodule）：丘疹より大きく，直径がおよそ0.5〜3 cm程度のもの．
- 腫瘤（tumor）：通常，3 cm以上で増殖傾向の強いものをいい，多くは腫瘍性の病変です．

ⓑ 非充実性の病変

非充実性の隆起性病変は，水疱・小水疱，血疱，膿疱，囊腫に分けられます．

- 水疱（bulla）・小水疱（vesicle）：漿液を容れる皮膚の隆起で，直径0.5 cm以上のものを水疱（図5），それに満たないものは小水疱といいます．
- 血疱（hemorrhagic bulla）：内容液に血球成分が多く，赤褐色を示します．
- 膿疱（pustule）：内容が膿からなり，白色から黄色にみえます．
- 囊腫（cyst）：真皮内に存在する空洞で，結合組織もしくは上皮性の壁を有し，液体や半固体の内容がみられます．

ⓒ その他

皮膚面より隆起した発疹として，膨疹，局面，苔癬，苔癬化などがあります．

- 膨疹（wheal）：皮膚の限局性の浮腫で，24時間以内に痕跡を残さずに消褪します．蕁麻疹の発疹です（図6）．
- 局面（plaque）：大きさが直径2 cm以上の扁平隆起した病変です．直径0.5〜2 cmのものは，小局面といいます．
- 苔癬（lichen）：丘疹が多数集合して，その状態が長く持続し，他の皮疹に変化しないもの．

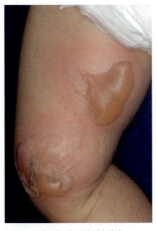
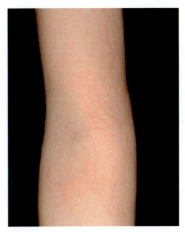

図5　水疱（Ⅱ度熱傷）　　図6　膨疹（蕁麻疹）

- 苔癬化（lichenification）：掻破や摩擦による慢性の経過によって皮膚が肥厚し，皮膚紋理が顕著になった状態．

3）陥凹する発疹

- びらん（erosion）：皮膚面より陥凹した病変で，表皮が基底層まで欠損したもの．
- 潰瘍（ulcer）：真皮から皮下組織に至る組織欠損．
- 表皮剥離（excoriation）：掻破・外傷などにより，表皮の欠損をきたしたもの．
- 亀裂（fissure）：真皮に達する，ひび割れた，細く深い線状の裂隙．
- 瘢痕（scar）：潰瘍などの皮膚欠損が，肉芽組織と薄い表皮によって修復されたもの．
- 萎縮（atrophy）：皮膚が菲薄化することによって陥凹したもの．

4）皮膚の表面に付着する発疹

- 鱗屑（scale）：皮膚表面に角質が堆積して厚くなった状態で，これが脱落する状態を落屑といいます．
- 痂皮（crust）：滲出液，血液，膿汁などがびらん・潰瘍面を被うように乾固したもの．いわゆる「かさぶた」．

2 皮膚病変の記載法

まずは，「どこに何があるのか」すなわち，①部位と②発疹名の2つを記載することが必須です．続いて，③大きさ，④色，⑤形など病変を形容する表現を修飾し，さらに⑥触診所見，⑦自覚症状の有無などの情報を加えます．

> **記載例**
> **図1**：両頬部〜下顎部に鱗屑を付する紅斑がみられ，痒みを伴う．
> **図3**：腹部に自覚症状のない2×4cm大までの境界明瞭な淡褐色斑が多発する．
> **図4**：膝蓋部に表面に光沢を帯びた約1cm大の淡紅色結節があり，中心臍窩を有する．結節の周囲に直径2〜4mmのドーム状丘疹が多発，集簇する．

1) 部位

皮膚病変が存在する部位を解剖学用語で示すほか，**露光部**，**脂漏部**，**間擦部**といった表現が用いられます．

2) 発疹名

上記「**1 発疹の種類**」を参照してください．

3) 大きさ

病変の大きさは，原則的に**実測値**で表します．慣習的に米粒大，小豆大，小指頭大，母指頭大，鶏卵大など，物の大きさになぞらえることもあります．

4) 色

紅色（淡紅色，暗紅色，紫紅色），白色，正常皮膚色，褐色，黒褐色など．

5) 形

❶ 輪郭

円形，類円形，環状，不整形，地図状など．必要に応じて，周囲の正常皮膚との**境界**が明瞭であるかどうかも記載しましょう．

❷ 数

単発か多発かを記載し，多発する場合には**個数**や**配列**の情報を加えます．

❸ 分布・配列

限局性，集簇性，播種状，線状，帯状，遠心性，序列性，対側性，汎発性など．

❹ 立体的形状

扁平隆起性，ドーム状，有茎性，広茎性，堤防状など．

❺ 表面の状態

平滑，疣状，乳頭状，落屑性，滲出性，易出血性，壊死性など．

6) 触診所見

触診により，硬さ（軟，硬），凹凸，波動，皮膚や下床に対する可動性，圧痛などの情報

が得られます．

7) 自覚症状

主に，掻痒，疼痛などの程度や時間経過などを加えます．

> **Pitfall**
> ・発疹名は，皮膚面に対して平坦，隆起，陥凹の3つに分類して覚えるとよいでしょう．
> ・皮膚病変を記載する際には，まずは部位と発疹名をおさえ，大きさ，色，形などの形容を加えましょう．

■文 献

1) 梅林芳弘：皮膚科医の頭のなかはこんな感じ！ レジデントノート，17：2552-2560，2015

第1章 皮膚診療の基本知識

4）知っておきたい皮膚科の検査
①皮膚アレルギー検査

神﨑美玲

0 はじめに

　皮膚アレルギー検査には，大きく分けて，①即時型アレルギーを検索するプリックテスト，スクラッチテストおよび皮内テストと②遅延型アレルギーを検索するパッチテストがあります．ここでは，皮膚アレルギー検査のうち，外来で行われる頻度の高いプリックテストとパッチテストを中心に，基本的な手技と注意点について述べます（図1）．

1 プリックテスト

　プリックテストは，吸収されるアレルゲンが最も少ないため，比較的安全に行うことができます．**食物アレルギー，口腔アレルギー症候群，蕁麻疹，アナフィラキシー**などの原因検索として，最初に行うべき検査です．

　スクラッチテスト，皮内テストの順にアレルゲンの量が多くなり，感度が上がりますが，全身症状を誘発する危険性も高くなるので注意が必要です．検査にあたっては，偽陰性を避けるため，3日前から抗ヒスタミン作用のある薬剤の内服を中止しておきます．

1）準備するもの
- アレルゲン：アレルゲンスクラッチエキス対照液「トリイ」，新鮮な果物，野菜など
- 陽性コントロール：アレルゲンスクラッチエキス陽性対照液「トリイ」またはヒスタミン二塩酸塩 10 mg/mL
- 陰性コントロール：アレルゲンスクラッチエキス対照液「トリイ」または滅菌生理食塩水
- 針：バイファケイテッドニードル（26〜27G 程度の細い注射針でも代用できます）
- 油性マジック，ラベル用のシール
- ティッシュペーパー
- タイマー
- 定規

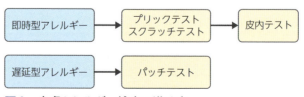

図1 皮膚アレルギー検査の進め方

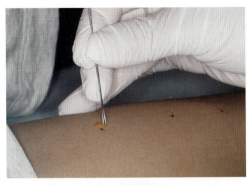

図2　プリックテストの実際
バイファケイテッドニードルで，アレルゲンを載せた皮膚を刺す

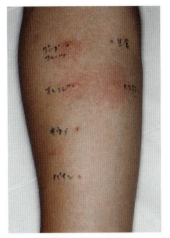

図3　プリックテストの陽性所見
写真では，グレープフルーツとオレンジが陽性

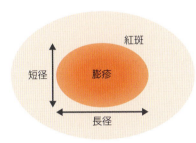

図4　プリックテストの測定方法

表1　プリックテストの判定基準

測定	スコア
陽性コントロールの2倍以上	4＋
陽性コントロールと同等以上	3＋
陽性コントロールの1/2以上	2＋
陽性コントロールの1/2より小さい	1＋
陰性コントロールと同等	－

スコア2＋以上を陽性と判定する

2) 検査と判定の方法

　前腕屈側にアレルゲンを滴下し，その上からバイファケイテッドニードルで皮膚に対して垂直に軽く刺します（**図2**）．こどもでは背中を利用することもあります．アレルゲンをティッシュペーパーで拭き取り，15分後に判定します（**図3**）．膨疹の長径と短径を測定し，その平均値を求めます（**図4**）．膨疹径が陽性コントロールの2倍以上を4＋，同等以上を3＋，1/2以上を2＋，1/2より小さく陰性コントロールより大きいものを1＋，陰性コントロールと同等を－とし，**スコアが2＋以上のものを陽性**と判定します[1]（**表1**）．新鮮な果物や野菜などを用いる場合には，まず針で直接材料を刺し，それをそのまま皮膚に刺します（プリック-プリックテスト）．

　プリックテストが陰性の場合には，スクラッチテストを行います．26～27G程度の細い注射針で，出血しない程度に5 mmの長さになるよう傷をつけます．そこにアレルゲンを滴下し，15分後に膨疹の短径を測定します．判定基準はプリックテストと同様です．

表2 パッチテストの判定基準（ICDRG基準）

判定	反応
−	反応なし
+?	紅斑のみ
+	紅斑＋浸潤，丘疹
++	紅斑＋浸潤＋丘疹＋小水疱
+++	大水疱
IR	刺激反応
NT	施行せず

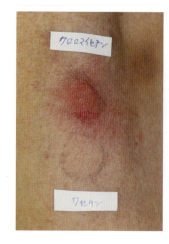

図5 パッチテストの陽性所見
写真では，クロロマイセチン®軟膏2％A（主成分：クロラムフェニコール）が＋

2 パッチテスト

　パッチテストは，抗原を皮膚に接触させて反応を観察する検査で，**アレルギー性接触皮膚炎**の診断に最も有用な検査です．問診により原因物質をある程度推測してから，パッチテストで特定します．検査のスケジュールや手技が煩雑であり，正確に行うには経験と訓練が必要です．パッチテストは，皮膚科医にお任せしましょう．

1) アレルゲン

　日用品や植物などの持参品は，そのまま貼るか，ものによって薄める，すりつぶすなどの調整が必要です．具体的なアレルゲン調整方法は，ガイドライン[2]を参照してください．原因となりやすい物質は，あらかじめ**ジャパニーズスタンダードアレルゲン2015**としてまとめられています．

2) 検査と判定の方法

　アレルゲンをパッチテストユニットに載せ，背部や上腕の健常皮膚に直接貼布します．48時間後にパッチテストユニットを剥がし，貼布部位をマーキングします．30分〜2時間ほど待って，テープ除去による刺激反応が消褪してから，貼布部位の反応を**ICDRG基準**（表2）により判定します（図5）．判定は複数回行うことが推奨されており，アレルゲンを貼布してから72時間後と1週間後にも行います．

> **Pitfall**
> 皮膚アレルギー検査は，即時型アレルギーであればアナフィラキシーの危険を伴い，遅延型アレルギーであれば新たな感作を生じるおそれがあることに留意しましょう．

■ 文 献

1) 高山かおる：プリックテスト・スクラッチテスト・皮内テスト．皮膚科の臨床，55：1516-1520，2013
2) 日本皮膚科学会接触皮膚炎診療ガイドライン委員会：接触皮膚炎診療ガイドライン．日皮会誌，119：1757-1793，2009

第1章 皮膚診療の基本知識

4）知っておきたい皮膚科の検査
②真菌鏡検

田口詩路麻

0 はじめに

　真菌鏡検とは，皮膚の鱗屑や爪，毛などの検体を水酸化カリウム（以下，KOH）液で溶かし，顕微鏡で真菌要素を観察する検査です．顕微鏡と簡単な器具があれば外来で容易に行うことができ，表在性皮膚真菌症の確定診断に欠かせない大切な検査となっています[1]．ここでは，真菌鏡検の基本的な手順と注意点について述べます．

1 真菌鏡検

　皮膚真菌症の診断の大原則は，病変部から真菌を検出することです．皮膚真菌症の大部分を占める表在性皮膚真菌症（白癬・皮膚カンジダ症など）の診断において，真菌鏡検は高い感度，迅速性，汎用性のすべてを兼ね備えた優れた検査です．まずは，白癬菌の鏡検を確実に行えるようになることがすべての"カビの診療"の第一歩です．以下に，皮膚真菌症のなかで最も頻度が多い疾患である白癬に絞って，真菌鏡検の方法を具体的に解説します．皮膚真菌症を少しでも疑ったら，必ず鏡検を行う習慣をつけておきましょう．

1）準備するもの（図1）
- 顕微鏡
- KOH液（白癬菌検出用試薬　ズーム®［久光製薬］など）
- スライドガラス（MICRO SLIDE GLASS［松浪硝子工業］など）
- カバーガラス（MICRO COVER GLASS［松浪硝子工業］など）
- 無鉤アドソン鑷子，眼科剪刀など

2）検体の採取

　なるべく真菌要素が豊富で，確実に存在しそうな部位から検体を採取します．採取する部位の選び方にはコツがあり，それなりの臨床経験が必要ですが，まずは下記の①～⑤を参考にしてみてください．また，検体数が多いほど検出率が高くなるので，1カ所からではなく複数箇所から採取することが大切です[1]．それぞれの病型・部位で採取に適した部分を覚えてください．

①小水疱型足白癬：水疱は検出率が高いため，水疱蓋を眼科剪刀で切り取って採取します（図2）．

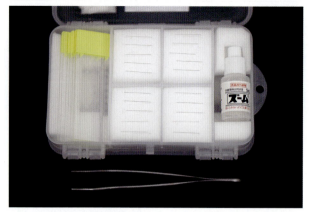

図1 往診用の真菌鏡検セット
スライドガラス，カバーガラス，KOH液，無鈎アドソン鑷子

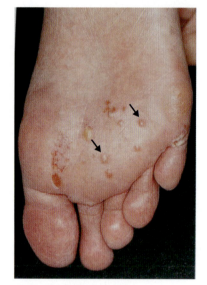

図2 小水疱型足白癬
➡は採取に適した水疱

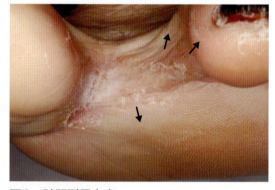

図3 趾間型足白癬
➡の方向に鱗屑を剥がす

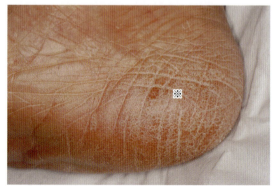

図4 角質増殖型白癬
※皺壁の部分から複数の検体を採取する

②趾間型足白癬：浸軟した部位は検出率が低いため，不適切です．病変周囲の乾いていて，まだ皮膚に付着している鱗屑を図3の矢印（➡）の方向へ剥がし，新鮮な検体を採取します．

③角質増殖型白癬：踵部は検出率が低いため，皺壁の部分から無鈎アドソン鑷子などで多くの箇所を採取します（図4）．

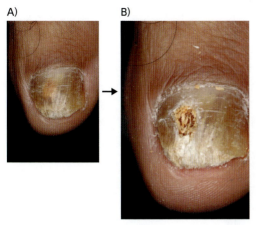
図5 爪白癬
ニッパーや剃刀で爪甲を開窓する

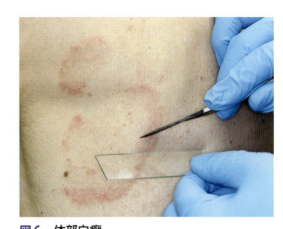
図6 体部白癬
環状皮疹の辺縁部を擦って採取する

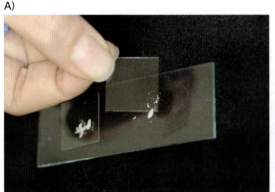
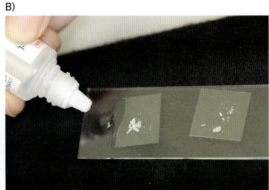
図7 検体にカバーガラスをかけて，隙間からKOH液を入れる

④爪白癬：爪甲の先端には白癬菌が少ないため，爪甲を開窓して爪甲下の混濁した部分から採取します（図5）．

⑤体部白癬：環状の病変では，辺縁部の鱗屑を採取します（図6）．

3) 検体の処理

　適切な処理をして，見やすい標本を作成することが正確な診断につながります．早く観察したいがために処理を焦ると，不正確な結果をもたらします．丁寧な下準備を心掛けてください．

①爪などの大きな検体は，溶けやすいように細かく砕きます．
②スライドガラスに検体を載せて，カバーガラスをかけます（図7A）．
③ガラスの隙間からKOH液を入れます（図7B）．
④溶解を促進するために，アルコールランプやホットプレートなどで緩徐に加熱します．
⑤検体が半透明になったら，カバーガラスの上から軽く検体を押しつぶします．
⑥塊が残り薄くのばせない場合は，カバーガラスが浮いて観察できないため，少し放置して検体が十分に溶解するのを待ちます．

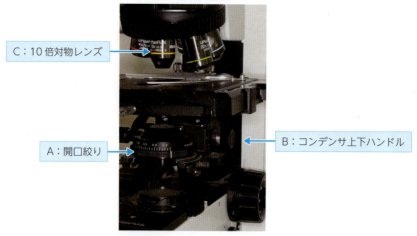

図8 顕微鏡の設定と操作方法

4) 顕微鏡の設定と操作方法（図8）

①開口絞りを絞り（A：右に回す），コンデンサ（B）を下げると，真菌要素の輪郭にコントラストがついて明瞭に見えるようになります．

②対物レンズは10倍（C：黄色のラインがついたレンズ）を選択すると，接眼レンズと併せて100倍となり，全体像の把握と真菌要素の観察に適した倍率になります．

③左手で視野を動かしつつ，右手でステージの微動ハンドルを上下に動かしてピントを合わせましょう．

5) 真菌要素の観察

①白癬菌の菌糸は分岐しながら，比較的まっすぐに伸びます（図9）．

②菌糸がくびれて数珠状になっているものは，分節胞子といいます（図10）．

③真菌要素と紛らわしいものとして，人工物であるモザイク菌（図11）や衣類の繊維（図12）などがあります．

2 セロハンテープを用いた簡易的な真菌鏡検

　滅菌されていない市販のセロハンテープを鱗屑の採取，鏡検に利用する簡易的な方法[2]です．慣れていないと多少観察しづらいですが，患者に痛みを与えることなく検体を採取でき，鑷子を怖がるこどもにも応用しやすいのが利点です．

1) 準備するもの

- 顕微鏡
- KOH液
- スライドガラス
- セロハンテープ（幅18 mm程度で透明なもの）

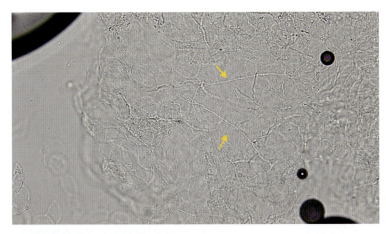

図9 白癬菌の菌糸
比較的まっすぐに伸びる

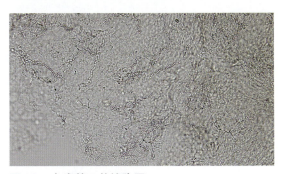

図10 白癬菌の分節胞子
菌糸がくびれ，数珠状に連なってみえる

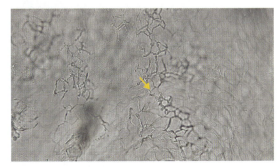

図11 モザイク菌
多角形の網目状で，太さは不均一である

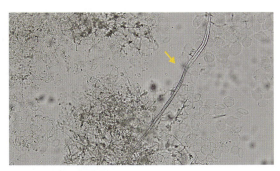

図12 衣類の繊維

2) 検体の採取と処理

①テープで白癬病巣の辺縁付近を剥離し，皮脂や汚れを取り除きます．
②長さ9cmの新たなテープを用いて同一部位を数回剥離し，テープの中央に集中して鱗屑を付着させます．その際，病巣の中心から辺縁の方向に接着剥離を繰り返すとうまく鱗屑が採取できます（**図13**）．
③スリガラス部分のないスライドガラスに鱗屑の付着した中央をわずかに浮かせて貼り付け，それ以外の部位を指でしっかりスライドガラスに接着させます〔**図14A**：斜線部は

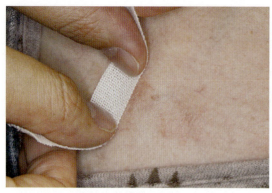

図13 セロハンテープで鱗屑を採取する方法
（※写真ではわかりやすいよう白いテープに代えてある）

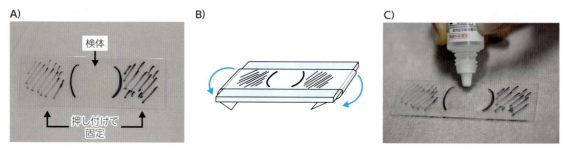

図14 セロハンテープとスライドガラスでプレパラートを作成し，隙間からKOH液を入れる

しっかりと押し付けて固定し，（ ）に検体を置く］．テープの両端を折って，スライドガラスの裏側に貼り付けます（**図14B**）．鱗屑の付着している部分をマーカーでマークし，隙間に少量のKOH液を入れ，鱗屑が液に浸るように軽く上から押さえます（**図14C**）．

④通常の方法で観察します．

※両端を密着できていないと，KOH液を入れる際にスライドガラスからテープが剥がれてしまい，うまくいきません．

Pitfall

- 直接鏡検は，表在性皮膚真菌症を確定診断するために欠かせない検査です．真菌要素を確認せずに"見た目"だけで抗真菌薬を処方してはいけません．

■ 文　献

1）畑 康樹：KOH直接鏡検．Med Mycol J，54：7-9，2013
2）藤広 満智子：簡便な真菌検査法．日本医真菌学会誌，48p132-136，2007

第1章 皮膚診療の基本知識

4) 知っておきたい皮膚科の検査
③ Tzanck テスト

田口詩路麻

0 はじめに

　Tzanckテストは種々の水疱性疾患において，採取した塗抹検体をギムザ染色して鏡検する細胞診です．主にヘルペスウイルス感染症〔単純ヘルペスウイルス（herpes simplex virus：HSV），水痘・帯状疱疹ウイルス（varicella zoster virus：VZV）〕や天疱瘡の診断に用いられます[1]．外来で迅速に検査できることが最大の利点であり，こどもの皮膚診療においては，**ヘルペスウイルス感染症と水疱を示す他の疾患（例：膿痂疹や手足口病など）を鑑別する際に有用**です．

1 Tzanck テスト

　単純疱疹，帯状疱疹，水痘などHSV/VZV関連皮膚疾患の水疱病変部には，ウイルス感染によって角化細胞の球状変性・網状変性がみられます．Tzanckテストを行うと，鏡検で**ウイルス性巨細胞**や**角化細胞の円形化**などが確認できます．前者は角化細胞同士の融合により形成されたものであり，後者はヘルペスウイルス感染によりもたらされた角化細胞の特徴的な形態的変化です．

1) 準備するもの
- 顕微鏡
- ギムザ染色液（市販されているヘマカラー®簡易迅速キットでも代用可）
- スライドガラス（MICRO SLIDE GLASS®［松浪硝子工業］など）
- 無鈎アドソン鑷子

2) 検体の採取

　検体はできるだけ新鮮な水疱から採取するのがポイントで，痂皮が付着しているような古い皮疹からは巨細胞などの検出は困難です．複数の水疱があれば，数カ所採取したり，患者から比較的新しい皮疹はどれかを聴取したりすることも有用です．
①皮疹の水疱蓋を無鈎アドソン鑷子で破ります（**図1**）．
②水疱底部にウイルス感染細胞が多く存在するため，スライドガラスを強く擦り当てて，水疱底部の細胞を擦過採取します（**図2**）．
③ワセリンなどの塗布物や膿が存在する場合は，それらを除去してから採取すると判定しやすくなります．

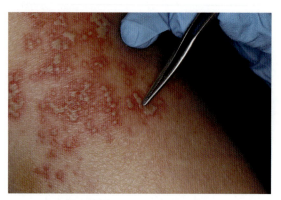

図1　水疱蓋を無鉤アドソン鑷子で破る

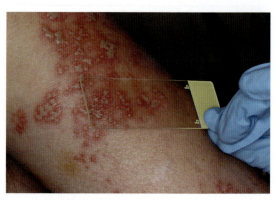

図2　水疱底部にスライドガラスを擦って，検体採取する

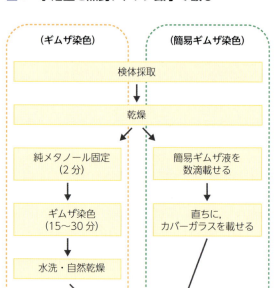

図3　ギムザ染色の手順

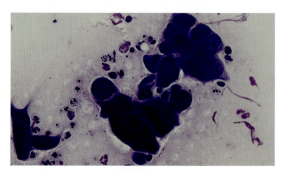

図4　ウイルス性巨細胞（ギムザ染色）

3）ギムザ染色

　染色手順は図3を参考にしてください．基本は，乾燥→アルコール固定→ギムザ染色→水洗→自然乾燥の順番です．しっかりと行うと30分程度はかかってしまいますので，外来で手軽にできる簡易ギムザ染色や，ヘマカラー®簡易迅速キットを利用する方法があります．頻回に行うものでなければ，検査部や病理部にお任せしてもよいでしょう．

4）顕微鏡による観察

①絞りは開き，コンデンサを上げます．
②対物レンズは10倍（接眼レンズと併せて100倍）が，観察に適した倍率です．
③周囲の他の細胞の大きさと比較して，明らかに大型で円形を示すものをballooning cellといい，大型で多核のウイルス性巨細胞（図4）が確認されれば，ヘルペスウイルス感染の可能性が高いです．

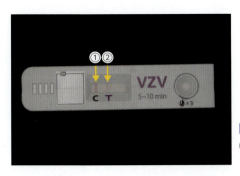

図5 デルマクイック®VZVの陽性所見
①コントロールライン（判定終了），②テストライン（出たら陽性）

※コクサッキーウイルスやエンテロウイルスの感染による手足口病の水疱では，ウイルス性巨細胞はみられません．

2 デルマクイック® VZV

2018年1月に発売のデルマクイック®VZVは，イムノクロマト法を測定原理としたVZV抗原の検出用試薬です[2]．インフルエンザ検査と同様に，**皮疹の内容物や潰瘍のぬぐい液から簡便にVZV抗原を検出**することができます（**図5**）．利点として迅速にVZV感染を診断・除外できる一方，**HSV感染の有無については評価できない**ので，臨床所見から総合的に判断する必要があります．

1) 準備するもの
- デルマクイック®VZVのキット
- 無鈎アドソン鑷子

2) 検体の採取から判定まで
※水疱蓋を破るまでは，Tzanckテストと同じです．

①皮疹の水疱蓋を無鈎アドソン鑷子で破ります．
②水疱底部に付属の綿棒を強く擦り当てて，水疱底部の細胞を擦過採取します（**図6A**）．
③付属の水溶液に綿棒を挿し，複数回しごいて，試験溶液を作成します（**図6B**）．
④③で作成した溶液を試験判定器に数滴滴下し（**図6C**），5分後に判定します．

Pitfall
- デルマクイック®VZVは，迅速にVZV感染を診断・除外できる一方，HSV感染の有無を評価することはできません．

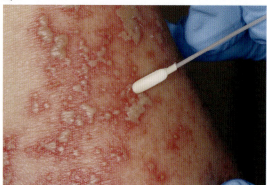
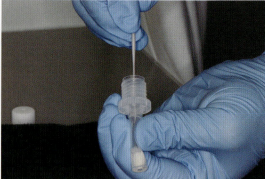
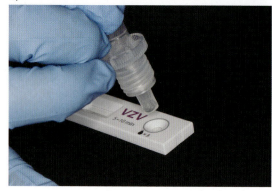

図6　デルマクイック® VZVの使用方法
A）綿棒で水疱底部の細胞を擦過採取
B）付属の水溶液中で複数回しごいて，試験溶液を作成
C）溶液を試験判定器に滴下し，5分後に判定

文　献

1）「あたらしい皮膚科学 第3版」（清水 宏/著），p87，中山書店，2018
2）マルホ株式会社：デルマクイック® VZV．製品基本情報
　 https://www.maruho.co.jp/medical/products/dermaquick_vzv/

4）知っておきたい皮膚科の検査
④ダーモスコピー

山﨑由里子，外川八英

はじめに

　ダーモスコピーは，ダーモスコープという検査機器を用いて皮膚表面を拡大して観察する検査法です．ダーモスコープは拡大鏡と光源を組み合わせることにより，肉眼では見えない皮膚内部の色彩や構造を観察できます．肉眼的観察にダーモスコピーを加えることで，皮膚腫瘍をはじめとする多くの皮膚疾患において正診性が向上します．ここではダーモスコープの基本原理，基本機種について述べるとともに，小児領域で遭遇しうる皮膚疾患のうちダーモスコピーが診断に有用なものを紹介します．

1 ダーモスコープの原理・機種

　ダーモスコープには，大きく分けて**偏光型**（非接触型，**図1**）と**非偏光型**（接触型）の2つのタイプがあります．角層から真皮上層までの観察を可能にするためには角層での光反射を除外する必要があり，偏光型では偏光をかけることによって，非偏光型ではエコーゼリーなどを介することでこれを可能にしています．各種メーカー・機種ごとに，カメラをアタッチメントして撮影する機能があるものや，携帯に優れているものなど，さまざまなバリエーションがあります．

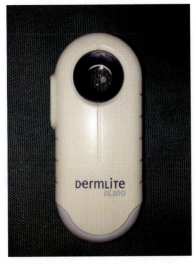

図1　偏光型ダーモスコープ
Dermlite® DL100（3Gen社，米国）は，小型で携帯しやすい点を特徴とする

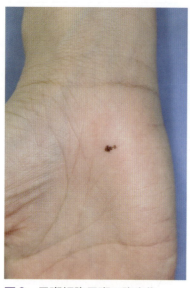
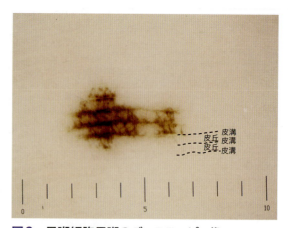

図3　母斑細胞母斑のダーモスコピー像
皮溝優位の色素沈着である皮溝平行パターンを示し，良性の所見である

図2　母斑細胞母斑の臨床像
手掌に径5 mm大の褐色斑がある

❷ ダーモスコピーによる皮膚疾患の診断

1）掌蹠の色素性病変（母斑細胞母斑，悪性黒色腫）

　日本人を含む有色人種の悪性黒色腫は**掌蹠，特に足底に好発**しますが，同部位には母斑（第5章-1-①参照）も好発するため，掌蹠に色素性病変がみられた場合にその良・悪性を鑑別することはきわめて重要です．

　掌蹠には，組織学的にみて皮膚表面に**皮丘**（畝状の凸部分）と**皮溝**（凹部分）が平行に走行しています．皮溝に色素が一致しているものは**皮溝平行パターン**（parallel furrow pattern）[1)2)]といい，これは良性の母斑にみられる代表的な所見です（図2，3）．一方，皮丘に一致する部分に帯状の色素沈着を示すものを**皮丘平行パターン**（parallel ridge pattern）[1)2)]といい，悪性黒色腫に特異度が高い所見として知られています（図4，5）．

2）尋常性疣贅

　尋常性疣贅（第4章-5参照）は小児の手足背や指趾に好発し，ヒト乳頭腫ウイルスが角化細胞へ感染することによって発症します．通常単発する小丘疹として生じ，増大するとともに疣状に隆起して多発します．臨床的に胼胝との鑑別が困難な場合があり，診断にはダーモスコピーが有用です．尋常性疣贅のダーモスコピーでは表皮の隆起性乳頭腫構造がみられ，その**表面の角化が白色調**を示します．さらに，真皮上層まで延長した血管が点状あるいはヘアピンのような構造としてみられ[1)3)]，しばしば角層内に**赤黒色の出血点**を伴うことが特徴です（図6，7）．

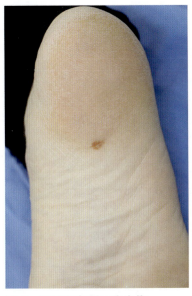

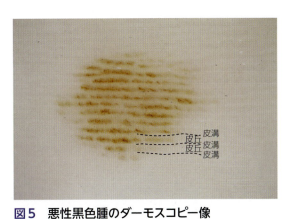

図5 悪性黒色腫のダーモスコピー像
皮丘に一致した色素沈着である皮丘平行パターンがみられ，悪性が示唆される
※掌蹠の皮膚には皮溝が平行に走っており，その間の畝状の隆起が皮丘になる

図4 悪性黒色腫の臨床像
足底に径8 mmの淡褐色斑がある

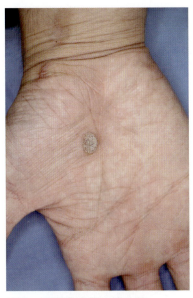

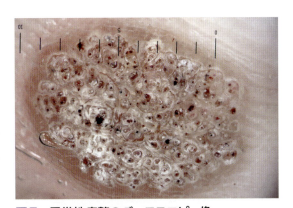

図7 尋常性疣贅のダーモスコピー像
角化を反映する白色調の網目状模様と，その内部の点状血管構造あるいは出血点がみられる

図6 尋常性疣贅の臨床像
手掌に約1 cm大の角化性結節がある

3) 疥癬

　疥癬はヒゼンダニが角層に寄生する感染症で，強い掻痒感を伴う紅色丘疹が指間部や陰部，体幹部など全身に多発します（図8）．接触や寝具などを介して集団感染することがあるため，注意が必要です．
　疥癬トンネルのダーモスコピー像では，ヒゼンダニが角層内を移動した長さ数mmの軌跡とともに，その先端にヒゼンダニの頭部と前脚で形成される三角形が観察されます[1) 4)]

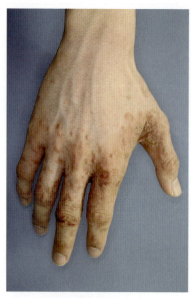

図8 疥癬の臨床像
手指，指間に強い掻痒を伴う紅色丘疹が多発する

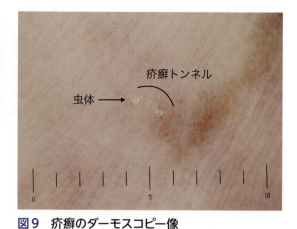

図9 疥癬のダーモスコピー像
帯状の鱗屑が迂曲し，飛行機雲のようにみえる（疥癬トンネル）．トンネルの先端部には，ヒゼンダニの頭側が灰褐色の三角形として観察される

（図9）．疥癬トンネルの先端部から虫体を角層ごと攝子で採取して，KOH直接鏡検で虫体や虫卵を確認すればより正確な診断ができます．

文 献

1) 「ダーモスコピーのすべて：皮膚科の新しい診断法」（斎田俊明/編著），pp7-28, pp172-178, 南江堂，2012
2) Saida T, et al：Dermoscopy for acral pigmented skin lesions. Clin Dermatol, 20：279-285, 2002
3) Zalaudek I, et al：Entodermoscopy: a new tool for diagnosing skin infections and infestations. Dermatology, 216：14-23, 2008
4) Argenziano G, et al：Epiluminescence microscopy. A new approach to in vivo detection of Sarcoptes scabiei. Arch Dermatol, 133：751-753, 1997

第1章 皮膚診療の基本知識

5) 皮膚疾患の治療 〜外用療法〜
① 基剤と剤形による選び方

田口詩路麻

❶ はじめに

　一般的に「治療」といえば，内科的治療（飲み薬や注射など）や外科的治療（手術）が思い浮かぶと思います．しかし，皮膚科領域ではこれら以外に独特な治療方法があり，なかでも**外用療法**が最も重要な位置を占めています．外用療法には，薬剤を皮膚局所で用いることで病変部位での薬剤濃度を高め，血中への移行を最小限に押さえて全身性副作用を軽減させるねらいがあります．外用薬（塗り薬）は誰でも処方できる反面，慣れていないと扱いづらい一面も持ち合わせています．本稿では一般の医師を対象に，あまり皮膚外用薬の知識がない方にもわかりやすいよう，基剤と剤形からみた外用薬の選び方を解説します．臨床の場で役立てていただけると嬉しいです．

❶ 外用薬の基剤と剤形

　一般に，外用薬は主剤と基剤から構成されています．**主剤**は目的とした治療効果を決定する薬剤であり，それを溶かし込んだ媒体を**基剤**といいます．基剤は主剤の皮膚への浸透を助け，種類によって保湿作用，乾燥作用，軟化作用，保護作用，冷却作用などさまざまな作用をもちます．そのため，治療目的に基剤そのものを使用することも少なくありません．基剤に求められる条件としては，刺激性がなく，無色透明・無臭であること，主剤を安定的に保持することが重要です．

　外用薬は主剤が同じであっても，基剤によってさまざまな剤形に分かれ，その適応部位が異なります．以下に代表的な剤形を挙げ，それぞれの特性を解説します（**表1, 2**）[1〜2]．

1) 軟膏

　他の剤形と比して**刺激性が少なく，皮膚表面を保護する力が強い**ため，最も多く用いられている剤形です．大きく以下の2つに分けられます．

ⓐ 油脂性軟膏

　最も頻用される，いわゆる「狭義の軟膏」です（**図1A**）．基剤には主にワセリンが使用されますが，水を含まず，水に溶けないため，基剤そのものに強い皮膚保護作用や軟化作用があります．べたつき感が強く使用感が悪いのが欠点ですが，刺激性が最も低くすべての皮疹に使用できる汎用性があります．

表1 外用薬の剤形と皮膚病変の適応性

剤形	皮膚病変							
	紅斑/丘疹	水疱/膿疱	びらん/潰瘍	痂皮	落屑	苔癬化	角化	亀裂
軟膏	○	○	○	○	○	○	○	○
クリーム	○		×		○	○		×
ローション	○		×		○			×
スプレー	○				○	○		
ゲル	○				○	○		
貼付剤	○	×	×	×		○	○	×

○:使用可能, ×:不適

表2 代表的な剤形の特徴

剤形	適した部位・利点	不適な部位・欠点
軟膏	どこでも使える・安定・安心	べたつく,テカる
クリーム	べたつかず,塗り心地がよい	潰瘍・びらん部位・浸軟部位
ローション	被髪部,ストーマ周囲	

例)ステロイド軟膏各種,プロペト,亜鉛華単軟膏など

❺ 油中水型乳剤性軟膏

乳化剤を用いて油脂性軟膏中に水分の微粒子を含ませたもので,**油中水型**(water-in-oil[w/o]型)と表記されます(**図1B**).塗布後に冷却感があり,コールドクリームとも呼ばれます.皮膚の保護作用は油脂性軟膏とクリームの中間であり,べたつき感も同様です.乾燥する皮膚病変に使用します.

例)ヒルドイド®ソフト軟膏,ネリゾナ®ユニバーサルクリームなど

2) クリーム

いわゆる「クリーム」と呼ばれる外用薬は,乳化剤を用いて水分の中に油脂の微粒子を懸濁させたものです(**図1C**).水中油型(oil-in-water[o/w]型)乳剤性軟膏とも呼ばれます.**べたつきが少なく,薄く伸ばすと外用薬の色が消える**ことから,外用しやすくアドヒアランスの高い剤形です.ときに**刺激性**があり,**親水性**であるため,**びらん面や湿潤した病変には不向き**です.

例)ステロイドクリーム各種,ゲーベン®クリーム,ケラチナミンコーワクリームなど

3) ローション

液体に主剤を混ぜたもので,外用すると液体が蒸発して冷却効果,収斂作用,保護作用

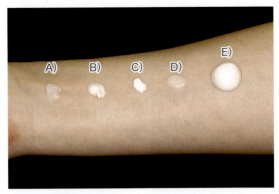

図1 各薬剤の外観
A) 油脂性軟膏　B) 油中水型乳剤性軟膏　C) クリーム　D) 乳剤性ローション　E) 泡状スプレー

などをもたらします．基剤となる液体として，水，アルコール，グリセリンなどが用いられます．

ⓐ 乳剤性ローション

乳化剤を用いて，水中油型（o/w型）の乳剤としたものです（**図1D**）．皮膚表面によく伸び，皮膜を作り冷却感があります．水で簡単に流すことができ，べたつかないことから，**被髪頭部**に頻用されます．

> 例）ステロイドローション各種，ヒルドイド® ローションなど

ⓑ アルコール剤

揮発性アルコール類を用いて主剤を溶解したものです．塗布後直ちに蒸発するため使用感に優れますが，**刺激性が強くびらん面や掻破した部分には不向き**です．さっぱりとした使用感の反面，皮膚表面を乾燥させ過ぎることがあります．

> 例）デルモベート® スカルプローション，ネリゾナ® ソリューション，フロジン® 外溶液など

4) スプレー

有効成分を霧状，粉末状，泡沫状，またはペースト状などとして皮膚に噴霧できるようにした製剤です．容器に充填した液化ガスまたは圧縮ガスとともに有効成分を噴霧する**外用エアゾール剤**と，ポンプにより容器内の有効成分を噴霧する**ポンプスプレー剤**があります．前者は薬剤が広範囲に噴霧されるため，広い病変に外用したい場合に適しています．後者は泡状になる（**図1E**）ため，薬剤が垂れにくい利点があります．

> 例）ビーソフテン® ローション，ヒルドイド® フォーム，トプシム® スプレーなど

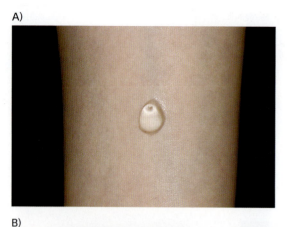

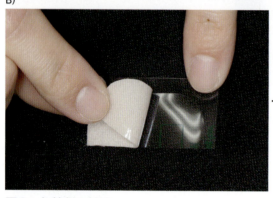 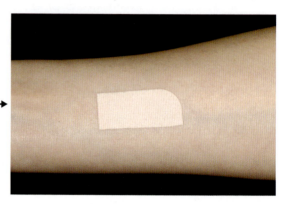

図2 各薬剤の外観
A) ゲル　B) 貼付剤

5) ゲル

　寒天などハイドロゲル類を用いてゲル状にしたものです(**図2A**).乾燥して薄い膜となり,皮膚に付着します.溶媒が多量に含まれているゲルは,**ゼリー**と呼ばれ,**口腔内粘膜**などを保護するのに役立ちます.

　例)ダラシン®Tゲル,ディフェリン®ゲル,ケナログ®口腔用軟膏など

6) 貼付剤

　布・紙・プラスチックフィルムなどに主剤を付着させ,それを皮膚に貼り付けて使用するものです(**図2B**).サリチル酸を含有した**角質剥離剤**のスピール膏™Mや,**ステロイドのテープ剤**などがあります.前者は**足底の胼胝・鶏眼**に,後者は**肥厚性瘢痕・ケロイド**などの治療に使用されます.

　例)スピール膏™M,ドレニゾン®テープなど

■ 文 献
1)梅林芳弘:ざっくりわかる,皮膚外用薬の選び方.日本医事新報,4760:19,2015
2)大谷道輝:外用薬:レジデントに必要な基礎知識.レジデント,9:6-13,2016

第1章 皮膚診療の基本知識

5) 皮膚疾患の治療 〜外用療法〜
②ステロイド外用薬

田口詩路麻

⓪ はじめに

　ステロイド外用薬は優れた抗炎症作用をもち，アトピー性皮膚炎や接触皮膚炎（かぶれ）などの湿疹・皮膚炎群のみならず，虫刺症など小児によくみられる炎症性皮膚疾患の治療に広く用いられています．日常診療で処方される機会の多い薬剤ですが，強さの分類（ランク）と部位による選び方，長期使用時に懸念される局所性副作用など，ステロイド外用薬に特有の注意点を理解しておくことが重要です．

　ここでは，専門医でなくとも知っておくべきステロイド外用薬に関する基本的知識に加えて，特に小児におけるポイントについても紹介したいと思います．

① ステロイド外用薬の選び方

1) 外用薬の強さによる分類

　ステロイド外用薬は，抗炎症効果の強さによりⅠ群（strongest），Ⅱ群（very strong），Ⅲ群（strong），Ⅳ群（medium），Ⅴ群（weak）の5段階に分類されます[1]（**表1**）．ステロイド外用薬を最大限に活用するためには，その優れた抗炎症作用を利用するとともに，後述する皮膚萎縮などの局所性副作用を出現させない配慮が必要です．そのためには，必要以上に強いランクの外用薬を使わず，病変に見合ったランクの外用薬を選択することが大切です．強すぎるランクは副作用が出やすくなりますし，不十分なランクでは効果が望めないばかりか，かえって長期間の使用につながり，副作用の出現をもたらす恐れがあります．

　ステロイド外用薬を処方する際には，皮疹の性状や重症度だけでなく，部位，年齢などを考慮して，5群のなかから適切なランクを選択します．

2) 皮疹の予後，重症度

　接触皮膚炎，虫刺症など，原因が明らかな急性の皮膚炎では，ステロイド外用薬は速効性があり有用です．外用期間が短いため，局所性副作用を考慮しなくてもよく，比較的強いランクを用いることができます．

　アトピー性皮膚炎に代表される慢性の皮膚炎では，病勢と長期外用による副作用とのバランスを考慮して薬剤を選択する必要があります．日本皮膚科学会による「アトピー性皮膚炎ガイドライン」[1]には，個々の皮疹の重症度からステロイド外用薬のランクを決める基準が示されています．詳細は成書などに譲るとして，筆者は体幹・四肢の皮疹について

表1　ステロイド外用薬のランクと種類

ランク	一般名	代表的な商品名
Ⅰ群 (storongest)	クロベタゾールプロピオン酸エステル ジフロラゾン酢酸エステル	デルモベート ジフラール，ダイアコート
Ⅱ群 (very strong)	モメタゾンフランカルボン酸エステル ベタメタゾン酪酸エステルプロピオン酸エステル フルオシノニド ベタメタゾンジプロピオン酸エステル ジフルプレドナート アムシノニド ジフルコルトロン吉草酸エステル 酪酸プロピオン酸ヒドロコルチゾン	フルメタ アンテベート トプシム リンデロン-DP マイザー ビスダーム ネリゾナ パンデル
Ⅲ群 (strong)	デプロドンプロピオン酸エステル デキサメタゾンプロピオン酸エステル デキサメタゾン吉草酸エステル ベタメタゾン吉草酸エステル フルオシノロンアセトニド	エクラー メサデルム ボアラ リンデロン-V フルコート
Ⅳ群 (medium)	プレドニゾロン吉草酸エステル酢酸エステル トリアムシノロンアセトニド アルクロメタゾンプロピオン酸エステル クロベタゾン酪酸エステル ヒドロコルチゾン酪酸エステル	リドメックス レダコート，ケナコルトA アルメタ キンダベート ロコイド
Ⅴ群 (weak)	プレドニゾロン	プレドニゾロン

表2　皮疹の重症度に応じたステロイド外用薬の選択

	皮疹の性状	ステロイド外用薬の選択
重症	浮腫/浸潤ないし苔癬化を伴う紅斑/多発する丘疹/高度の鱗屑・痂皮の付着/小水疱/多数の掻破痕/痒疹結節など	very strongを第一選択とします．特に痒疹結節に対しては，部位を限定して，strongestの使用を検討します
中等症	中等度までの紅斑/鱗屑/少数の丘疹/少数の掻破痕など	strongを第一選択とします．難治部位に対しては，部位を限定して，very strongを使用することがあります
軽症	乾燥および軽度の紅斑など	medium以下を第一選択とします

は，表2のように選択しています．

　皮疹を見慣れていない医師には想像しにくいと思いますので，それぞれの重症度の写真を示します（図1：A重症，B中等症，C軽症）．ステロイド外用薬は，まずは十分な強さを使用してしっかりと病変を改善させ，その後でランクを下げることが基本です．躯幹・四肢であれば，「まずはvery strongで開始し，1週間後に改善していたらstrongに変更する．改善がなければstrongestに変更，もしくは診断を見直し専門医への紹介を検討する」でもよいと思います．

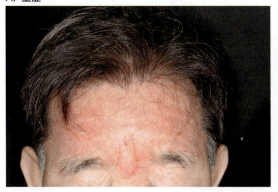
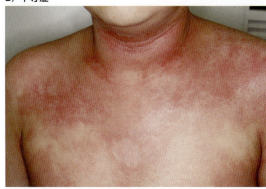
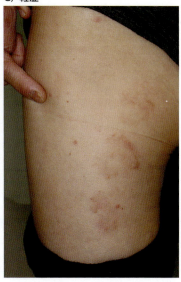

図1　各重症度の皮疹
A) 強い紅調と浸出液を伴っており重症
B) 浸出液はないが，びまん性紅斑が拡大しており，中等症
C) 紅斑はほとんどなく軽度の鱗屑と痒みのみで軽症

3) 部位

　外用薬は，表皮からの直接吸収よりも主に毛包脂腺系から吸収されるため，毛包が多い部位ほど外用薬の経皮吸収が高まります．また，皮膚が薄いほど経皮吸収が高まり，外用薬の経皮吸収量は部位によって大きく異なります（**図2**）．これらの違いが薬効や副作用に大きく関わってきますので，注意が必要です．

　例えば前腕屈側の吸収率を1とすると，前額では6.0，下顎は13.0，陰嚢は42.0にのぼります．これらの部位はステロイド外用薬の吸収がよく，薬効を得られやすい一方で，皮膚萎縮や毛細血管拡張，酒さ様皮膚炎（**図7**参照）などの局所性副作用が出現しやすくなります．一方，足底は皮膚が厚く経皮吸収率が0.14と低いため，副作用は生じにくいですが，弱いランクでは薬効を得にくいといった特徴があります．

　したがって，**顔面や頸部，陰部の湿疹・皮膚炎に対しては，一般的にmediumクラス以下のステロイド外用薬を選択し**，短期間の使用にとどめることが原則です．逆に足底などには，very strong以上を複数回塗布するよう指導します．

4) 年齢

　一般に皮膚科医は上記**1) ～3)** を基本として，高齢者や小児では1ランク下げたものを選択するようにしています[1,2]．その理由は皮膚の厚さに由来しており，小児は皮膚が薄くステロイド外用薬が吸収されやすいためです．湿疹・皮膚炎の重症度を目安にしたステ

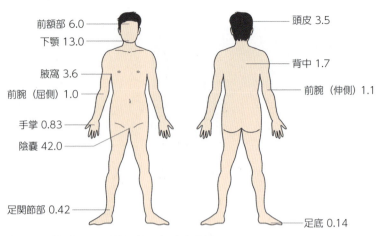

図2 部位別にみた外用薬の経皮吸収率

	軽症	中等度	重症	最重症
	面積にかかわらず軽度の皮疹のみみられる	強い炎症を伴う皮疹：体表面積の10％未満	強い炎症を伴う皮疹：10％以上30％未満	強い炎症を伴う皮疹：30％以上，原則一時入院
2歳未満	全年齢 必要に応じて Ⅳ群（medium）以下	Ⅳ群（medium）以下	Ⅲ群（strong）以下	Ⅲ群（strong）以下
2〜12歳		Ⅲ群（strong）以下	Ⅱ群（very strong）以下	Ⅱ群（very strong）以下
13歳以上		Ⅱ群（very strong）以下	Ⅱ群（very strong）以下	Ⅱ群（very strong）以下
使用する外用量の目安（5gチューブ）	ごく少量	0.5本以内（2.5g）5 FTU	0.5〜1.5本（7.5g）15 FTU	1.5〜5本（25g）50 FTU

図3 小児に対するステロイド外用薬の選択基準
→ 十分な効果が認められない場合（ステップアップ），← 十分な効果が認められた場合（ステップダウン）
文献2を参考に作成

ロイド外用薬のランクを図3に示します．

2 ステロイド外用薬の実際の使用方法

1) 外用の回数

　ステロイド外用薬は，添付文書には「1日1回〜数回患部に塗布する」と記載されていることが多く，実臨床でも急性増悪した湿疹・皮膚炎に対しては，2回以上外用した方が皮疹の改善が早いことが実感されます．しかし，外用薬の塗布は比較的手間と時間のかかる治療行為であること，1日1回の外用でもある程度の効果は期待できることから，患者さんのアドヒアランスと治療効果を天秤にかけて無理なく継続できるように指導することも大切です．筆者は，「最初のひどい時期は頑張って1日2回塗りましょう．でも，よくなってきたら，回数を1日1回に減らしてよいですよ」と指導しています．

2) 外用のタイミング

1日1回外用する場合は，入浴後に行うことが一般的ですが，2回外用する場合には，朝や日中などにもう1回行うことになります．

3 ステロイド外用薬の副作用

1) 局所性副作用

ステロイド外用薬はさまざまな細胞機能に影響を与えるため，しばしば副作用が問題となります．ステロイド外用薬の経皮吸収によって全身性副作用を生じることは稀であり，臨床の場で実際に問題となるのは，ほとんどが**外用部位における局所性副作用**です．下記に主な局所性副作用を挙げます（**図4〜7**）．

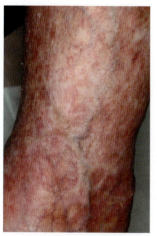

図4　ステロイドの長期外用による皮膚萎縮，毛細血管拡張

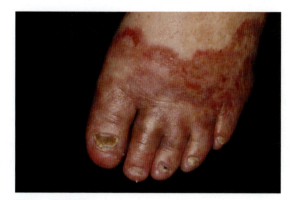

図5　足白癬

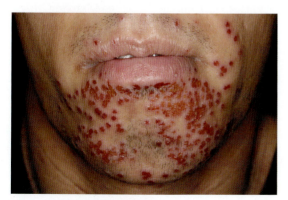

図6　カポジ水痘様発疹症

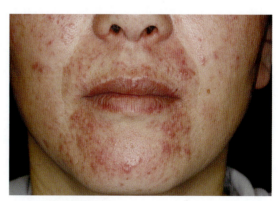

図7　酒さ様皮膚炎

ⓐ 表皮角化細胞ないし真皮線維芽細胞の増殖抑制作用によるもの
皮膚萎縮（**図4**），皮膚萎縮線条，ステロイド紫斑，毛細血管拡張など

ⓑ ホルモン作用によるもの
多毛，ステロイド痤瘡など

ⓒ 免疫抑制作用によるもの
皮膚感染症（細菌，真菌，ウイルス）の誘発・増悪
例：足白癬（**図5**），カポジ水痘様発疹症（**図6**）

ⓓ その他
酒さ様皮膚炎（**図7**），ステロイド緑内障，接触皮膚炎など

2) 眼周囲への使用

眼周囲へステロイド外用薬を使用する際には，**緑内障を誘発・悪化させるリスクを念頭におく必要があります**．特にアトピー性皮膚炎の患者などで，外用期間が長期にわたる場合には，院内の眼科もしくは自宅近くの眼科を紹介するなどして，定期的な診察や眼圧測定を受けるよう勧めましょう．

3) 色素沈着に関する誤解

患者や保護者から，「ステロイドを塗ると肌が黒くなるのが心配」という声を耳にすることがあります．実際には，色素沈着はステロイド外用薬による副作用ではなく，湿疹などが治療によって鎮静化した後に生じる炎症後の反応です．したがって，**適切なステロイド外用薬を用いて炎症を早めに治療した方が，むしろ色素沈着になりにくい**ことを説明してください．

4) 全身性副作用

ステロイド外用薬では，全身性副作用を起こすことはほとんどないと考えられています．ただし，強力なランクを長期間使用すると医原性クッシング症候群や副腎機能不全に至る場合があります．これらは小児に起こりやすいため，注意が必要です．

副腎機能抑制が出現する可能性のある1日量としては，**strongest**クラス，**very strong**クラスでそれぞれ10 g，20 g，**strong**クラス以下では30〜40 gとされており，小児ではそれぞれこの半分程度と考えられています．

■ 文 献
1) 加藤則人，他：アトピー性皮膚炎診療ガイドライン2016年版．日皮会誌，126：121-155, 2016
2) 「アトピー性皮膚炎診断ガイドライン2015」（片山一朗/監，日本アレルギー学会アトピー性皮膚炎ガイドライン専門部会/作成），協和企画，2015

第1章 皮膚診療の基本知識

5）皮膚疾患の治療 〜外用療法〜
③免疫抑制薬

出口順啓

0 はじめに

　免疫抑制薬軟膏としては，1999年に成人のアトピー性皮膚炎に対してタクロリムス0.1％軟膏（プロトピック®軟膏0.1％）が，2003年に0.03％小児用軟膏が2〜15歳までの小児に認可されました．タクロリムス外用薬は，現在ではステロイド外用薬とともにアトピー性皮膚炎治療に欠かせない薬剤となっています[1]．ここでは，タクロリムス外用薬の特徴や使用上の注意点，安全性について紹介します．

1 タクロリムス外用薬

1）作用機序

　タクロリムスはカルシニューリン依存性のT細胞に作用して，サイトカインやメディエーターの産生を阻害することで抗炎症作用を発揮します．タクロリムス0.1％軟膏はステロイド外用薬のstrongクラス（リンデロン®-V軟膏），0.03％小児用軟膏はmediumクラス（アルメタ®軟膏）とほぼ同等の効果を有する[1]とされています．

2）ステロイド外用薬との違い

　タクロリムス外用薬はT細胞に特異的に作用するため，ステロイド外用薬に比べて**副作用が少ない**ことが大きな特徴です．分子量が大きく正常皮膚からはほとんど吸収されないことから，特に**顔面や頸部**などの，薬剤の吸収が高く，ステロイド外用薬の局所性副作用が起こりやすい部位への使用に適しています[2]．

3）使用上の注意点

- タクロリムス外用薬は，アトピー性皮膚炎の治療法に精通している医師のもとで使用することが求められており，一般医向きの薬剤とは言えません．
- 外用開始時には，塗布した部位に**一過性にヒリヒリ感，灼熱感**などの刺激症状が現れることがあります．多くの場合は徐々に軽減して1週間ほどで消失しますが，あらかじめ患者，保護者に説明しておく必要があります．
- 0.03％小児用軟膏では，**1回あたりの最大塗布量は2〜5歳（20 kg未満）で1回1 g**まで，6〜12歳（20〜50 kg）で2〜4 g，13歳以上（50 kg以上）は5 gまでとされています．

53

- 潰瘍面，著しいびらん面など，**皮膚バリアが大きく損傷しているような部位には使用してはいけません**．また，ステロイド外用薬と同様，**皮膚感染症**（伝染性膿痂疹，痤瘡，毛嚢炎，単純疱疹，伝染性軟属腫など）の出現に注意が必要です．
- **長時間の日光曝露**は，マウスの実験で皮膚がんの発生時期を早める可能性が示唆されたため，**避けなければなりません**．同様の理由から，**紫外線療法**（PUVA療法，ナローバンドUVB療法など）との**併用ができません**．

4）タクロリムス外用薬の安全性

低出生体重児，新生児，乳児または2歳未満の幼児に対する安全性は確立されていないため，使用できません．

タクロリムス外用薬の使用にあたっては，広範囲，長期使用による**リンパ腫や皮膚がんの発生リスクについての説明義務**があります．以下の内容を患者もしくは保護者に説明し，理解したことを確認したうえで処方してください．

> ・マウスの実験では，高い血中濃度が続くとリンパ腫が起こりやすくなることがわかっています．しかし，正しく使用すれば，ヒトで問題となるような血中濃度が続く可能性はありません．
> ・プロトピック軟膏を使用した患者さんでリンパ腫・皮膚がんがみられたとの報告がありますが，近年，プロトピック軟膏を使用しても一般の人の発症率と変わらないことが報告されています．

■ 文　献

1) 「EBM皮膚疾患の治療 up-to-date」（宮地良樹/編），pp1-7，中外医学社，2015
2) 日本皮膚科学会アトピー性皮膚炎診療ガイドライン作成委員会：アトピー性皮膚炎診療ガイドライン2016年版．日本皮膚科学会雑誌，126：121-155，2016
3) 大槻マミ太郎，他：小児のアトピー性皮膚炎に対するタクロリムス軟膏0.03％小児用の長期の安全性と有効性について―長期特定使用成績調査の中間報告―．日本小児皮膚科学会雑誌，32：127-137，2013

第1章 皮膚診療の基本知識

5) 皮膚疾患の治療 〜外用療法〜
④抗菌薬・痤瘡治療薬

出口順啓

はじめに

　現在保険収載されている外用抗菌薬にはさまざまな種類があり，伝染性膿痂疹，毛囊炎，せつ，湿疹や虫刺症の搔破による二次感染など，表在性皮膚感染症の治療に用いられています．また，痤瘡治療薬には抗菌作用に加えて角質剥離作用をもつものが登場しています．本稿では，それぞれの分類，剤形，特徴などについて紹介します（**表1，2**）．

表1　主な外用抗菌薬の種類と特徴

分類	一般名	商品名	剤形 軟膏	剤形 クリーム	剤形 ローション	特徴
サルファ剤	スルファジアジン銀	ゲーベン®		○		外傷，熱傷，潰瘍などに使用
テトラサイクリン系	テトラサイクリン	アクロマイシン®	○			ブドウ球菌，レンサ球菌，陰股部の感染症に有効
クロラムフェニコール系	クロラムフェニコール	クロロマイセチン®	○			
フシジン酸	フシジン酸ナトリウム	フシジンレオ®	○			ブドウ球菌に有効
アミノグリコシド系	ゲンタマイシン	ゲンタシン®	○	○		緑膿菌などのグラム陰性桿菌に強く，陰股部の感染症にも有効
アミノグリコシド系	フラジオマイシン硫酸塩	ソフラチュール®	(貼付剤)			外傷，熱傷，潰瘍などに使用
ニューキノロン系	ナジフロキサシン	アクアチム®	○	○	○	基本はブドウ球菌，アクネ菌が対象 広い抗菌スペクトラムを有す
ステロイド配合剤	ベタメタゾン吉草酸・ゲンタマイシン	リンデロン®VG	○	○	○	二次感染のある，またはそのリスクの高い湿疹・皮膚炎
ステロイド配合剤	プレドニゾロン・クロラムフェニコール・フラジオマイシン硫酸塩	クロマイ®-P	○			感染創や浅い熱傷などの初期治療として使用することはあるが，長期使用は勧められない
ステロイド配合剤	ベタメタゾンリン酸・フラジオマイシン硫酸塩	リンデロン®A	○			前眼・外眼の細菌感染症
ステロイド配合剤	メチルプレドニゾロン・フラジオマイシン硫酸塩	ネオメドロール®EE	○			前眼・外眼の細菌感染症

表2 痤瘡治療薬の種類と特徴

分類	一般名	代表的な薬	軟膏	クリーム	ゲル	ローション	特徴
ニューキノロン系	ナジフロキサシン	アクアチム®	○	○		○	外用抗菌薬
	オゼノキサシン	ゼビアックス®				○	外用抗菌薬
リンコマイシン系	クリンダマイシン	ダラシン®T			○		外用抗菌薬．アクネ菌の耐性株が増加[3]
その他	アダパレン	ディフェリン®			○		分化抑制による角質コントロールで角栓除去．抗菌作用なし
過酸化ベンゾイル／合剤	過酸化ベンゾイル	ベピオ®			○		角質剥離作用により角栓除去．消毒薬に近い抗菌作用で耐性化が起こり難い
	クリンダマイシン・過酸化ベンゾイル	デュアック®			○		過酸化ベンゾイルの作用に加えて，抗菌作用の増強
	アダパレン・過酸化ベンゾイル	エピデュオ®			○		過酸化ベンゾイルの作用に加えて，角栓除去作用の増強

1 抗菌作用による分類

1) 静菌性抗菌薬

　　サルファ剤，テトラサイクリン系，クロラムフェニコール系，フシジン酸は静菌性の抗菌薬です．サルファ剤は細菌の葉酸合成を阻害することによって，テトラサイクリン系，クロラムフェニコール系，フシジン酸は細菌の蛋白合成を阻害することによって抗菌作用を発揮します．

2) 殺菌性抗菌薬

　　アミノグリコシド系，ニューキノロン系は殺菌性の抗菌薬です．アミノグリコシド系は細菌の蛋白合成を阻害することによって，ニューキノロン系は細菌の核酸合成を阻害することによって抗菌作用を発揮します．

3) 消毒薬に近い殺菌作用

　　銀，過酸化ベンゾイルは，フリーラジカルによる酸化作用で細菌内の複数の部位に非特異的に作用します．そのため，標的部位に対して特異的に作用する抗菌薬と異なり，**耐性菌の出現が少ない**と考えられます．

2 外用薬による接触皮膚炎

　多くの抗菌薬の添付文書には，**感作を起こすリスク**についての注意書きがあります．なかでも特に，**フラジオマイシン硫酸塩**（ソフラチュール®，クロマイ®-P，リンデロン®A，ネオメドロール®EEなど）は高率に感作を起こすことが知られています[1]．ゲンタマイシン，アミカシン，カナマイシンなどのその他のアミノグリコシド系抗菌薬と交叉反応する可能性もあり，注意が必要です[2]．

　痤瘡治療薬のアダパレン，過酸化ベンゾイルでは，それらの薬理作用から皮膚炎や刺激感が出やすくなっています．

3 小児への使用に関する安全性

　ゲーベン®は新生児，低出生体重児への使用は禁忌です．乳児，小児への使用でも広範囲に使用する際は血清浸透圧上昇などに注意を要します．

　アクアチム®は低出生体重児，新生児，乳児，幼児に対する安全性は確立していません．

　痤瘡治療薬のアダパレン，過酸化ベンゾイルは12歳未満の小児に対する安全性は確立されていません．

■ 文　献

1) 「Contact Dermatitis 4th Ed」（Frosch PJ, et al eds），pp1060-1061, Springer, 2006
2) 原 万美子, 他：硫酸カナマイシンによる薬疹の1例．臨床皮膚科，48：871-874，1994
3) Nakase K, et al：Antimicrobial susceptibility and phylogenetic analysis of Propionibacterium acnes isolated from acne patients in Japan between 2013 and 2015. J Dermatol, 44：1248-1254, 2017

第1章 皮膚診療の基本知識

5) 皮膚疾患の治療 〜外用療法〜
⑤ 抗真菌薬

出口順啓

❶ はじめに

　外用抗真菌薬は，真菌の細胞膜構成成分の生合成を阻害することで抗菌活性を示し，白癬，皮膚カンジダ症などの治療に用いられています．抗真菌薬を使用する際には，まずは真菌鏡検などで真菌を確認し，正しく診断することが必須です．現在保険収載されている抗真菌薬には多くの種類があり，ここでは，小児に使用できる薬剤の分類，剤形，適応症について紹介します．

❶ 分類と抗菌活性

　抗真菌薬は，①アミン系（チオカルバミン系，ベンジルアミン系，アリルアミン系），②アゾール系，③モルフォリン系の3系統に大別されます（表1）．アミン系は白癬菌または癜風菌に対して除去高い抗菌力を示す一方，カンジダ菌に対する抗菌活性は強くなく，ア

表1　小児に使用できる主な抗真菌薬

分類	一般名	商品名	剤形				適応症		
			軟膏	クリーム	液/ローション	スプレー	白癬	皮膚カンジダ症	癜風
チオカルバミン酸系	トルナフタート	ハイアラージン®	○		○		●		●
ベンジルアミン系	ブテナフィン	メンタックス®ボレー®		○	○	○	●		●
アリルアミン系	テルビナフィン	ラミシール®		○	○	○	●	●	●
アゾール系	クロトリマゾール	エンペシド®		○	○		●	●	●
	ミコナゾール	フロリード®D		○			●	●	●
	ビホナゾール	マイコスポール®		○	○		●	●	●
	ネチコナゾール	アトラント®	○	○	○		●	●	●
	ケトコナゾール	ニゾラール®		○	○		●	●	●
	ラノコナゾール	アスタット®	○	○	○		●	●	●
モルフォリン系	アモロルフィン	ペキロン®		○			●	●	●

リルアミン系のカンジダ菌，癜風菌に対する抗菌作用は他の系統に劣ります．アゾール系，モルフォリン系は幅広い抗菌スペクトラムを有しています．

❷ 外用薬による接触皮膚炎

　外用抗真菌薬には刺激性の強いものがあり，**接触皮膚炎**を起こしやすいので注意が必要です．接触皮膚炎の大部分は一次刺激性の炎症で，アレルギー性であることは多くありません．**強い浸軟，びらん，亀裂がある部位**では，クリームやローションを用いると刺激性があり悪化させてしまう場合があるため，**軟膏を選択**します．または，抗真菌薬を塗布する前には，あらかじめ亜鉛華軟膏などにより，びらん，亀裂を治療しておくといいでしょう[1]．

　接触皮膚炎を起こした場合には，一時的にステロイド外用薬を使用して炎症を抑えた後に，他の系統の抗真菌薬へ変更します．

Pitfall

- 抗真菌薬を使用する際には，まずは真菌鏡検で真菌を確認することが必須です．
- 強い浸軟，びらん，亀裂部への外用は，接触皮膚炎を起こす恐れがあるため注意しましょう．

■ 文　献

1）渡辺晋一，他：皮膚真菌症診断・治療ガイドライン．日皮会誌，119：851-862，2009

第1章 皮膚診療の基本知識

5）皮膚疾患の治療 〜外用療法〜
⑥外用方法の実際

出口順啓

0 はじめに

　われわれ医師が外用薬を処方しても，患者に塗ってもらえなければ治療効果は得られませんし，塗り方によっても治療効果が全く異なってきます．ここでは，実際にどのような外用方法があり，どのように指導すればより効果的な使い方ができるのかを紹介します．

1 実際の外用方法

1）単純塗布

　外用薬をそのまま病変部に1日1〜2回塗布する，最も基本的な方法です．擦り込む必要はなく，優しく撫でるように塗ります．簡便な方法ではありますが，どの程度の量を使えばよいのかあいまいな面もあります．このようなときは，FTU（finger tip unit）の概念を使って指導するとわかりやすいです[1,2]．FTUとは外用薬の量の単位であり，チューブを押し出して成人の人差し指の第1関節部から先端までに出た量が1FTUと定義されます．径5 mmのチューブであれば約0.5 gに相当し，成人の手のひら2枚分の範囲に塗る適量とされます（図1A，B）．

　再診時には処方した薬がどれだけ消費されているかを確認し，皮疹の改善度と比較することで十分に塗布できているか，逆に過剰に塗布されていないか，正しい場所に塗布でき

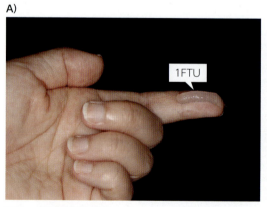 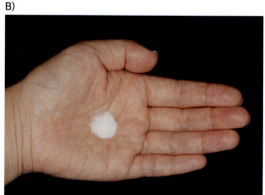

図1　外用量の目安
0.5 gの外用薬は，成人の手のひら2枚分の範囲に塗る適量である
A）軟膏，クリームでは，チューブに入った外用薬を成人の人差し指の第1関節部から先端まで出した量が1FTU＝約0.5 g
B）ローションでは，1円玉くらいの量が0.5 gに相当

ているかなどを判断しましょう．

2) 貼付法

外用薬をガーゼやリント布などに塗り伸ばしてから，病変部に貼付する方法です．掻破行動や汚染から皮膚を守る役割があり，滲出液を伴うような病変に用いることが多いです．リント布に亜鉛華軟膏を塗布した貼付剤（ボチシート）も市販されています．

3) 重層法

主剤の吸収を高める目的で，2種類以上の薬剤を重ねて外用する方法です．慢性化して難治な病変に対して，ステロイド軟膏などを単純塗布した後，亜鉛華軟膏を塗り伸ばした貼付材で覆う方法がよく行われます．後述の密封療法に近い効果や前述の貼付の役割も果たしています．

4) 密封療法 (occlusive dressing therapy：ODT)

外用薬を塗布した後，その病変部をラップやフィルムで覆い密封する方法です．苔癬化を伴う慢性湿疹や角化の強い病変など，単純塗布だけでは効果が低い場合に試みられます．薬剤の吸収がよく効果が高い反面，副作用を生じやすく注意が必要です．

ODTを目的としたステロイド含有テープ剤もあります（ドレニゾン®テープ，エクラー®プラスター）．

5) プロアクティブ (proactive) 療法[3]

アトピー性皮膚炎のような再燃をよく繰り返す皮疹に対して，緩解維持療法のために行われる外用方法です．1) 〜 4) の方法により皮疹を落ち着かせた後，皮疹の出やすい部位に週に2回ほど，ステロイド外用薬やタクロリムス外用薬などの抗炎症外用薬を継続して塗布します（図2）．

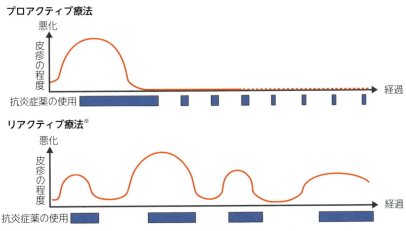

図2 プロアクティブ療法とリアクティブ療法のイメージ
※リアクティブ (reactive) 療法：プロアクティブ療法に対して，炎症が再燃した際に抗炎症外用薬を使う従来通りの方法です．

慢性の湿疹・皮膚炎では炎症が軽快して一見正常に見える皮膚にも潜在的な炎症が残っていることが多く，やがて再燃を引き起こすと考えられています．プロアクティブ療法を行うことによって，炎症の再燃を予防し，長期にわたって緩解を維持できるようになります．

■文　献
1）Long CC & Finlay AY：The finger-tip unit--a new practical measure. Clin Exp Dermatol, 16：444-447, 1991
2）Long CC, et al：The rule of hand: 4 hand areas = 2 FTU = 1 g. Arch Dermatol, 128：1129-1130, 1992
3）「EBM皮膚疾患の治療up-to-date」（宮地良樹／編），pp8-12，中外医学社，2015

第1章 皮膚診療の基本知識

5）皮膚疾患の治療 〜外用療法〜
⑦外用剤の混合について

神﨑美玲

0 はじめに

　臨床の現場においては，個々の患者の症状に応じて，治療アドヒアランスや使用感の向上を考えて複数の外用剤を混合したり，ステロイド外用剤に保湿剤を加えて希釈したりする場合があります．ただし，外用剤は単剤で使用することを前提として開発されており，対象疾患や部位に応じて主剤だけでなく最適な基剤や添加物が選択されています．本来は混合・希釈することは想定されていないため，外用剤を安易に混合することは避けなければなりません．

1 外用剤の混合製剤に関する問題点・注意点

1）混合製剤の安定性

　外用剤を混合する場合には，各薬剤の基本的情報と混合後の物理的・化学的変化を正しく把握しておく必要があります．外用剤の混合調剤および混合後の変化に関する情報は，「軟膏・クリーム配合変化ハンドブック 第2版」（じほう）で調べることができます．混合によって安定性が損なわれ，薬剤が分離・変質することがあるため，混合する場合には**原則として同じ基剤または性質の近い基剤同士を選択**します（**表1**）[1]．一般に水中油（oil in water：O/W）型基剤は，混合により乳化が破壊されやすく，混合は避けたほうがよいとされています．外用剤のなかには，乳剤性基剤やゲル基剤であるにもかかわらず「〜軟膏」とつけられているなど，商品名からは基剤の判別が難しいものがあります（**表2**）．

表1　外用剤の基剤による混合の可否について

	油脂性基剤	乳剤性基剤		水溶性基剤	ゲル基剤
		油中水（W/O）型	水中油（O/W）型		
油脂性基剤	○	△	×	×	×
W/O型基剤	△	△	×	×	×
O/W型基剤	×	×	△	△	×
水溶性基剤	×	×	△	○	×
ゲル基剤	×	×	×	×	×

○：混合可能，△：組み合わせによっては可能，×：混合不可
文献1より引用

表2 商品名からは基剤の判別が難しい外用剤

油脂性基剤	エキザルベ®
油中水（W/O）型 乳剤性基剤	ヒルドイド® ソフト軟膏 パスタロン® ソフト軟膏 アクアチム® 軟膏
水中油（O/W）型 乳剤性基剤	ユベラ® 軟膏
ゲル基剤	トプシム® クリーム

　ステロイド外用剤は酸性で安定であり，pH5.0〜7.0の間になるように調整されています．基剤のpHが変化すると，エステル転移によって主剤の含有量が低下することがあるため，アルカリ性に傾いている薬剤と混合する際には注意が必要です．

2）混合製剤の安全性

　混合・希釈後の臨床効果や副作用に関するデータはほとんどなく，根拠なしに経験的に行われているのが現状です．薬剤の組み合わせによっては，混合すると単剤で使用したときと比較して**皮膚透過性が変化し，予期せぬ作用の増減を引き起こす**ことがあります．

　衛生面に関しては，一般に混合製剤は軟膏容器で処方されるため，**指で取り出す際に雑菌で汚染されやすい**ことが問題となります．①使用前にきちんと手を洗う，②取り出した薬剤は容器に戻さないなど使用上の注意を指導しておくことが大切です[1]．

　使用期限は混合の組み合わせによってさまざまですが，**室温で4週間を限度とすべき**と考えられています[1]．

2 ステロイド外用剤の希釈について

　ステロイド外用剤を白色ワセリンなどで希釈すると，効果が緩和されて副作用が軽減するように思われます．しかし実際には，多くの**ステロイド軟膏剤**において主剤は基剤中に最大限まで溶かし込まれて飽和しており，溶けきれなかった大部分の主剤が基剤中に結晶として存在しています．**数倍程度の希釈では結晶が基剤中に溶け出すため，主剤の濃度はほとんど変動しません．**例えば，アンテベート®軟膏では，主剤のベタメタゾン酪酸エステルプロピオン酸エステルは基剤中に含量の約1/16しか溶解していないため，2倍や4倍に希釈しても理論上その基剤中の濃度は変わりません[2]．このように，軟膏剤を希釈しても期待通りに効果や副作用の減弱が得られない可能性が高いことに留意しましょう．

　一方，**クリーム剤**では主剤は大部分が溶解していることから，**希釈によって効果が減弱**します．

Pitfall

- 外用剤は本来,単剤で使用することを前提に開発されているため,安易な混合は避けるべきです.
- 混合・希釈する場合には,原則として同じ基剤または性質の近い基剤同士を選択しましょう.
- ステロイド軟膏剤を白色ワセリンなどで希釈しても,基剤中の薬剤濃度はほとんど低下せず,効果や副作用の減弱は得られません.

■ 文 献

1) 江藤隆史:ステロイド外用剤の使い方-混合の是非. 臨床皮膚科, 55:96-101, 2001
2) 大谷道輝:間違いだらけの混合処方. medicina, 54:1393-1397, 2017

第1章 皮膚診療の基本知識

6) 皮膚疾患の治療 〜全身療法〜
①こどもへの薬剤投与方法と用量

小林桂子

0 はじめに

　こどもは発達段階にあり，薬剤の吸収，分布，代謝および排泄のすべての過程で成人と異なるため，薬物動態が成人とは大きく異なります．こどもでは，年齢や薬物によっては成人より体重，体表面積あたりの投与量を多くする必要があります．薬用量は年齢，体重または体表面積によって適宜計算して処方すべきであり，きちんと服用してもらえるように工夫することも大切です．

1 剤形

　内服薬にはシロップ，ドライシロップ，散，顆粒，錠剤，カプセルなどの剤形があり，**乳幼児の処方は散剤やシロップが主体です**．種類によっていちご味，オレンジ味などさまざまな味があり，こどもの年齢や好みによって使い分けます．

2 服用方法の工夫

　こどもに実際に薬を飲ませることは想像以上に大変であり，きちんと服用させるためにはさまざまな工夫が必要です．

1) 補助製品の使用

ⓐ オブラート
　以前からよく使用されている丸型のシート状のオブラート以外に，袋型やカップ型のオブラート（国光オブラート株式会社）も販売されています．薬を包んだ後に水でぬらしてから服用すると飲み込みやすいです．

ⓑ 服用補助ゼリー
- おくすり飲めたね®（株式会社龍角散）
　チョコレート，いちご，ピーチ，ぶどうの味があり，チョコレートは抗菌薬などの苦いものにも適します．
- お薬じょうず服用ゼリー（和光堂株式会社）
　いちご，りんごの味があります．いちご味は水で溶かす顆粒タイプで，粉薬に適します．

りんご味はすべての剤形に適します．

2) 食品への混入

こどもの好むアイスクリーム，ヨーグルト，ゼリー，ジャムなどの甘いものに混ぜて飲ませます．

3 服用時の注意点

- 食事が摂れなくても，薬は飲まなくてはいけないことを説明しておきます[1]．
- 薬を飲ませた後で嘔吐してしまった場合でも，30分以上経っていれば薬は吸収されている可能性があるので飲み直さなくても大丈夫です[2]．
- ゼラチンアレルギーや牛乳アレルギーがある患児には，ゼラチンから作られるカプセル製剤や乳酸菌製剤，酪酸菌製剤，タンニン酸アルブミンを投与しないよう注意が必要です[3]．

4 用量

成人薬用量から小児薬用量を推量するには，年齢，体重または体表面積から換算します．体重換算の方が簡便ですが，体表面積を用いた方が血中濃度を成人と同様に保つといわれています．小児薬用量の体表面積比から換算した2つの方法を提示します[3]．

1) Augsbergerの計算式

小児薬用量 ＝ 成人量 × (年齢 ×4 ＋ 20) /100

2) Von Harnack換算表

成人の薬用量を1としたときの各年齢の量の一覧です．

新生児	～3カ月	～6カ月	～1歳	～3歳	～7.5歳	～12歳	成人
1/20～1/10	1/6	1/5	1/4	1/3	1/2	2/3	1

端数が出た場合は，調剤しやすいように切りのよい用量で処方します．

5 処方量の注意

シロップ，ドライシロップ，散，顆粒の処方をするときは**成分量で指示**することが一般的です．複数の薬剤の**合剤の場合には実量で処方**することもあるので注意が必要です．

成分量で処方量を指示する場合の単位はmgです．実量の場合にはgやmLで量を指定します．

■ 文 献

1）横井茂夫：上手に飲ませるための工夫．「直伝 小児の薬の選び方・使い方 改訂4版」（横田俊平，他/編），pp23-26，南山堂，2015
2）木下博子：薬のトラブルを防ぐために．「直伝 小児の薬の選び方・使い方 改訂4版」（横田俊平，他/編），pp39-47，南山堂，2015
3）浦部晶夫，他：小児へ投与する際の注意点．「今日の治療薬2018」（浦部晶夫，他/編），pp10-11，南江堂，2018

6) 皮膚疾患の治療 〜全身療法〜
②ステロイド

小林桂子

0 はじめに

　副腎皮質ステロイド（以下，ステロイド）は，皮膚疾患に対して高頻度に使用されている薬剤のひとつです．ステロイドの全身療法には高い治療効果がある反面，外用療法よりも多くの副作用を生じます．そのため，細心の注意を払いつつ使用しなければなりません．

1 ステロイドの薬理作用

　ステロイドには，①抗炎症作用，②各種サイトカインや抗体産生の抑制による免疫抑制作用，③細胞増殖の抑制作用などさまざまな作用があります．

2 ステロイド全身療法の適応になる皮膚疾患

　全身性エリテマトーデス，混合結合組織病，小児皮膚筋炎などの膠原病，腹部症状など全身症状を伴うIgA血管炎，自己免疫性水疱症，重症薬疹，重症の多形滲出性紅斑などが適応になります．
　蕁麻疹では重症，難治例に限定し，できるだけ短期間の使用に留めます[1]．またアナフィラキシーでは作用発現に4〜6時間を要する[1]ことを考慮したうえで使用します．

3 ステロイドの用量

　年齢，体重または体表面積，疾患，重症度，病期などにより決定されます．また成長過程にあるため，処方量を適宜計算する必要があります（第1章-6-①参照）．

4 主なステロイド薬の種類[2]，添付文書と特徴

　ステロイド内服薬，注射薬には多くの種類があり（表1，2），その薬効の持続時間から，①短時間作用型（ヒドロコルチゾンなど），②中間型（プレドニゾロン，メチルプレドニゾロンなど），③長時間作用型（デキサメタゾン，ベタメタゾンなど）の3つに分類されます．

表1 ステロイド内服薬

一般名	商品名	剤形	血中消失半減期(時間)	生物学的半減期(時間)	糖質コルチコイド作用	鉱質コルチコイド作用	概算同等用量(mg)
プレドニゾロン	プレドニン®	錠剤	2.5	12〜36	4	0.8	5
	プレドニゾロン	錠剤 散剤					
デキサメタゾン	デカドロン®	錠剤 エリキシル※	3.5	36〜72	25	<0.01	0.75
ベタメタゾン	リンデロン®	錠剤 散剤 シロップ 坐剤	3.3	36〜72	25	<0.01	0.75

※エリキシル：エタノールを含む，甘味や芳香のある水薬

表2 ステロイド注射薬

一般名	商品名
ヒドロコルチゾン	サクシゾン® ソル・コーテフ®
プレドニゾロン	水溶性プレドニン®
メチルプレドニゾロン	ソル・メドロール®
デキサメタゾン	デカドロン®
ベタメタゾン	リンデロン®

1) ヒドロコルチゾン

ヒト副腎皮質から最も多く分泌されます．

内因性ステロイドであることから，**ステロイド補充療法**に適しています．

2) プレドニゾロン

最もよく使用され，胎児移行性が低いです．

3) メチルプレドニゾロン

鉱質コルチコイド作用が少なく**パルス療法**に用いられます．

ソル・メドロール®静注用40 mgには**乳糖**が添加されており，**牛乳アレルギーの患者には使用しないのが望ましいです**[3]．

4) デキサメタゾン

副腎機能検査や注射薬に使用されます．

表3 ステロイドの全身性副作用

重度の副作用	軽度の副作用
● 易感染性 ● 骨粗鬆症（小児ではビスホスホネートは推奨されていません），骨折，低身長 ● 消化性潰瘍 ● 糖尿病 ● 高血圧 ● 動脈硬化病変 ● 副腎機能不全 ● 精神神経症状（食欲低下に注意） ● 無菌性骨壊死 ● 白内障，緑内障（頭痛に注意）[3] ● 筋力低下，筋萎縮	● ステロイド痤瘡 ● 多毛症，脱毛症 ● 満月様顔貌，中心性肥満 ● 皮下出血，紫斑，皮膚萎縮 ● 食欲亢進，体重増加 ● 多汗，多尿 ● 月経異常 ● 浮腫 ● 白血球増多 ● 低カリウム血症 ● 皮膚線条

5) ベタメタゾン

長時間作用し，副腎抑制作用が強いです．胎児移行性は高いです．

5 ステロイドによる成長障害

ステロイドは成長ホルモン（GH）や骨局所で産生されるインスリン様成長因子–1（IGF–1）系のホルモンの働きを抑制するとともに，成長板に直接抑制的に働きます[4]．1 mg/kg/day以上で連日6カ月以上投与した場合や，プレドニン3 mg/m² 程度でも長期に投与すると成長障害を生じます[3]．定期的に体型を評価し，できるだけ短期間の投与にとどめましょう．

成長抑制は長時間作用型のものほど起こりやすく，ベタメタゾン・d–クロルフェニラミンマレイン酸塩配合剤（セレスタミン®）でCushing症候群や成長抑制の報告が相次いでいます．ステロイドという自覚なしに服用している場合もあり，注意が必要です[4]．

6 その他の全身性副作用

ステロイドには，その生理作用によって生じる**多彩な全身性副作用**があります（表3）．こどもでは副作用の症状を自ら訴えることができないので，成人以上に注意深く観察する必要があります．

■ 文 献

1) 秀 道広, 他：蕁麻疹診療ガイドライン．日皮会誌，121：1339-1388, 2011
2) 川合眞一：ステロイドの化学．「一冊できわめるステロイド診療ガイド」（田中廣壽, 他／編），pp17-19, 文光堂, 2015
3) 楊 國昌：小児に投与するときの注意．「一冊できわめるステロイド診療ガイド」（田中廣壽, 他／編），pp40-43, 文光堂, 2015
4) 後藤正博, 長谷川行洋：ステロイド療法が小児の成長に与える影響について．日小ア誌，28：829-834, 2014

第1章 皮膚診療の基本知識

6) 皮膚疾患の治療 〜全身療法〜
③抗ヒスタミン薬

小林桂子

0 はじめに

　抗ヒスタミン薬は**第一世代**，**第二世代**に分けられ，第二世代抗ヒスタミン薬には**鎮静性**と**非鎮静性**の2種類があります（**表1，2**）．非鎮静性の第二世代抗ヒスタミン薬は，第三世代抗ヒスタミン薬とも呼ばれます．蕁麻疹やアトピー性皮膚炎のわが国のガイドライン[1,2]では，第一選択として非鎮静性の第二世代抗ヒスタミン薬が推奨されています．

1 薬剤の選択方法

　第一世代抗ヒスタミン薬は脳内移行性が高く，中枢神経作用や，興奮作用や，口渇，排

表1　小児適応をもつ非鎮静性の第二世代抗ヒスタミン薬

一般名	商品名	構造	剤型	年齢	慎重投与 禁忌	相互作用
エピナスチン塩酸塩	アレジオン®	三環系	DS	3歳〜	肝・腎障害	なし
オロパタジン塩酸塩	アレロック®	三環系	顆粒 錠剤OD	2歳〜 7歳〜	肝・腎障害	なし
ロラタジン	クラリチン®	三環系	DS 錠剤 レディタブ	3歳〜 7歳〜 7歳〜	肝・腎障害	エリスロシン シメチジン
セチリジン塩酸塩	ジルテック®	ピペ	DS 錠剤	2歳〜 7歳〜	肝・腎障害 てんかん 重度腎障害 その他 （**2**参照）	テオフィリン リトナビル 中枢神経抑制剤 ピルシカイニド
レボセチリジン塩酸塩	ザイザル®	ピペ	シロップ 錠剤	6カ月〜 7歳〜	肝・腎 重度腎障害 てんかん	テオフィリン リトナビル 中枢神経抑制剤 ピルシカイニド
フェキソフェナジン塩酸塩	アレグラ®	ピペ	DS 錠剤	6カ月〜 7歳〜	なし	アルミニウム，マグネシウム含有制酸剤 エリスロシン
ベポタスチンベシル酸塩	タリオン®	ピペ	錠剤	7歳〜	腎障害	なし

ピペ：ピペリジン/ピペラジン系　　OD：徐放剤　　DS：ドライシロップ

表2 小児適応をもつ鎮静性の第二世代抗ヒスタミン薬

一般名	商品名	構造	剤型	年齢	慎重投与 / 禁忌	相互作用
ケトチフェンフマル酸塩	ザジテン®	三環系ピペ	DS シロップ カプセル	6カ月〜 6カ月〜 6カ月〜	てんかん	中枢神経抑制剤 抗ヒスタミン剤
メキタジン	ゼスラン® ニポラジン®	ピペ	小児用細粒 シロップ	1歳〜 1歳〜	腎障害 その他 （❷参照）	中枢神経抑制剤 抗コリン作用を有する薬剤 イミプラミン塩酸塩 ブチルスコプラミン臭化物 メトキサレン

ピペ：ピペリジン／ピペラジン系　OD：徐放剤　DS：ドライシロップ

尿困難，眼圧上昇の抗コリン作用があります．小児期の脳組織は脆弱で，発育途中のため薬剤の影響を受けやすく，成人と同様に非鎮静性の第二世代非鎮静性抗ヒスタミン薬を使用するのが望ましいといわれています[3]．眠気が強い方ほど効果があると思われがちですが，**抗ヒスタミン薬の効果と眠気には相関はありません**[4]．

薬剤により適応年齢が異なり，6カ月からはレボセチリジン，フェキソフェナジンが使用できます．

抗ヒスタミン薬の構造には，**ピペリジン／ピペラジン系と三環系**があります．使用している抗ヒスタミン薬が効果不十分の場合には，**他の構造の抗ヒスタミン薬に変更することが有効**といわれています[5]．

❷ 使用上の注意点

ケトチフェンフマル酸塩は，てんかんまたはその既往のある患者には禁忌です．

セチリジン塩酸塩は，ピペラジン誘導体（レボセチリジン，ヒドロキシジンを含む）に過敏の患者には禁忌です．

メキタジンは，フェノチアジン系化合物およびその類似物質に対し過敏症の既往歴のある患者，緑内障のある患者，前立腺肥大など下部尿路に閉塞性疾患のある患者は禁忌です．

❸ 薬剤の投与量

蕁麻疹では効果が不十分の場合に使用している抗ヒスタミン剤を倍量まで増量することは有効といわれています[1]が，アレロック®，クラリチン®，ジルテック®，ザイザル®，アレグラ®DS（錠剤を除く）およびタリオン®は，**小児では添付文書に適宜増減の記載がありませんので注意してください**．またアレジオン®DSは，適宜増減が可能ですが，1日最大処方量が決定されているので，確認したうえで処方しましょう．

Pitfall

・眠気と効果は相関しないため,抗ヒスタミン薬を投与する際には非鎮静性の第二世代抗ヒスタミン薬を選択しましょう.

■ 文 献

1) 秀 道広,他:蕁麻疹診療ガイドライン.日皮会誌,121:1339-1388, 2011
2) 加藤則人,他:アトピー性皮膚炎診療ガイドライン2016年版.日皮会誌,126:121-155, 2016
3) 猪又直子:抗ヒスタミン薬.MB Derma, 255:23-30, 2017
4) 川島 眞,他:鎮静性および非鎮静性抗ヒスタミン薬のかゆみ抑制効果と眠気の発現に関する比較検討(ACROSS trial).臨床医薬 27:563-573, 2011
5) 森田栄伸:抗ヒスタミン薬のPK/PD,薬物構造をふまえた使い分け.臨床皮膚科,64:100-103, 2010

6) 皮膚疾患の治療 〜全身療法〜
④抗菌薬

小林桂子

⓪ はじめに

　こどもは表皮のバリア機能が脆弱である一方で，発汗量が多いため汚れやすく，伝染性膿痂疹のような表皮の感染症や汗腺の感染症を生じやすいといわれています[1]．
　抗菌薬は多くのものがこどもに使用でき，散剤やシロップなどの小児用製剤も各種ありますが，副作用の問題からニューキノロン系，テトラサイクリン系抗菌薬はこどもの第一選択にすることは避けます[2]．

1 皮膚細菌感染症の主な病原菌

1) 黄色ブドウ球菌

　皮膚の細菌感染の起炎菌はブドウ球菌，特に**黄色ブドウ球菌**が多くみられ，表皮剝脱毒素を産生し，**伝染性膿痂疹やブドウ球菌性熱傷様皮膚症候群**（Staphylococcal scalded skin syndrome：SSSS）の発症に関与します[1,3]．また，近年**メチシリン耐性黄色ブドウ球菌**（methicillin-resistant *Staphylococcus aureus*：MRSA）は外来診療でもよくみられます．

2) A群β溶連菌

　レンサ球菌，特にA群β溶連菌も皮膚感染症を起こします．**丹毒，伝染性膿痂疹，蜂窩織炎の一部や劇症型壊死性筋膜炎**の原因となることがあります．また**肛囲皮膚炎や外陰炎**を発症することもあり[1,3]，診断にA群β溶連菌迅速検査が有用です．

3) 緑膿菌

　弱毒菌ですが，**易感染性宿主**では感染の起炎菌になりますので注意が必要です．

2 こどもで注意すべき薬剤

1) ニューキノロン系

　こどもでは**関節障害**の問題や**痙攣**の報告があり，他の薬剤が使用できなかった場合にのみ選択します[2]．内服はオゼックス®（細粒トスフロキサシントシル酸塩水和物：TFLX）など小児用製剤もありますが，**乳児以下は適応外**で，フェニル酢酸系・プロピオン酸系

表1 皮膚感染症に適応のある主な抗菌薬の小児用製剤（内服薬）

	一般名	商品名	備考
ペニシリン系抗菌薬※1	広範囲ペニシリン系 アンピシリン（ABPC）	ビクシリン®DS10％	年齢制限なし
	広範囲ペニシリン系 アモキシシリン（AMPC）	サワシリン®細粒10％ パセトシン®細粒10％	併用注意：ワルファリン，経口避妊薬，プロベネシド
	広範囲ペニシリン系 スルタミシリン（SBTPC）	ユナシン®細粒小児用10％	併用注意：アロプリノール，抗凝血剤，経口避妊薬，メトトレキサート，プロベネシド
	βラクタマーゼ阻害薬配合剤 クラブラン酸・アモキシシリン（CVA・AMPC）	クラバモックス®小児用配合DS	慎重投与：肝障害 併用注意：プロベネシド，ワルファリン，経口避妊薬ミコフェノール酸モフェチル
セフェム系抗菌薬※2	第一世代セフェム系 セフォクロル（CCL）	ケフラール®細粒小児用10％	年齢制限なし
	第三世代セフェム系 セフジニル（CFDN）	セフゾン®細粒小児用10％	併用注意：アルミニウム，マグネシウム，鉄剤，ワルファリン
	第三世代セフェム系 セフポドキシム（CPDX）	バナン®DS5％	併用注意：アルミニウム，マグネシウム
	第三世代セフェム系 セフジトレン（CDTR）	メイアクト®MS小児用細粒10％	カルニチンの低下に注意 3歳未満で6 mg/kg 3回投与で下痢・軟便の発現高い
	第三世代セフェム系 セフカペン（CFPN）	フロモックス®小児用細粒10％	カルニチンの低下に注意
マクロライド系抗菌薬	エリスロマイシン（EM）	エリスロシン®DS10％，DSW20％，W顆粒20％	年齢制限なし 併用禁忌：エルゴタミン，ピモジド，アスナプレビル 慎重投与：肝障害，心疾患 併用注意：テオフィリン，バルプロ酸，カルバマゼピンなど
	クラリスロマイシン（CAM）	クラリス®DS小児用10％	新生児安全性未確立 併用禁忌：ピモジド，エルゴタミン，スボレキサント，ロミタピドメシル，タダラフィル，チカグレロル，イブルチニブ，アスナプレビル，バニプレビル，肝・腎障害時のコルヒチン 併用注意：テオフィリン，カルバマゼピンなど
ペネム系抗菌薬・ホスホマイシン	ペネム系 ファロペネム（FRPM）	ファロム®DS小児用10％	新生児安全性未確立 併用注意：バルプロ酸，フロセミド 抗緑膿菌作用はない
	ホスホマイシン（FOM）	ホスミシン® DS200 20％，DS400 40％	年齢制限なし 適応は深在性皮膚感染症

※1 ABPC以外の上記抗菌薬は新生児・低出生体重児は安全性未確立です．
　　伝染性単核球症のある患者では添付文書上では禁忌になっています．
　　高度腎障害時には慎重投与します．
※2 CCL以外の上記抗菌薬は新生児・低出生体重児は安全性未確立です．
　　高度腎障害時には慎重投与します．
添付文書および文献2を参考に作成

NSAIDs，アルミニウム・マグネシウム含有制酸薬，鉄剤，カルシウム含有薬など，多くの併用禁忌または注意薬があるので使用時には注意しましょう．

2）テトラサイクリン系

歯牙着色，エナメル質形成不全，一過性の発育不全を起こすことがあり，成長期である8歳未満では他の薬剤が使用できない場合にのみ選択し，長期使用を控えます[2]．

3 抗菌薬の選択

疾患で起炎菌を推測し，状態に応じて抗菌薬を選択，開始します．起炎菌や薬剤感受性が同定されれば結果に応じて調節します．内服薬のうち，小児用製剤のある薬剤を**表1**に示します．注射薬は，量を調節すれば多くのものがこどもに使用可能です．

■ 文　献

1）藤本和久：抗菌薬．MB Derma，255：31-37，2017
2）橋本剛太郎：外来で小児に使う抗菌薬．「直伝 小児の薬の選び方・使い方 改訂4版」（横田俊平，他／編），pp51-56，南山堂，2015
3）皮膚の細菌感染症．「皮膚科学 第10版」（上野賢一／原著，大塚藤男／著），pp787-824，金芳堂，2016

6) 皮膚疾患の治療 〜全身療法〜
⑤抗ウイルス薬

小林桂子

0 はじめに

　こどもに生じるウイルス感染にはさまざまな疾患がありますが，その治療は対症療法が主体で，抗ウイルス薬の投与を必要とする疾患は限られています．
　皮膚疾患の治療に用いられる抗ウイルス薬は主に**抗ヘルペスウイルス薬**であり，その適応は，**水痘・帯状疱疹，単純ヘルペス感染症**（単純疱疹，カポジ水痘様発疹症）です．

1 こどもに使用できる抗ヘルペス薬の種類

　こどもに使用できる主な抗ヘルペス薬は，**アシクロビル**と**バラシクロビル塩酸塩**です．成人では，単純ヘルペスや帯状疱疹に適応のあるファムシクロビル（ファムビル®），帯状疱疹に適応にあるアメナビル（アメナリーフ®）が使用できますが，どちらもこどもの適応はありません．
　帯状疱疹や単純ヘルペス脳炎に適応があるビタラビン点滴製剤（アラセナ®-A点滴静注用）は，こども（乳児以上可）では慎重投与とされています．

2 使用上の注意点

　アシクロビル，バラシクロビル塩酸塩ともに**腎排泄性**であり，腎障害時は慎重に投与します．またプロベネシド，シメチジン，ミコフェノール酸モフェチル，テオフィリンは併用注意薬であり，特にこどもでもよく使用される気管支拡張薬である**テオフィリン**は，併用時に中毒症状を生じるリスクがあるので注意しましょう．
　発症後できるだけ早期に，**水痘は発症2〜3日以内，帯状疱疹は皮疹出現後5日以内**に治療を開始するようにします．

3 アシクロビル（ACV：ゾビラックス®）

　1985年に本邦で認可され，適応疾患や剤形が多く，よく使用される抗ヘルペス薬です（**表1**）．**腎排泄型**であり，**腎障害時は注意が必要**で，静注製剤に関してはクレアチニンクリアランス 50 mL/min/1.73 m² 未満で**用量や投与間隔の調節**があります（**表2**）．

表1 アシクロビルの剤形・適応・用法用量

剤形	適応疾患	小児内服用量	小児静注用量
●錠 ●顆粒40％ （新生児は安全性未確立） ●注射液	単純疱疹	1回20 mg/kg　最大1回200 mg　1日4回　5日間 ＊初発型性器ヘルペスは最大10日間	1回5 mg/kg　1日3回 最大1回20 mg/kg 8時間ごと 1時間以上かけて 7日間点滴静注
	帯状疱疹	1回20 mg/kg　最大1回800 mg　1日4回　7日間	
	水痘 （顆粒，注射液のみ適応）	1回20 mg/kg　最大1回800 mg　1日4回　5日間	

表2 アシクロビル静注製剤の腎障害時の用法用量

クレアチニンクリアランス (mL/min/1.73 m^2)	標準1回投与量に 対応する百分率（％）	投与間隔 （時間）
50＜	100	8
25〜50	100	12
10〜25	100	24
10＞	50	24

- テオフィリンはアシクロビルと併用すると血中濃度上昇することがあり注意が必要です．その他，シメチジンが併用注意薬です．
- アシクロビル内服薬の小児用製剤には，後発品ではシロップ（ビクロックス®）やドライシロップ（アストリック®），ゼリー（アシビル®）の剤形もあります．
- ヘルペス脳炎・髄膜炎では最大1回20 mg/kgの増量もしくは14〜21日間に延長します[1]．
- 新生児ヘルペスでは1回10 mg/kg　10日間[1]，重症型では1回15 mg/kg　21日間投与します[2]．

❹ バラシクロビル塩酸塩（VACV：バルトレックス®）

　アシクロビルより後に発売された薬剤で，経口吸収を改善した**プロドラッグ**であり[2]，服用回数が少なくてすみます．**腎機能障害時**には**精神症状**が生じやすく注意が必要です．静注製剤はなく，錠剤と顆粒の**内服薬**があります（**表3**）．**幼児以上**が適応です．アシクロビルと同様にテオフィリン，シメチジンなどの併用注意薬があり，テオフィリンの血中濃度上昇に注意が必要です．

表 3　バラシクロビル塩酸塩の適応・用法用量

剤形	適応疾患	小児内服用量
●錠 ●顆粒50% （新生児・乳児は安全性未確立）	単純疱疹	●体重10 kg未満：1回25 mg/kg　1日3回　5日間 ●体重10 kg以上：1回25 mg/kg　最大1回500 mg　1日2回　5日間 ＊初発型性器ヘルペスは最大10日間
	水痘	1回25 mg/kg　最大1回1,000 mg　1日3回　5日間
	帯状疱疹	1回25 mg/kg　最大1回1,000 mg　1日3回　7日間

■ 文　献

1）「新 小児薬用量 改訂第8版」（岡 明，木津純子/編），pp38-41，2018
2）古賀文二，今福信一：アシクロビル，バラシクロビル，ファムシクロビル．Derma，255：39-43，2017

7) 皮膚疾患の治療 〜理学療法〜
① 光線療法

小林桂子

⓪ はじめに

　皮膚科領域では，光線療法のなかでも主に紫外線を利用した治療が行われています．こどもにおいては発癌リスクに関する安全性が確立していないため，十分なインフォームドコンセントを得たうえで，長期的な展望を踏まえて治療計画を立てる必要があります．

❶ 紫外線治療とは

　太陽から放射されている光のなかで，290 nm より長波長のものが地表に届きます．このうち UVA，UVB を利用した治療が紫外線治療です（図1）．1970年代に光感受性物質であるソラレン（psolaren）を外用または内服したうえで UVA を照射する PUVA（psolaren + UVA）療法が始められ，その後，UVB の波長を利用したブロードバンド UVB（BB-UVB）療法，ナローバンド UVB（NB-UVB）療法，エキシマなど，ソラレンを必要としない紫外線治療が開発されました．現在では，主に NB-UVB 療法，エキシマ，PUVA バス療法が行われています．

　紫外線治療の作用機序として，病因となる T 細胞などのアポトーシス誘導，制御性 T 細胞の誘導などによって皮膚疾患の治療に効果を示すと考えられています[1]．

1) NB-UVB療法

　311〜312 nm に鋭いピークをもつ幅の狭い波長で，BB-UVB より紅斑反応が少ないため照射しやすく，多くの施設で行われている治療です．全身型，ターゲット型などの照射機器があります．

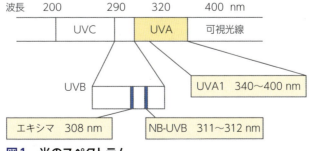

図1　光のスペクトラム

2) エキシマ

ピーク波長は308 nmであり，**エキシマライト**と**エキシマレーザー**があります．ターゲット型の照射装置で**病変部位にスポット照射ができる**ため，非病変部への照射を避けられる利点があります．NB-UVB療法より照射エネルギー量が高いので，1回の照射は短時間で済み，また照射回数・総照射量も少ないと言われています[1]．エキシマライトの中には，発癌リスクと治療効果を考慮し開発された，297 nm以下の波長をカットするフィルターを搭載した機器（セラビーム®UV308）もあります．

3) PUVAバス療法

PUVA療法には，ソラレンの投与経路により，**内服PUVA療法**，**外用PUVA療法**，**PUVAバス療法**（ソラレンを入れたお湯に入浴し，直後にUVAを照射する）という3種類の方法があります．なかでもPUVAバス療法は**全身的な副作用がなく，遮光が不要**という利点があり，NB-UVB療法などが普及してからも，その有効性からいまだ重要な治療法として続けられています[2]．

2 適応疾患

こどもにおける光線療法の主な適応疾患は，**乾癬**，**尋常性白斑**，**アトピー性皮膚炎**，**円形脱毛症**などです．

3 治療の実際

対象疾患や紫外線治療の種類によって，照射方法が異なります．治療例として，乾癬に対するNB-UVB療法では，まず最小紅斑量（minimal erythema dose：MED）を測定します．MEDの50％の線量から照射を開始し，淡い紅斑がみられるぐらいまで，20％ずつ徐々に線量を増やします．外来では週に1～2回，照射します．エキシマライトでは0.3 J/cm^2から開始し，同様に線量を増やします[3]．照射時には，羞明や白内障のリスクを避けるためサングラスを着用し，発癌リスクの高い陰部は下着を着用して照射します．

4 副作用・注意点

紫外線治療の**副作用**には**紅斑反応**，**水疱**，**色素沈着**，**光老化**，**光発癌**などがあります．照射中にじっとできずにランプからの距離がずれてしまう場合には，紅斑反応や水疱などサンバーンのリスクが高くなり，治療は困難です．遺伝病や膠原病などで光線過敏がある場合や，光線過敏を生じる薬剤や免疫抑制剤（シクロスポリン・メトトレキサート）を服用している場合には，紫外線治療を控えます．

最も注意すべき副作用は**光発癌**の問題であり，こどもではデーターが少なく治療の安全

性が確立されていません.「乾癬の光線療法ガイドライン」[1]によると, 10歳未満のこどもはターゲット型の光線療法のみ適応があり, 全身照射は相対禁忌とされています.「尋常性白斑治療のガイドライン」[4]では, 15歳以下では外用治療の難治例において, 効果と発癌性の問題も含めた副作用についてインフォームドコンセントを得たうえで照射することが望ましいとされています.

　本邦で外用PUVA療法を400回, 累積1,000 J/cm^{2}以上の線量を照射した症例で皮膚癌を生じたとの報告がありますが, NB-UVB療法はPUVA療法に比べて発癌リスクが低いと推定されています[1]. 照射回数や照射線量を考慮しながら適切に照射することで発癌リスクを軽減できるので, 長期的な展望で治療を計画しましょう. 一連の照射を漫然と継続せず, 一定期間ごとに治療効果を評価しましょう. 無効または効果不十分なら治療の変更を考慮し, 寛解すれば照射を一旦終了にします.

文　献

1) 森田明理, 他：乾癬の光線療法ガイドライン. 日皮会誌, 126：1239-1262, 2016
2) 森田明理：PUVA療法.「1冊でわかる光皮膚科」(森田明理, 他/編), pp2167-175, 2008
3) 西田絵美, 森田明理：乾癬・掌蹠膿疱症・円形脱毛症に対する外来で行う光線療法. MB Derma, 234(8)：1-7, 2015
4) 鈴木民夫, 他：尋常性白斑診療ガイドライン. 日皮会誌, 122：1725-1740, 2012

7) 皮膚疾患の治療 〜理学療法〜
②凍結療法

神﨑美玲

❶ はじめに

凍結療法は，液体窒素（−196℃）を用いて病変組織を局所的に凍結・融解して障害し，再生組織で置換することを目的とした治療法です．皮膚科で頻繁に行われている理学療法のひとつで，小児の皮膚診療における適応疾患は，主に尋常性疣贅（図1）（第4章-⑤参照）や血管拡張性肉芽腫などです．本稿では，凍結療法の作用機序と実際，副作用・注意点について述べます．

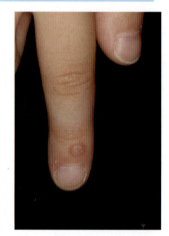

図1 凍結療法の代表的な適応疾患：尋常性疣贅

❶ 凍結療法の作用機序

凍結療法の作用機序としては，①皮膚組織の凍結による物理作用，②血行障害作用，③免疫賦活作用の3つが考えられています[1]．組織障害の程度は凍結が急速なほど，また融解が緩徐なほど強くなります．

❷ 凍結療法の実際

1) 綿球法

液体窒素を紙コップなどの小型容器に分注し，綿棒を浸して液体窒素を含ませたものを，病変部に軽く当てて用います．実際の方法は，病変周囲の正常組織が1〜2 mmくらい白くなるように，3〜10秒間の凍結を数回繰り返します．治療間隔は1〜3週間とし，病変の部位，大きさ，深さなどによって凍結時間や回数を適宜変えて行います．綿棒は竹串や割り箸などの芯に綿を巻き付けて成形し，病変に応じて大きさの異なるものをいくつか用意しておくと便利です（図2）．

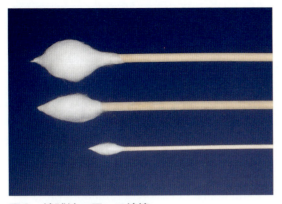

図2 綿球法で用いる綿棒
病変の部位や大きさにより，綿棒を使い分ける

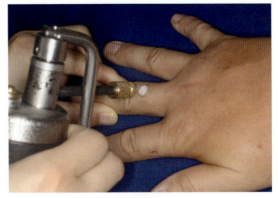

図3 スプレー法による凍結療法の実際

2）スプレー法

専用の装置を用いて液体窒素を病巣に噴霧する方法で，短時間に広範囲の治療ができます．スプレーの先端は，病変部に接触させずに10 mm程度離して使用します（図3）．スプレーチップの穴径を選択することで凍結範囲を調整でき，大型の病変や足底のミルメシアのように深くまで浸潤している病変に有効です[2]．

3 凍結療法における副作用・注意点

治療の際には，ある程度の痛みがあります．足底は皮膚が厚く痛みを感じにくいですが，**手指は痛みを感じやすいため，凍結時間を短めにしましょう**．治療後，数日間は疼痛が持続することがあるため，必要に応じてNSAIDs（nonsteroidal anti-inflammatory drugs）を処方します．通常，病変部は1週間程度で痂皮化しますが，**水疱・血疱を生じるおそれがある**[2]ことを事前に必ず説明しておくことが大切です．水疱・血疱を形成した場合には，受診させ内容液を穿刺して清潔に覆い，上皮化するのを待ちます．過剰な凍結によって潰瘍を形成すると，瘢痕を残すことがあります．凍結時間が長いほど有害事象を生じるリスクが高くなるため，**初めからあまり強く凍結しないのが治療のポイントです**[2]．

Pitfall

- 治療の際には，あらかじめ疼痛，水疱・血疱，瘢痕形成などの有害事象について説明しておきましょう．
- 初回治療からあまり強く凍結しないのが治療のポイントです．

文献

1）山田英明，江川清文：冷凍凝固療法．MB Derma 193：18–22，2012
2）神﨑美玲：凍結療法の"陥穽"．Visual Dermatology 15：352–353，2016

第1章 皮膚診療の基本知識

7) 皮膚疾患の治療 〜理学療法〜
③レーザー治療

神﨑美玲

⓪ はじめに

　レーザー（laser）とは，light amplification by stimulated emission of radiation（放射の誘導放出による光増幅）の頭文字を取った造語です．収束光を増幅することにより，そのエネルギーの熱作用で組織を破壊します[1]．小児の皮膚レーザー治療は，整容的に問題となる母斑や血管腫を対象とするものが主になります．一般的に，新生児や乳幼児においては，皮膚が薄く血管などの組織が未熟です[1]．そのため，早期にレーザー治療を開始した方が治療効果を得やすいとされています．

① レーザー治療の適応疾患と機器 (表1)

1) 色素性病変

　太田母斑，異所性蒙古斑（図1），扁平母斑などの色素性病変には，**Qスイッチ・アレキサンドライトレーザー（755 nm）**および**Qスイッチ・ルビーレーザー（694 nm）**が用いられます．病変部に存在するメラニン色素を選択的に破壊することによって，治療効果を発揮します．

2) 血管性病変

　乳児血管腫，毛細血管奇形（図2）などの治療には，主に**色素レーザー**が用いられます．標的となる色素は赤血球中のオキシヘモグロビンであり，現在，**パルス幅可変式ロングパルス色素レーザー（595 nm：Vbeam，シネロン・キャンデラ社）**が普及しています．照射により血管内を流れる赤血球に選択的に熱エネルギーが発生し，拡散した熱によって接

表1 レーザー治療の主な適応疾患と機器

主な適応疾患		レーザー治療機器の種類	波長	標的となる色素
色素性病変	太田母斑 異所性蒙古斑 扁平母斑 など	Qスイッチ・ アレキサンドライトレーザー	755 nm	メラニン色素
		Qスイッチ・ルビーレーザー	694 nm	
血管性病変	乳児血管腫 毛細血管奇形 など	パルス幅可変式ロングパルス 色素レーザー（Vbeam）	595 nm	赤血球中のオキシ ヘモグロビン

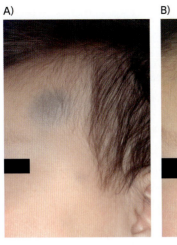
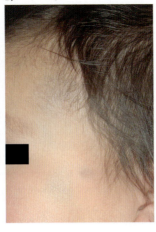

図1　異所性蒙古斑に対するQスイッチ・アレキサンドライトレーザー治療

A) 6カ月，女児（治療前）：左こめかみ部に青灰色斑がある
B) 照射開始11カ月後：3回の照射により，色素斑はほぼ消失した

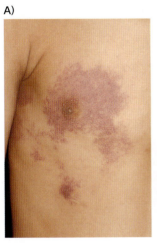
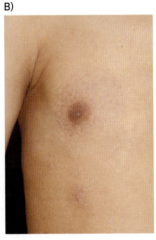

図2　毛細血管奇形に対するパルス幅可変式ロングパルス色素レーザー治療

A) 13歳，男性（治療前）：生下時より右胸部に暗赤色斑がある
B) 照射開始2年4カ月後：3回の照射により，病変は目立たなくなった

した血管壁を破壊します．

2 レーザー治療の実際

　レーザー治療には限界があり，必ずしも保護者が満足するような治療効果を得られない場合があることをあらかじめ説明しておくことが大切です．照射の際には，輪ゴムで"パチン"と弾かれたような痛みがあります．必要に応じて，治療前にリドカインテープ剤（ペンレス®テープ）の貼付やリドカイン・プロピトカイン配合クリーム（エムラ®クリーム）の密閉療法などで表面麻酔をしておきます．レーザー照射後は浅い熱傷のようになるため，ベタメタゾン吉草酸エステル・ゲンタマイシン硫酸塩軟膏（リンデロン®-VG軟膏）などを外用して保冷剤で冷却します．

　広範囲な病変，眼に近い部位の病変および3〜10歳の小児では，**全身麻酔**をして治療を行います[1]．3歳を過ぎると痛みや治療に対する恐怖感から患児が暴れてしまうことが多く，麻酔なしでは外来で安全に照射を行うことが難しくなります．

Pitfall

・一般的に，レーザー治療はなるべく早期から開始する方が治療効果を得やすいといわれています．
・色素性病変と血管性病変では，治療に用いるレーザー機器の種類が異なります．
・レーザー治療には限界があり，必ずしもすべての病変を消せるわけではありません．

■ 文 献

1）レーザー療法．「皮膚科学 第10版」（上野賢一/原著，大塚藤男/著），pp128，金芳堂，2016
2）王丸陽光：全身麻酔法について．「皮膚科医・形成外科医のためのレーザー治療スタンダード」（河野太郎/編），pp53-62，羊土社，2017

第1章 皮膚診療の基本知識

8) 感染症と学校保健

神﨑美玲

0 はじめに

　こどもが集団生活を送る学校・幼稚園・保育所においては，感染症に罹患する機会が多くあります．学校における感染症対策は，学校保健安全法関係法令に基づいて実施され，保育所についてもこれに準拠しています．本稿では，学校・幼稚園・保育所における皮膚の学校感染症への対処について述べます．

1 皮膚の学校感染症

　「学校において予防すべき感染症」は，**学校保健安全法施行規則第18条**によって規定され，第一種～第三種に分類されています（**表1**）．このうち，皮膚と関連が深い学校感染症の多くは，第三種「その他の感染症」に属しています．

2 登校（園）の基準・目安

　出席停止期間の基準は，**学校保健安全法施行規則第19条**によって定められています．しかし，第三種の学校感染症は出席停止の基準が「病状により学校医その他の医師において伝染のおそれがないと認めるまで」という曖昧な表現になっているために，医師，地域に

表1　学校において予防すべき感染症（学校保健安全法施行規則第18条）

第一種	エボラ出血熱，クリミア・コンゴ出血熱，痘瘡，南米出血熱，ペスト，マールブルグ病，ラッサ熱，急性灰白髄炎（ポリオ），ジフテリア，重症急性呼吸器症候群（SARSコロナウイルスに限る），鳥インフルエンザ（インフルエンザAウイルスでH5N1に限る）
第二種	インフルエンザ（H5N1を除く），百日咳，麻疹，流行性耳下腺炎，風疹，水痘，咽頭結膜熱，結核，髄膜炎菌性髄膜炎
第三種	コレラ，細菌性赤痢，腸管出血性大腸菌感染症，腸チフス，パラチフス，流行性角結膜炎，急性出血性結膜炎
	その他の感染症：感染性胃腸炎（ノロウイルス感染症，ロタウイルス感染症など），サルモネラ感染症（腸チフス，パラチフスを除く），カンピロバクター感染症，マイコプラズマ感染症，インフルエンザ菌感染症，肺炎球菌感染症，溶連菌感染症，伝染性紅斑，急性細気管支炎（RSウイルス感染症など），EBウイルス感染症，単純ヘルペス感染症，帯状疱疹，手足口病，ヘルパンギーナ，A型肝炎，B型肝炎，伝染性膿痂疹，伝染性軟属腫，アタマジラミ，疥癬，皮膚カンジダ症，白癬（特にトンズランス感染症）など

赤字：本書で取り上げた，皮膚と関連が深い感染症

よって対応がまちまちになり，混乱が生じていました．この問題に対して，日本臨床皮膚科医会をはじめとした関連学会より，2010年に「学校感染症　第三種　その他の感染症：皮膚の学校感染症に関する統一見解」[1] が示されました．その後，文部科学省と厚生労働省から，それぞれ「学校において予防すべき感染症の解説」[2] および「保育所における感染症対策ガイドライン」[3] が発表され，特に，第三種の疾患の登校（園）の基準・目安に関する解説が拡充されています（**表2**）．

表2　皮膚の学校感染症に関する学校・幼稚園・保育所への登校（園）の基準・目安

		学校・幼稚園への登校（園）の基準・目安[2]	保育所への登園の基準・目安[3]
第二種	麻疹	解熱した後3日を経過するまで出席停止	同左
	風疹	発疹が消失するまで出席停止	同左
	水痘	すべての発疹が痂皮化するまで出席停止	同左
第三種 その他の感染症	溶連菌感染症	適切な抗菌薬療法開始後24時間以降は登校（園）可能	抗菌薬の内服後24～48時間が経過していること
	伝染性紅斑	発疹には感染力はないので，発疹のみで全身状態の良い者は登校（園）可能	全身状態が良いこと
	単純ヘルペス感染症	口唇ヘルペス・歯肉口内炎のみであれば，マスクなどをして登校（園）可能　発熱や全身性の水疱がある場合は欠席して治療が望ましい	発熱がなく，よだれが止まり，普段の食事ができること（歯肉口内炎のみであればマスク着用で登園可能）
	帯状疱疹	病変部が適切に被覆してあれば，登校（園）可能（水痘が重症化する免疫不全宿主がいる場合には，感染予防に対する細心の注意が必要）	すべての発疹が痂皮化するまで登園禁止
	手足口病	全身状態が安定している場合には登校（園）可能〔手洗い（特に排便後，排泄物の後始末後）の励行が重要〕	発熱がなく（解熱後1日以上経過し），普段の食事がとれること
	ヘルパンギーナ	全身状態が安定している場合は登校（園）可能〔手洗い（特に排便後，排泄物の後始末後）の励行が重要〕	発熱がなく（解熱後1日以上経過し），普段の食事がとれること
	伝染性膿痂疹	出席停止の必要はないが，炎症症状が強い場合や化膿した部位が広い場合は直接触らないように指導する（集団生活の場では，感染予防のため病巣を有効な方法で覆うなどの注意が必要）	皮疹が乾燥しているか，湿潤部位が被覆できる程度のものであること
	伝染性軟属腫	出席停止の必要はない	掻きこわし傷から滲出液が出ているときは被覆すること
	アタマジラミ	出席停止の必要はない．ただし，できるだけ早期に適切な治療をする必要がある	駆除を開始していること
	皮膚カンジダ症	出席停止の必要はない（乳児のオムツ交換時に他の児と接触しないようにする）	記載なし
	白癬，特にトンズランス感染症	出席停止の必要はない．ただし，接触の多い格闘技の練習・試合などは感染のおそれがなくなるまで休ませる	記載なし

学校保健安全法施行規則第19条および文献2，3より引用抜粋

3 プールに入ることの可否

プールに入ることの可否については，関連学会より以下のような統一見解が示されています[4]．日本臨床皮膚科医会のホームページ（http://www.jocd.org/）からダウンロードできるので，印刷して活用しましょう．

1) 伝染性膿痂疹（とびひ）（第4章-3も参照）

かきむしったところの滲出液，水疱内容などで次々にうつります．プールの水ではうつりませんが，触れることで症状を悪化させたり，ほかの人にうつす恐れがありますので，**プールや水泳は治るまで禁止してください**[4]．

2) 伝染性軟属腫（みずいぼ）（第4章-4も参照）

プールの水ではうつりませんので，**プールに入っても構いません**．ただし，タオル，浮輪，ビート板などを介してうつることがありますから，これらを共用することはできるだけ避けてください．プールの後はシャワーで肌をきれいに洗いましょう[4]．

3) アタマジラミ（第6章-2も参照）

アタマジラミが感染しても，**治療を始めればプールに入って構いません**．ただし，タオル，ヘアブラシ，水泳帽などの貸し借りはやめましょう[4]．

4) 疥癬

肌と肌の接触でうつります．ごく稀に衣類，寝床，タオルなどを介してうつることがありますが，プールの水ではうつることはありませんので，**治療を始めればプールに入っても構いません**．ただし，**角化型疥癬**の場合は，通常の疥癬と比べ非常に感染力が強いので，**外出自体を控える必要があります**[4]．

> **Pitfall**
> ・皮膚の学校感染症については，登校（園）に関する基準・目安が疾患別に解説されているので，目を通しておきましょう．
> ・プールの可否に関しては，日本臨床皮膚科医会をはじめとした関連学会より統一見解が示されています．

■ 文献

1) 日本臨床皮膚科医会・日本小児皮膚科学会・日本皮膚科学会・日本小児感染症学会：学校感染症 第三種 その他の感染症：皮膚の学校感染症に関する統一見解，2010
http://www.jocd.org/img/top/infectious100731.pdf

2) 「学校において予防すべき感染症の解説：平成30（2018）年発行」，日本学校保健会，2018
https://www.gakkohoken.jp/books/archives/211

3) 厚生労働省：保育所における感染症対策ガイドライン（2018年改訂版），2018
http://www.mhlw.go.jp/file/06-Seisakujouhou-11900000-Koyoukintoujidoukateikyoku/0000201596.pdf

4) 日本臨床皮膚科医会・日本小児皮膚科学会・日本皮膚科学会：学校感染症 第三種 その他の感染症：皮膚の学校感染症とプールに関する日本臨床皮膚科医会・日本小児皮膚科学会・日本皮膚科学会の統一見解，2015
http://www.jocd.org/pdf/20130524_01.pdf

第2章
湿疹・アトピー・蕁麻疹

第2章 湿疹・アトピー・蕁麻疹

①接触皮膚炎

木村聡子

典型例

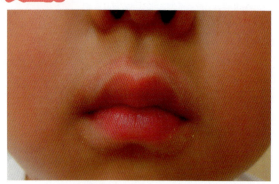

例1 口なめ皮膚炎

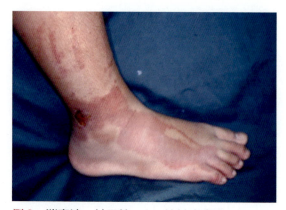

例2 消毒液，外用薬による接触皮膚炎
13歳男性，外果の擦過創周囲及び足背に境界明瞭な浮腫性紅斑を認め，一部消毒液が流れたような線状の紅斑もみられる

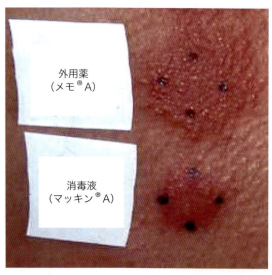

例3 パッチテスト
市販の消毒液と外用薬に陽性であり，両剤に共通するクロルヘキシジングルコン酸塩が原因として考えられた

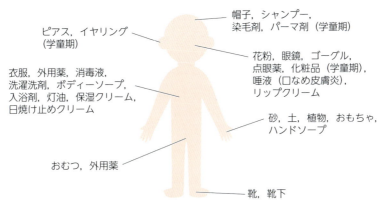

図1 接触皮膚炎の部位と原因物質
文献1を参考に作成

はじめに

接触皮膚炎は，いわゆる"かぶれ"であり，接触部位に一致して発赤や搔痒感などの症状がみられます．成人とは生活環境も異なるため，こどもの接触皮膚炎に特有の原因物質や臨床症状がみられることがあります．また，こどもの年代によっても原因は異なってきます．接触皮膚炎を疑っても原因物質が特定できないことも多く，意外な物質が原因であったということもあるため，ご家族に詳細な問診を行うことが重要です．

1 症状と病因

接触部位に一致して，紅斑や紅色丘疹がみられ，ひどいときには小水疱やびらん，痂皮を伴います．強い搔痒感がみられるのも特徴です．主な原因物質を**図1**に示します．
接触皮膚炎は**一次刺激性**によるものと**アレルギー性機序**によるものに分けられます．

1) 一次刺激性接触皮膚炎

強い刺激が加われば初回の接触でも，誰にでも発症し得ます．

ⓐ おむつ皮膚炎
乳幼児の原因としては代表的であり，こちらについては第2章-②で解説しています．

ⓑ 口なめ皮膚炎
幼児から小学校低学年ぐらいの年代によくみられる疾患です．乾燥による違和感を緩和させる目的や癖のため，舌で口囲を頻回に舐めることで，唾液の刺激などにより口囲に境界明瞭な半円状から環状の紅斑，鱗屑をきたします（**例1**）．

2) アレルギー性接触皮膚炎

感作が成立した後に，同じ物質および交叉性のある物質に再度接触した場合に生じます．

表1 接触皮膚炎の原因となる医薬品

消毒薬	ポビドンヨード（イソジン®），ベンザルコニウム塩化物（オスバン®，新カットバン®），クロルヘキシジングルコン酸塩（ヒビテン®液，オロナイン®H軟膏，マッキン®）
抗菌外用薬	フラジオマイシン硫酸塩（バラマイシン®軟膏，ソフラチュール®，クロマイ®P軟膏，ネオメドロール®EE軟膏），ゲンタマイシン硫酸塩（ゲンタシン®軟膏，リンデロン®-VG軟膏）
非ステロイド系抗炎症外用薬，湿布薬	イブプロフェンピコノール（スタデルム®），ウフェナマート（フェナゾール®），ケトプロフェン（モーラス®，OTC医薬品）：**光接触皮膚炎**
鎮痒外用薬	ジフェンヒドラミン塩酸塩（レスタミン®），クロタミトン（オイラックス®）
サンスクリーン剤	紫外線吸収剤（ベンゾフェノン，オキシベンゾン，ジベンゾイルメタン，ケイ皮酸）：**光接触皮膚炎**
ステロイド外用薬	酪酸ヒドロコルチゾン（ロコイド®），吉草酸ベタメタゾン（リンデロン®），吉草酸デキサメタゾン（ボアラ®），アルクロメタゾン（アルメタ®）

文献2より一部抜粋，加筆

ⓐ 砂かぶれ，手湿疹

　乳幼児は手を使って遊ぶため，公園などで砂や植物に触れたり，おもちゃ類などに接触する機会も多くみられます．症状として接触部位である手掌や手指腹に紅斑，鱗屑がみられます．砂に含まれる微量のニッケル，コバルトなどの**金属の接触**によるものではないかと推測されています[1]．また，おもちゃのプラスチックの着色料[2]や接着剤に使用される**エチレンジアミン**[3]もアレルゲンとなることがあります．乳幼児の手掌や足底は角層が薄く，バリア機能が十分ではないため罹患しやすいと考えられます．

ⓑ 医薬品，サンスクリーン剤

　こどもは遊んで転んだり，学童期ではスポーツなどで擦り傷ができる機会も多いと思います．**消毒液**（**例2，3**），**抗菌外用薬**によるアレルギー性接触皮膚炎にも注意が必要です．湿疹の治療で使用される，非ステロイド系抗炎症外用薬や稀に鎮痒外用薬，ステロイド外用薬が原因となることもあります．サンスクリーン剤では，紫外線吸収剤による**光接触皮膚炎**を起こすことがあり，紫外線吸収剤不使用（ノンケミカル）の製品も販売されています．詳細を**表1**に示します[2]．

ⓒ おしゃれ障害

　おしゃれに興味を持ち始める学童期以降にみられます．二重瞼形成器であるアイプチ，ビューラーやネックレス，イヤリングなどの金属アレルギー，化粧品，染毛剤によるものなどが挙げられます．アイプチの接着剤には**ラテックス**，**アクリル樹脂**などが含まれているため，反復して使用するうちにアレルギー性皮膚炎を起こす危険性があります[4]．また，若年者は安価なアクセサリーを使用することも多く，メッキ類に含まれるニッケル，コバルト，クロムなどによる**金属アレルギーによる皮膚炎**もみられます．染毛剤のトラブルは

酸化染料の主成分であるパラフェニレンジアミンによるアレルギー性接触皮膚炎であることが多いとされます．

2 診断と治療

1) 診断

乳幼児では家族に，学童期以降は本人や家族に問診を行います．日常生活でよく触れるものや使用するもの，特に**皮膚炎が出現した前日の行動**などを詳細に問診し，**接触源が何であるか同定すること**が重要です．検査としては成人ではパッチテストを行いますが，7～8歳以下のこどもではパッチテストの陽性率は低く，診断的信頼性がそれほど高いとは言えません[3]．

2) 治療・保護者への説明

まずは**疑われる原因物質を中止すること**です．口なめ皮膚炎については，家族より舐めることをやめさせる方法はないかとよく相談されます．あまり注意しすぎると，心理的ストレスで逆効果となることもあるため，"いずれ成長とともに癖はなくなっていくので，治療しながら少し待ちましょう"と説明し，口囲の清潔を保ち，油性基剤の軟膏（白色ワセリン，プロペト®）などで唾液や食物の刺激から保護してもらうようにしています．こどもが遊ぶのを控えるということは難しく，砂かぶれや手湿疹も，原因の除去は完全には難しいため，ヘパリン類似物質油性クリーム（ヒルドイドソフト®）などでバリア機能を保つよう，こまめに外用を行います．

紅斑など炎症症状が強い場合には，顔面や口囲にはヒドロコルチゾン酪酸エステル（ロコイド®），クロベタゾン酪酸エステル（キンダベート®），頭皮や体幹，四肢ではプレドニゾロン吉草酸エステル酪酸エステル（リドメックス®），ベタメタゾン吉草酸エステル（リンデロン®-V）などの軟膏剤や，頭皮ではローション剤を1日2回外用します．

3) 専門医への紹介のタイミング

上記治療を5～7日程度行っても改善に乏しい場合，頭皮や顔面でびらんや小水疱が広範囲にあり，浸出液が多い場合，眼瞼の浮腫で開眼が困難な場合などはコンサルトを考慮します．また，接触皮膚炎の増悪により，全身に散布疹を生じることがあり，**自家感作性皮膚炎**と呼ばれます．その場合にも紹介がよいと思います．

■ 文　献

1) 斉藤隆三：運動靴皮膚炎，口なめ皮膚炎，砂かぶれ，手湿疹．小児科診療，66：4-8，2003
2) 高山かおる，他：接触皮膚炎診療ガイドライン．日皮会誌，119：1757-1793，2009
3) 椛島健治：幼児期に多い接触皮膚炎．「小児科臨床ピクシス 年代別子どもの皮膚疾患」（五十嵐 隆/総編集，馬場直子/編），pp92-93，中山書店，2010
4) 岡村理栄子：おしゃれ障害．「小児科臨床ピクシス 年代別子どもの皮膚疾患」（五十嵐 隆/総編集，馬場直子/編），pp102-103，中山書店，2010

第2章 湿疹・アトピー・蕁麻疹

②おむつ皮膚炎

吉岡奈月

典型例

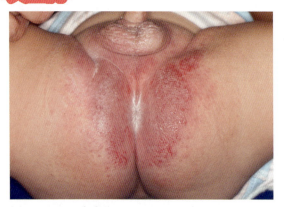

例1 おむつ皮膚炎
軟便が数カ月続いたことにより，広範囲に紅斑とびらんが生じた重症例

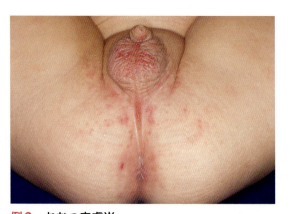

例2 おむつ皮膚炎
陰嚢から会陰部に紅斑，丘疹，びらんがみられる

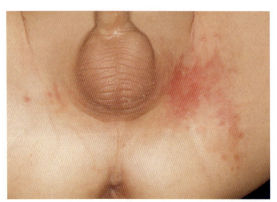

例3 おむつ部カンジダ症
左鼠径部に湿潤した紅斑がみられ，辺縁に鱗屑を伴う

Point

表1 臨床上のポイント：おむつ皮膚炎とおむつ部カンジダ症の鑑別

疾患	特徴
おむつ皮膚炎 （例1，例2）	部位 おむつ部位．特に鼠径部や臀部の皺を避けた肛門周囲，会陰部 所見 紅斑，丘疹，びらん ポイント さまざまな悪化因子により，排泄物による刺激性接触皮膚炎が生じる
おむつ部カンジダ症 （例3）	部位 おむつ部位．特に皮膚の重なり合う部分 所見 湿潤した紅斑，衛星状の丘疹・膿疱，辺縁にオブラート状の薄い鱗屑 ポイント KOH直接鏡検で仮性菌糸やブドウの房状の胞子を検出する

⓪ はじめに

　表皮の最外層である角質層には，体内からの水分蒸散や，抗原，細菌などの外部刺激の侵入を防ぐために重要なバリア機能があります．その厚さは，成人では10〜20μmですが，乳児（3〜24カ月齢）では30％ほど薄く，生理的に外部刺激を受けやすい状況であるといえます[1]．

　おむつ皮膚炎とは，おむつ部位に紅斑，丘疹，びらんなどを生じる疾患で，**おむつそのもの，およびおむつ内の排泄物による刺激性接触皮膚炎**のことを指します．おむつ部位は，密閉された湿潤環境に加えて摩擦による刺激を受けるために，皮膚バリア機能の低下が起こりやすく，種々の悪化因子が相互に作用して皮膚症状が誘発されます（図1）．

① おむつ被覆部の環境

　皮膚表面は通常，pH4〜6の弱酸性環境にありますが，尿のpHは4.6〜8，糞便のpHは6.5〜7.5であるため，おむつ部位では排泄物への曝露によって**皮膚角質層のpHが上昇**します．pHが上昇してアルカリ性に傾くと，角層細胞間脂質の形成が阻害され，皮膚バリア機能の低下が起こりやすくなります[1]．さらに，糞便中に含まれる**プロテアーゼ，リパーゼおよびウレアーゼなどの酵素**は，pHが上昇するとその活性が亢進して皮膚バリアを分解します．これらの酵素は下痢時にその分泌が亢進するため，下痢便が続く乳児では，おむつ皮膚炎の有病率が高いことが知られています[2]．角質層のpH上昇は**皮膚の細菌叢**にも影響を与え，正常細菌叢に代わって**黄色ブドウ球菌**などの病原性細菌が増殖しやすくなります[1]．また，おむつ部位における**過度な高温多湿環境**は，角質層を浸軟させ，機械的摩擦や微生物感染に対して脆弱になります[2]．

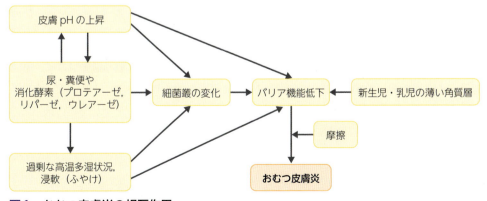

図1　おむつ皮膚炎の相互作用

2 臨床上のポイント

おむつ皮膚炎と鑑別すべき疾患として，**おむつ部カンジダ症**（または乳児寄生菌性紅斑ともいう）が挙げられ[2]，両者が合併することもあります（**表1**）．

1) おむつ皮膚炎

おむつ皮膚炎は刺激性接触皮膚炎であることから，おむつが皮膚と直接接触する領域，すなわち皮膚の凸面である**臀部や陰嚢，陰茎，大陰唇などに好発**します．典型的には鼠径部や臀部の襞の奥を避けて，肛門周囲から会陰，外陰部にかけて紅斑，丘疹，びらんを生じます[3]（**例1，2**）．

2) おむつ部カンジダ症

おむつ部カンジダ症は陰股部に生じる**カンジダ性間擦疹**であり，消化管や皮膚に常在する *Candida albicans* が湿潤環境下で増殖して発症します．おむつ部カンジダ症は，**皮膚が重なり合う部分に発症しやすく**[3]，湿潤した紅斑の周辺に衛星状の丘疹・膿疱を伴い，辺縁にはオブラート状の薄い**鱗屑**がみられます（**例3**）．診断には，鱗屑を採取してKOH直接鏡検を行い，仮性菌糸やブドウの房状の胞子を検出することが必須です．

3 治療と注意点

1) 基本の治療

おむつ皮膚炎において推奨される治療方針を**表2**に示します．まず，おむつの密閉された環境が主な病因であるので「**おむつをはずす**」ことが最も基本的な方針となります．皮膚の清潔と乾燥を保つことが大切で，清拭の際には，流水またはおしり拭きのいずれかを用いることが推奨されています[4]．どちらの方法でも，おむつ皮膚炎の発症予防に関して有意差はないため，各家庭で選択しやすい方法で行うとよいでしょう．ただし，おしり拭きを選択するうえで重要なことは，皮膚の弱酸性環境を維持するために**pH緩衝剤を含んでいること**，アルコール，香料，エッセンシャルオイル，石鹸および強い洗剤などの**刺激物質を含んでいないこと**です[4]．

おむつ交換の度に，バリアクリーム，亜鉛華単軟膏，ジメチルイソプロピルアズレン（アズノール®）軟膏および白色ワセリンなどを厚く外用することにより，排泄物への曝露から皮膚を保護することができます[5]．その際，**外用薬を完全に拭き取る必要はなく，重ねて塗るように**指導します．なお，下痢便が1日に何度も続く場合には，その都度おしりを洗ったり拭いたりするとかえって刺激になる場合があるため，ストーマケア用の撥水パウダーで皮膚を保護し，洗浄回数を減らす工夫をします．

2) 改善がみられなかったら

これらの基本的なケアで改善しない場合には**外用薬**の使用を検討します．おむつ皮膚炎

表2　おむつ皮膚炎治療の概要

Air	・交換時にすぐに着用せず，おむつをはずして乾かす ・乾いたタオルやコットンで押し拭きするか送風で乾燥させるとよい
Barrier	・亜鉛華単軟膏，アズノール®軟膏，白色ワセリン ・おむつ交換時に外用薬を完全に拭き取る必要はない ・ステロイド外用薬の上に亜鉛華単軟膏などを重層してもよい ・ストーマケア用の撥水パウダーも有用である
Clean	・濡らした布や弱酸性の赤ちゃん用おしり拭きを用いる ・ごしごしと強く拭くと皮膚の刺激になるので優しく拭く ・洗浄剤が必要な際は弱酸性の製品を使用する
Diaper	・乾燥を維持するために，おむつはこまめに換える
Education	・保護者への指導を行う
Others	・weak〜mediumクラスのステロイド外用薬，抗真菌外用薬，抗菌外用薬および内服抗菌薬は，難治性または複合型の刺激性おむつ皮膚炎の際に検討する

文献5より一部改変

に対しては，ヒドロコルチゾン・混合死菌浮遊液（エキザルベ®），ヒドロコルチゾン酪酸エステル（ロコイド®）軟膏，クロベタゾン酪酸エステル（キンダベート®）軟膏などの**weak〜mediumクラスのステロイド外用薬**が安全かつ有効であることが知られており[3, 5]，**1日2回外用**します．皮膚の炎症所見が治まったら，ステロイド外用薬を漫然と継続することは避け，非ステロイド外用薬に戻しましょう．

また，**カンジダ感染を合併する場合**には，KOH直接鏡検により菌成分を確認したうえで，ケトコナゾール（ニゾラール®）クリーム，クロトリマゾール（エンペシド®）クリーム，ミコナゾール（フロリード®D）クリーム[4]または，ラノコナゾール（アスタット®）軟膏などの**抗真菌外用薬を1日1回外用**します．びらん面がある場合には，クリームや液剤を使用すると刺激性により接触皮膚炎をおこすことがあるため，軟膏を選択しましょう．

3）それでも効果が乏しかったら

これらの治療を行っても効果が乏しい場合には，**悪化因子の除去やスキンケアが適切に行われているか，もう一度洗い直してみることが大切**です．例えば頻回の下痢が続いていると，どんなに治療しても皮膚炎は改善しませんし，誤ったスキンケアにより清潔が保てていない場合には，改めて保護者への指導を行います．また，再度診断を見直すことも必要となり，鑑別としては，アレルギー性接触性皮膚炎（特に非ステロイド性抗炎症外用薬や抗菌・抗真菌外用薬によるもの），アトピー性皮膚炎，脂漏性皮膚炎，おむつ部乾癬，股部白癬，単純ヘルペス，伝染性膿痂疹，肛囲溶連菌性皮膚炎，亜鉛欠乏症などが挙げられます[2]．

❹ 保護者への説明

　おむつ皮膚炎は，難治な場合にはステロイド外用薬を用いることがありますが，多くはスキンケアと亜鉛華単軟膏やアズノール®軟膏などの非ステロイド外用薬で改善します．**図1**の悪化因子を念頭にスキンケア指導を行ってください．

　おしり拭きを使用するときは，①擦らない，②押し拭き，③十分な水分を含んでいる，の3点に留意するよう説明します．おしり拭きは開封してしばらく経つと乾燥してしまうため，もし乾いてしまった場合は水道水などで濡らすことが重要です．「ビシャビシャに濡らしたおしり拭きを押すように当てて，便はごしごし強く擦らずに，つまむようにして取り除いてください．そして，しばらくの間そのまま乾かしてあげてから新しいおむつをはかせてください」と説明するとわかりやすいでしょう．

❺ 専門医への紹介・フォロー

　おむつ皮膚炎の多くは，スキンケアを中心とした**表2**の治療によって1週間以内に治癒します．したがって，1週間治療しても改善がみられない場合には，専門医への紹介を考慮します[6]．また，おむつ部カンジダ症が疑われるにもかかわらず，KOH直接鏡検に自信がなく確定診断できない場合には，安易に抗真菌外用薬を処方せずに皮膚科へ紹介しましょう．

■ 文　献

1) Bender JK, et al：Skin Health Connected to the Use of Absorbent Hygiene Products: A Review. Dermatol Ther (Heidelb), 7：319-330, 2017
2) Šikić Pogačar M, et al：Diagnosis and management of diaper dermatitis in infants with emphasis on skin microbiota in the diaper area. Int J Dermatol, 57：265-275, 2018
3) Coughlin CC, et al：Diaper dermatitis: clinical characteristics and differential diagnosis. Pediatr Dermatol, 31 Suppl 1：19-24, 2014
4) Blume-Peytavi U, et al：Recommendations from a European Roundtable Meeting on Best Practice Healthy Infant Skin Care. Pediatr Dermatol, 33：311-321, 2016
5) Klunk C, et al：An update on diaper dermatitis. Clin Dermatol, 32：477-487, 2014
6) 小西啓介：おむつ皮膚炎が治らない！ Medicina, 54：1486-1490, 2017

第2章 湿疹・アトピー・蕁麻疹

③異汗性湿疹

木村聡子

典型例

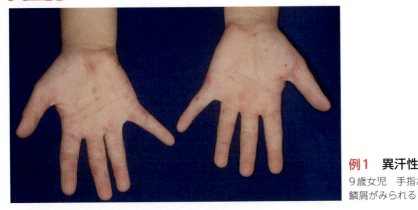

例1　異汗性湿疹
9歳女児　手指および手掌に小水疱と紅色丘疹，鱗屑がみられる

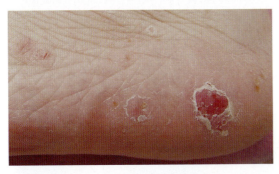

例2　異汗性湿疹
踵部〜外足縁に紅斑，痂皮，環状の鱗屑を認める

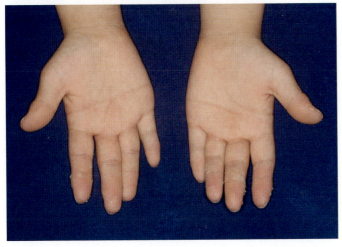

例3　異汗性湿疹
14歳女性　指腹に膜様の鱗屑を伴う
（提供：水戸済生会総合病院　神崎美玲先生）

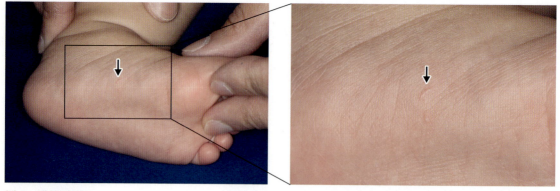

例4　乳児疥癬
足底土踏まずに疥癬トンネル（→）がみられる．乳児疥癬では小水疱や小膿疱をきたすことがあり鑑別に注意を要する
（提供：水戸済生会総合病院 神崎美玲先生）

0 はじめに

　こどもは幼児期～12歳ぐらいまでは汗の量が多く，12歳頃には成人の2倍の汗をかくと言われています[1]．そのため，汗疹（第2章-4参照），異汗性湿疹など汗の関連する疾患が日常の診療でもよくみられます．

　異汗性湿疹の症状は，掌蹠に小水疱や紅斑をきたします．診断を推測するのは容易ですが，足白癬や疥癬などに症状が類似することもあるため，改善に乏しい場合は皮膚科で直接鏡検を行い，鑑別する必要があります．

1 症状および病因

1) 症状

　発汗の多い春～夏にみられることが多く，**手指側面，手掌，足底の特に土踏まず，足縁**などに**小水疱，紅斑，鱗屑，掻痒**をきたします（**例1, 2**）．水疱を形成せず，環状の鱗屑を生じる場合もあります（乾性落屑性異汗症，**例3**）[2]．症状は繰り返し出現し，慢性に経過することもある疾患です．異汗症，汗疱，汗疱状湿疹はほぼ同義と考えられます．

2) 病因

　汗との関連が推測されています．しかしながら，表皮内の汗管と直接関連はないとの意見もあり，汗が直接的な原因かどうかについては見解が分かれており，はっきりとした病因は不明です．近年，光干渉を利用し，非侵襲的に表皮内の生体組織構造を解析する，光コヒーレンストモグラフィーにより，異汗性湿疹の水疱を貫く汗管が確認されたとの報告があり[3]，やはり表皮内汗管から汗が漏出し，湿疹反応をきたしている可能性が考えられています．

　一方，歯科金属や食事に含まれる金属の摂取による，**全身型金属アレルギーの皮膚症状**

の1つとみる意見もあります[4]．症状が掌蹠に好発する理由として，掌蹠は汗器官が密に分布しているため，汗と一緒に濃縮した金属が排出され，皮膚に付着し反応が起こるからではないかと推測されています[3, 4]．

2 鑑別疾患とポイント

手掌，足底に紅斑，鱗屑，水疱を形成する疾患と鑑別が必要です．

1) 足白癬（第4章-⑧参照）

日本医真菌学会の疫学調査では，こどもの足白癬患者は，成人に比べると少ないとされますが，外来診療でも散見されます．

趾間，特に**第4趾間**（環趾と小趾の間）に紅斑や小水疱，鱗屑がみられ，角質が白くふやけたように浸軟します．また，足底土踏まず，足趾基部に小水疱や鱗屑がみられることもあり，異汗性湿疹の症状に類似し，臨床所見のみでは判別が困難な場合があります．**KOH直接鏡検法で菌糸の確認**を行うことが鑑別となります．

2) ズック靴皮膚炎

こどもの母趾や足蹠前方を中心に**左右対称性に角質肥厚や紅斑**がみられ，靴底に触れにくい**土踏まずに症状が出現しにくい**のが特徴です．裸足で靴を履くこどもに多く，靴底や床などの物理的刺激により発症すると考えられています．また，アトピー性皮膚炎の合併も多くみられます．

難治例ではゴムや接着剤などのアレルギー性接触皮膚炎の可能性も留意する必要があります．異汗性湿疹との鑑別は，**土踏まずの皮疹が少ないこと，小水疱がみられないこと**などが挙げられます．

3) 掌蹠膿疱症

中年期に多く，こどもには比較的稀な疾患です．

手掌や足底の土踏まずを中心に小水疱，無菌性の小膿疱，紅斑をきたし，慢性に経過します．膿疱の有無が鑑別となります．

4) 疥癬

ヒトヒゼンダニが角層に寄生することによって起こる感染症です．指間部などに**疥癬トンネルと呼ばれる，灰白色の線状の皮疹がみられるのが特徴です（例4）**．また，体幹や陰部，大腿，上腕内側などにも掻痒を伴う**淡紅色丘疹が多発し，夜間に掻痒感が増悪**します．乳幼児では手掌，足底に丘疹，小水疱，小膿疱を生じることがあるため，異汗性湿疹との鑑別が必要です．**直接鏡検法で虫体や虫卵が検出されること，掌蹠以外に皮疹がみられること**が鑑別となります．

3 治療

1) 外用薬

- 痒みがない場合はヘパリン類似物質油性クリーム（ヒルドイド® ソフト）や尿素軟膏（ケラチナミンコーワ軟膏）などの保湿薬で軽快する場合もみられます．
- 紅斑や痒みを伴うときにはベタメタゾン吉草酸エステル（リンデロン®-V），デキサメタゾンプロピオン酸エステル（メサデルム®）などのstrongクラスのステロイド外用薬を1日2回外用します．
- 角化や亀裂，炎症が強い場合は，5～10％サリチル酸ワセリン軟膏の併用やジフルプレドナート（マイザー®），ベタメタゾン酪酸エステルプロピオン酸エステル（アンテベート®）などのvery strongクラスの外用薬を1日2回外用します．

2) 内服薬，金属の除去治療

- 痒みの強いときには，レボセチリジン塩酸塩（ザイザル®）シロップ（生後6カ月以上で内服可能）やオロパタジン塩酸塩（アレロック®）顆粒（2歳以上で内服可能）などの抗ヒスタミン薬を内服します．
- 外用治療に抵抗を示し，全身性金属アレルギーが疑われる場合は，クロモグリク酸ナトリウム（インタール® 10％）細粒内服が有効な場合があります[1,3,4]．また，豆類，ナッツ類，チョコレート，ココアなどの金属を多く含む食品の摂取を控えること，歯科金属の除去などが有効であったという報告もあります[3,4]．

4 皮膚科医への紹介のタイミング

上記治療で改善に乏しい場合，足白癬や疥癬が疑われ，直接鏡検で鑑別が必要な場合などはコンサルトを考慮します．

■ 文 献

1) 高山かおる：汗と皮膚疾患．MB Derma，236：97-103，2015
2) 異汗症，汗疱．「皮膚科学 第10版」（上野賢一/原著，大塚藤男/著），p735，金芳堂，2016
3) 西澤 綾：全指趾爪甲の著明な変形を伴った異汗性湿疹．皮膚病診療，36：713-716，2014
4) 足立厚子：掌蹠多汗症，汗疱．「小児科臨床ピクシス 年代別子どもの皮膚疾患」（五十嵐 隆/総編集，馬場直子/編），pp90-91，中山書店，2010

第2章 湿疹・アトピー・蕁麻疹

④汗疹

木村聡子

典型例

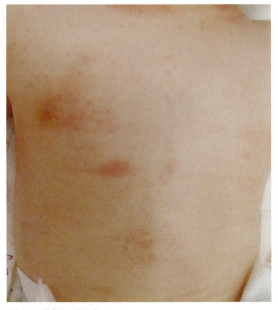

例1　乳児の汗疹
前胸部と腹部に1〜2 mm程度の紅色丘疹が散在し，前頸部や腹部のしわに沿って乳児湿疹も混在している

Point

表1　臨床上のポイント：汗疹の鑑別

疾患	特徴
水晶様汗疹	**部位** 乳児期の顔面 **所見** 直径1〜2 mm程度の小水疱が多発 **ポイント** 周囲に紅斑なし
紅色汗疹	**部位** 体幹，四肢屈側，頸部，腋窩部 **所見** 直径1〜2 mm程度の搔痒を伴う紅色丘疹 **ポイント** 汗疹性湿疹や化膿性汗孔周囲炎を生じることがある
深在性汗疹	**部位** 紅色汗疹と同様 **所見** 皮膚色の扁平丘疹が集簇し，敷石状を呈する **ポイント** 紅色汗疹を繰り返すことから進展

⓪ はじめに

　汗疹はいわゆる「あせも」であり，日常診療ではよくみられる疾患です．しかしながら，大学病院や総合病院に汗疹で受診されることは少なく，研修医時代に目にすることは稀かもしれません．自身が親となり経験することはあるかもしれませんが，意外と診断しにくい疾患ではないかと思います．また，汗疹は湿疹化したり，細菌感染を併発することもあるため，さまざまな状態の皮疹が混在する場合があります．

① 病因および症状

1) 病因

　大量に汗をかいた際に，エクリン汗腺の開口部や導管部が何らかの原因で閉塞し，汗管に貯留した汗が汗管外に漏出することにより発症します[1]．そのため，**汗貯留症候群**とも呼ばれます．**汗の多い小児期の夏季に好発**します．

2) 症状

　閉塞部位により異なります．**図1**のように閉塞部位により，水晶様汗疹，紅色汗疹，深在性汗疹に分類されます．

ⓐ 水晶様汗疹

　直径1〜2 mm程度の特徴的な**透明な小水疱が多発**します．周囲に紅斑は伴いません．1〜3日程度で，鱗屑を伴いながら消褪します．

　乳児期の顔面に好発しますが，成人でも発熱時などに体幹に生じることがあります．

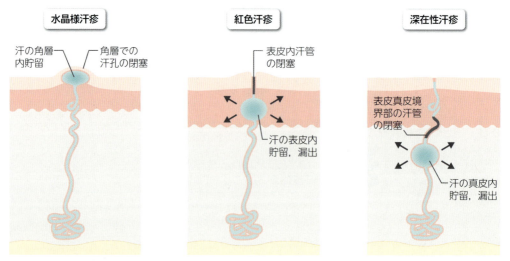

図1 汗疹の分類および閉塞部位

❶ 紅色汗疹

　直径1～2 mm程度の**掻痒**を伴う紅色丘疹を生じます．体幹，四肢屈側，頸部，腋窩部に好発し，しばしば湿疹化し，**汗疹性湿疹**になります（**例1**）．細菌感染が加わると，化膿性汗孔周囲炎（ブドウ球菌性汗孔周囲炎）を生じます[2]．乳児多発性汗腺膿瘍も化膿性汗孔周囲炎と一連の疾患と考えられています．

❷ 深在性汗疹

　紅色汗疹を繰り返していると，深在性汗疹に進展することがあります．皮膚色の扁平丘疹が集簇し，敷石状を呈します[1]．

2 予防対策および治療

1) 保護者への説明

　適切な室内温度を保つことや**衣類の選択**が重要です．また，発汗後は**早めにシャワーを浴びる**，難しい場合は**水で濡らしたタオルで擦らないように拭く**，汗をかいたらこまめに**着替える**などの予防対策を説明します．

2) 治療

- 水晶様汗疹は，自然消褪するため経過観察とします．
- 紅色汗疹で掻痒感や炎症が強い場合は，ヒドロコルチゾン酪酸エステル（ロコイド®），プレドニゾロン吉草酸エステル酪酸エステル（リドメックス®）のクリーム剤や軟膏剤などのステロイド外用薬を1日2回外用します．
- クリーム剤やローション剤は，夏場は使用感がよいですが，刺激性の問題もあるので掻破痕が多い場合や乳幼児では注意が必要です．また，角質の機能を上げるために保湿薬を十分に外用します[3]．
- 細菌感染がある場合は，セフカペンピボキシル塩酸塩水和物（フロモックス®）小児用細粒などの抗菌薬を内服します．

■ 文　献
1) 嵯峨賢次：汗貯留症候群．「最新皮膚科学大系 第17巻 付属器・口腔粘膜の疾患」（玉置邦彦／総編集），pp178-180，2002
2) 荒田次郎：付属器関連性皮膚感染症．「最新皮膚科学大系 第14巻 細菌・真菌性疾患」（玉置邦彦／総編集），pp66-72，2003
3) 高山かおる：汗と皮膚疾患．MB Derma, 236：97-103, 2015

第2章 湿疹・アトピー・蕁麻疹

⑤皮脂欠乏症・乾燥性湿疹

木村聡子

典型例

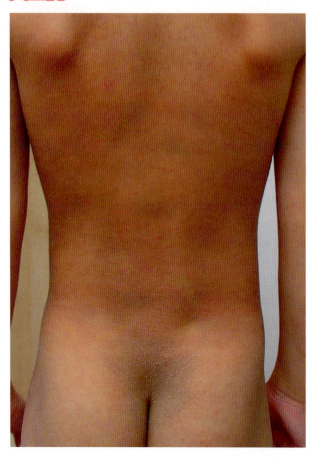

例1　小児乾燥性湿疹
背部から腰臀部の皮膚の乾燥と毛孔に一致した1〜2mm程度の小丘疹が散在している

Point　表1　臨床上のポイント：皮脂欠乏症・乾燥性湿疹とアトピー性皮膚炎の鑑別

疾患	特徴
皮脂欠乏症・乾燥性湿疹	部位　後頸部，体幹，臀部，時に四肢，腹部 所見　毛孔一致性の丘疹による鳥肌様皮膚，掻痒，皮膚の粗慥化，鱗屑 ポイント　秋から冬に増悪
アトピー性皮膚炎	部位　幼小児期では頸部，四肢関節部に好発 所見　紅斑，丘疹，鱗屑，痂皮，苔癬化病変，毛孔一致性の丘疹による鳥肌様皮膚 ポイント　左右対称性に病変がみられ，慢性，反復性経過をとる　アトピー素因を有することが多い

0 はじめに

　こどもの皮膚は乾燥しやすく，皮膚の乾燥や痒みを主訴に来院されるお子さんは多いと思います．また，親御さんから「うちの子はアトピーなのでしょうか？」と相談されるケースも日常診療ではよくあります．治療およびスキンケア，低湿環境の改善，入浴，洗浄方法などの指導はもちろん，保護者の不安を取り除く十分な説明も必要です．

1 病因と症状

1) 病因

ⓐ 皮膚の乾燥

　こどもの皮膚は**皮脂分泌量や角質水分量が少なく，バリア機能も未熟**であるため，皮膚の乾燥をきたしやすい状態にあります（第1章-1参照）．また，現代の学校や家庭は気密性の高い建物が多く，エアコンなどの空調も整っているため，季節の空気の乾燥も重なり乾燥がより助長されると考えられます．

ⓑ 乾燥による痒み閾値の低下

　末梢性の痒みは，**C線維**と呼ばれる神経線維で伝達されています．知覚神経終末で痒みを感知すると，脊髄を経由して大脳皮質に伝達され，痒みを自覚します．乾燥した皮膚では，通常，表皮真皮境界部に終末がある**C線維が表皮内に侵入し，角質付近まで伸長しています**[1]．そのため，痒み刺激に敏感になるのではないかと考えられています（**図1**）．

　加えて，掻破の刺激により表皮細胞から**神経成長因子（nerve growth factor：NGF）**が放出され[1]，C線維がさらに角層付近に進展することにより，**痒みの悪循環**に陥ってしまいます．

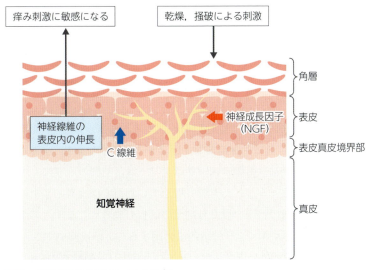

図1　乾燥肌の痒みのメカニズム

2) 症状

ⓐ 皮脂欠乏症

皮膚の乾燥により，**ざらつき（粗慥化）**，**鱗屑**がみられます．皮膚の乾燥は痒み閾値を低下させるため，掻破を繰り返しているうちに皮膚に**炎症**を起こします．

ⓑ 小児乾燥型湿疹

やせ型の幼小児の主に体幹に，皮膚の乾燥と**毛孔に一致した 1 〜 2 mm 程度の小丘疹**が多発し（**例 1**），ときに鶏卵大までの集簇した局面を形成します．秋から冬に増悪します．乳児湿疹の既往も少なくありません．アトピー性皮膚炎（atopic dermatitis：AD）に移行することも稀ではないため，**ADの特殊型**と考えられています[2]．

2 鑑別診断（表1）

1) アトピー性皮膚炎

アトピー素因の有無についてご家族によく問診をします．アトピー素因とは，①**家族歴，既往歴**（気管支喘息，アレルギー性鼻炎・結膜炎，ADのうちいずれか，あるいは複数の疾患）または②**IgE抗体を産生しやすい素因**と定義されています．また，診断基準[3]を参考に皮膚症状の経過をみながら慎重に判断していきます．

3 生活指導および治療

1) 低湿住環境の改善

加湿器や観葉植物を置くことなどが対策として挙げられます．こたつや電気毛布は乾燥を助長するため注意が必要です[4]．

2) シャワー，入浴

洗浄方法については「第1章-2-①」に詳細が記載されていますので，本稿では省略します．

3) 治療

ヘパリン類似物質油性クリーム（ヒルドイド®ソフト），ヘパリン類似物質ローション（ヒルドイド®ローション）などの**保湿薬を1日2〜3回外用**します．季節によってべたつきの気になる夏はローション，乾燥の強い冬はクリーム，時間の取りにくい朝は伸ばしやすいローション，夜はクリームなど，実際外用していただく保護者とも相談しながら選択していきます．また，皮膚の乾燥の程度も剤形の選択の参考にします．外用方法を**図2**に示します．入浴後はなるべく早く，**5分以内**に外用することが重要です．

紅斑や掻痒など炎症症状が強い場合には，ヒドロコルチゾン酪酸エステル（ロコイド®），

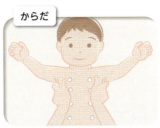
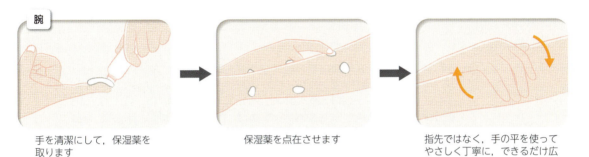

図2　保湿薬の外用方法

　プレドニゾロン吉草酸エステル酪酸エステル（リドメックス®），ベタメタゾン吉草酸エステル（リンデロン®-V）などの**ステロイド軟膏剤を1日2回併用**します．
　痒みが強く掻破が目立つ場合は，レボセチリジン塩酸塩（ザイザル®シロップ），オロパタジン塩酸塩（アレロック®顆粒）などの**抗ヒスタミン薬を内服**します．

❹ 保護者への説明

　皮脂欠乏症や乾燥性湿疹で来院される保護者から，ADかどうか不安で受診しましたという声をよく耳にします．お子さんがADと長く付き合っていかなければいけないのかを心配した質問かと思います．
　2002年の小児ADに関する厚生労働省研究班からの報告では，生後4カ月時にADと診断されたおよそ80％が1歳6カ月時には無症状であり，3歳時にADと診断されたお子さんの60％は，4カ月時にはADを発症していませんでした．このように乳児期のADは軽快することも多く，今後の経過については推測が難しいことがわかります．
　そのことを説明したうえで，ADと皮脂欠乏症・乾燥性湿疹どちらにおいても，保湿薬の全身への定期的塗布や湿疹病変にはステロイドの外用を行うことなど治療方針には大きく変わりがないことを伝えます．問診でアトピー素因の既往歴，家族歴がある場合は，早

期からのスキンケアがAD発症の予防につながる可能性[6]についても説明しています．初診時に診断は急がず，保護者との信頼関係を築きつつ，経過をみながら慎重に判断していくようにしています．

5 専門医への紹介・フォロー

上記治療で改善に乏しく，掻破により不眠や焦燥感などの症状がある場合，保護者の不安が強い場合などに皮膚科への紹介を考慮します．

■ 文　献

1）高森健二：ドライスキンによる痒みのメカニズム．臨床皮膚科，54（5）：52-56，2000
2）アトピー性皮膚炎．「皮膚科学 第10版」（上野賢一/原著，大塚藤男/著），pp145-153，金芳堂，2016
3）加藤則人，他：アトピー性皮膚炎診療ガイドライン2016年版．日皮会誌，126：121-155，2016
4）宮地良樹：皮脂欠乏性皮膚炎「最新皮膚科学大系 第3巻」（玉置邦彦/総編集），pp63-67，2003
5）河野陽一，他：小児アトピー性皮膚炎の患者数の実態調査に関する研究．平成14年度厚生科学研究費補助金免疫アレルギー疾患予防・治療等研究事業研究報告書 第1分冊，78-80，2003
6）Horimukai K, et al：Application of moisturizer to neonates prevents development of atopic dermatitis. J Allergy Clin Immunol, 134：824-830.e6, 2014

第2章 湿疹・アトピー・蕁麻疹

⑥乳児脂漏性湿疹

吉岡奈月

典型例

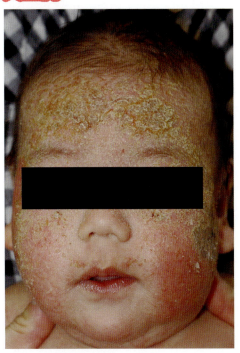

例1 乳児脂漏性湿疹 顔面
顔面全体に紅斑を認め脂漏部位を中心に黄色の痂皮が付着している
提供：水戸済生会総合病院 神﨑美玲先生

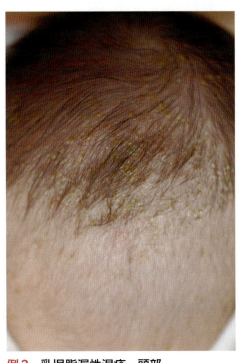

例2 乳児脂漏性湿疹 頭部
黄色の痂皮が付着している
提供：水戸済生会総合病院 神﨑美玲先生

Point

表1 臨床上のポイント：乳児脂漏性湿疹と乳児アトピー性皮膚炎の鑑別

疾患	特徴
乳児脂漏性湿疹	部位 頭部・顔面（Tゾーン）・耳周囲などの脂漏部位 所見 紅斑，丘疹，膿疱，鱗屑，黄白色のべっとりとした痂皮 ポイント 掻痒がない，脂漏部に認める，生後3カ月頃自然軽快する
乳児アトピー性皮膚炎	部位 頭部や顔面に始まり体幹・四肢に拡大する 所見 紅斑，丘疹，漿液性丘疹，鱗屑，痂皮 ポイント 掻痒がある．全身に拡大する．2カ月以上持続する

0 はじめに

　乳児脂漏性湿疹は1カ月健診の場面で多くの小児科医が経験する疾患です．よく遭遇する疾患ですが，乳児アトピー性皮膚炎との強い関連性が指摘されていることや臨床的には連続して発症する場合がある[1]など，その鑑別や対処方法の指導は容易ではありません．

1 乳児脂漏性湿疹の病因

　乳児脂漏性湿疹は生理的な脂腺機能の亢進により，**生後2週頃より発症し**，頭部，眉間部，顔面部などの脂漏部に認め，脂腺機能の亢進が改善する時期である**生後3カ月頃より自然軽快**します．

　脂漏性湿疹は脂漏部の皮脂腺機能亢進による多量の皮脂によって炎症を起こした状態です．過剰な皮脂中のトリグリセリドが皮膚常在菌によって分解されその分解産物である遊離脂肪酸が皮膚に刺激を加えることが主な原因と考えられています[2]．例えば増殖に脂質を必要とする皮膚常在真菌のマラセチア属の関与が指摘されており[3]，新生児期からすでに定着していることが知られています[4]．

　皮脂量は年齢によって生理的に変化し，新生児期は多く産生され，小児期で減少し，思春期は再び増加します．この皮脂量の調整はアンドロゲンによってなされることが知られていますが，出生後急速に退縮する胎児副腎由来のDHEA-S（デヒドロエピアンドロステロン サルフェート）[5]が出生時は高値である[6]ことや，男児では生後6カ月頃まではテストステロンが思春期程度に高値である[7]ことなどにより，乳児期早期の皮脂分泌量は生理的に増加しています．

2 臨床上のポイント

　乳児脂漏性湿疹の鑑別すべき疾患として**乳児アトピー性皮膚炎**が挙げられます．

1）乳児脂漏性湿疹

　生後2週頃より認め，**掻痒はないので掻破痕はなく**，脱衣時も掻破の様子を認めません．罹患期間は短く，通常生後3カ月頃より軽快します．
　部位は頭部・顔面・耳周囲などの脂漏部位に出現し（**例1**），紅斑・丘疹・膿疱が出現し，鱗屑や黄白色の痂皮（かさぶた）が付着します．頭皮に黄白色のべったりとした堅い痂皮が付着することも特徴的です（**例2**）．

2）乳児アトピー性皮膚炎

　「アトピー性皮膚炎診療ガイドライン」によると①掻痒，②特徴的皮疹と分布，③慢性・反復性経過（乳児では2カ月以上）の3基本項目を満たすものを症状の軽重を問わずアトピー性皮膚炎と診断すると定義されています[8]．つまり**掻痒があり，経過が2カ月以上の**

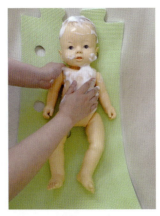

例3　児をマットに置いて洗う
顔面の脂漏部は片手では洗いにくい．お風呂用マットなどを利用し児を寝かせると両手で洗いやすい

場合，アトピー性皮膚炎を疑う必要があります．皮膚所見は頭部や顔面の紅斑，丘疹，鱗屑で始まり体幹・四肢に拡大しますが，小児期に比べ乳児期は湿潤傾向が高く乳児脂漏性湿疹の特徴に類似しており鑑別が困難です．

そのため，「アトピー性皮膚炎診療ガイドライン」[8]で指摘されているように疑診例では，急性もしくは慢性湿疹として**経過観察を行いながら鑑別**をしていきます．

3 治療と注意点

1) 基本の治療

出生後，アンドロゲンは自然に低下するので，病因である生理的な脂腺機能の亢進も自然に改善します．よって**皮脂や鱗屑に対するスキンケア**が主な対応です．

スキンケア方法は頭髪に**弱酸性の頭髪用シャンプー**，体に体用の**弱酸性の洗浄剤**を用いて洗います．正常新生児の洗浄剤使用についてはまだ結論がでていませんが，**脂漏性湿疹の治療においては洗浄剤の使用が推奨されています**．頭皮の堅くなった痂皮についてはオリーブ油などを塗布し，ふやかした後に洗浄剤で洗う方法も行われますが，病因がマラセチアに関連している状態を治療するには推奨されないといった報告[9]があります．頭皮の皮脂は頭髪用シャンプーを浸透させ，指の腹で洗います．この際1回の洗浄で痂皮がすべて剥離しなくても，毎日1回洗浄し数日かけて改善させていきます．脂漏部の眉毛部や眼瞼周囲などは洗浄が容易ではないことが懸念されるので，両手で洗えるようにお風呂用マットなどの利用（**例3**）を提案するのもよいでしょう．なお，**洗浄後は保湿剤の塗布**を指導します．

2) 改善がみられなかったら

スキンケアを行っても炎症所見（紅斑や丘疹）を認める場合はmediumクラスのステロイド外用薬（アルメタ軟膏®，キンダベート軟膏®，ロコイド軟膏®など）の塗布を検討します．頭皮には軟膏タイプは浸透しにくいのでローションタイプ（リドメックスローション®など）が適しています．

4 保護者への説明

生理的現象の一端ではありますが生まれて間もない児の顔面部の湿疹は保護者に不安を与えます．病態や稀な疾患ではないこと，スキンケア方法をよく説明し不安をできる限り解消するようにしましょう．

適切に洗浄し病変部位を清潔に保つ必要がありますが，保護者からは新生児や首の坐っていない乳児の洗顔は難しいという声がよく聞かれますし，実際に洗浄するのが祖母で受診時に同席していないといったこともあります．

「弱酸性の赤ちゃん用の洗浄剤でよく洗いましょう．両手で洗う方が洗いにくい場所も洗いやすいので，バスチェアやお風呂用マットなどを利用して赤ちゃんを寝かせた状態にするなど工夫してみてください．洗ったらよく流して保湿剤を塗布してください．いつもお風呂に入れてくださる方にも伝えてくださいね」と説明するとよいでしょう．

5 専門医への紹介・フォロー

スキンケアを実施し，mediumクラスのステロイド外用薬を塗布しても改善がないとき，生後3カ月で軽快しないとき，掻痒を伴い全身に湿疹が拡大するときは専門医への紹介を検討します．

■ 文 献

1) Alexopoulos A, et al：Retrospective analysis of the relationship between infantile seborrheic dermatitis and atopic dermatitis. Pediatr Dermatol, 31：125-130, 2014
2) 脂漏性皮膚炎．「あたらしい皮膚科学 第3版」（清水 宏/著），pp124-125，中山書店，2018
3) 坪井良治：マラセチア．アレルギー，65：1282-1283，2016
4) Nagata R, et al：Transmission of the major skin microbiota, Malassezia, from mother to neonate. Pediatr Int, 54：350-355, 2012
5) 内分泌系・代謝系の異常と管理．「新生児学入門 第3版」（仁志田博司/著），pp198-220，医学書院，2004
6) 石井智弘：ACTH，コルチゾール，17-OHP，DHEA-S．小児内科，49（増刊）：457-463，2017
7) 深見真紀：テストステロン，ジヒドロテストステロン．小児内科，49（増刊）：486-488，2017
8) 加藤則人，他：アトピー性皮膚炎診療ガイドライン2016年版．日皮会誌，126：121-155，2016
9) Siegfried E & Glenn E：Use of olive oil for the treatment of seborrheic dermatitis in children. Arch Pediatr Adolesc Med, 166：967, 2012

⑦アトピー性皮膚炎の診断

小島隆浩，宮本雄策

1 定義

　日本皮膚科学会が作成した定義・診断基準[1]では「アトピー性皮膚炎は増悪・寛解を繰り返す，掻痒のある湿疹を主病変とする疾患であり，患者の多くはアトピー素因を持つ」と定義されています．アトピー素因とは①家族歴・既往歴（気管支喘息，アレルギー性鼻炎・結膜炎，アトピー性皮膚炎のうちいずれか，あるいは複数の疾患），または②IgE抗体を産生しやすい素因と説明されています．

2 診断基準

　日本皮膚科学会による診断基準では①掻痒，②特徴的皮疹と分布，③慢性・反復性経過（乳児では2カ月以上，そのほかでは6カ月以上）の3項目すべてを満たすものをアトピー性皮膚炎と診断します．診断基準に皮疹の原因は関係ないのです．湿疹の形状は湿疹三角（図1）で示されるどの形状でもアトピー性皮膚炎になりえるため，湿疹の形状からアトピー性皮膚炎を否定するのはかなり難しいと思います．そのため，左右対象であるとか，年齢による好発部位，慢性・反復の経過が診断のキーポイントになるのです．つまり，痒い湿疹が左右対称性で乳児では2カ月以上，そのほかでは6カ月以上あればすべてアトピー性皮膚炎と診断されるのです．

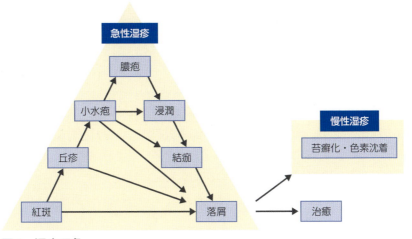

図1　湿疹三角

また診断の参考項目として，家族歴（気管支喘息，アレルギー性鼻炎・結膜炎，アトピー性皮膚炎），合併症（気管支喘息，アレルギー性鼻炎・結膜炎），毛孔一致性丘疹による鳥肌様皮膚，血清IgE値の上昇が記載されています[1]．

皮疹の分布には**年齢によって特徴**がみられ，診断の助けになります．乳児期は頭，顔に滲出性の紅斑としてはじまり，徐々に体幹・四肢に拡大します．幼小児期では頸部，四肢関節部に病変が生じやすく，皮膚の乾燥が目立ち，思春期・成人期では上半身（顔，頸，胸，背）に皮疹が強い傾向がみられます．このような年齢による皮疹の分布の特徴を把握しておくと，小児アトピー性皮膚炎を診断する助けになると思います．

3 重症度

日本アレルギー学会では重症度の目安を定めています[2]．すなわち，**軽度の皮疹のみを軽症**，強い炎症を伴う皮疹が**体表面積の10％未満**にみられる場合を**中等症**，**10％以上30％未満**にみられる場合を**重症**，**30％以上**にみられる場合を**最重症**としています．皮疹ごとに炎症の程度を評価しますが，アトピー性皮膚炎の重症度としては**全身の皮疹の面積**で診断します（第1章-5-②も参照）．

4 検査

末梢血好酸球数血清中の乳酸脱水素酵素（LDH）値，TARC（thymus and activation-regulated chemokine）値，総IgE値，特異IgE抗体（ダニ，ハウスダスト，カンジダ，スギ，卵白，牛乳など）などの**血液検査**がよいでしょう．好酸球数やLDH値，TARC値は病勢の短期的なマーカーに，総IgE値は長期的なマーカーになることがわかってきました[1]．特に**TARC値**は短期的な病勢を最も鋭敏に反映することが示され，アトピー性皮膚炎の重症度評価の補助検査として保険が適用されています[3,4]．

これらは，補助診断であり必須ではありません．鑑別診断などに悩むときに行うことがよいでしょう．

5 鑑別すべき疾患と鑑別のポイント

ガイドラインでは約13種類の除外すべき疾患が記載されていますが，実際の診療で一番悩むのが**皮膚感染症**でしょう．特に浸出液がある湿潤性湿疹などが悩ましいと思います．経験の多い者であれば，問診，視診でわかることも多いですが，診断に悩むときはまず，抗菌薬や抗真菌薬の軟膏治療から始めるのがよいでしょう．

他にステロイド軟膏治療により悪化，または効果のない疾患には鑑別に注意が必要であり，下記にまとめておきます．

1) 疥癬

　　ヒゼンダニによる感染症です．痒みの強い丘疹が指間，体幹の柔らかい部位に多発します．陰嚢では結節になりやすいです．手掌，足底に小水疱がみられることもあります．感染の機会の有無（入院患者などで感染の疑われるものとの接触，保育園などの共同生活）を問診で確かめる必要があります．疑わしい場合は丘疹を鑷子でつかみ取り，KOHで溶解し検鏡で虫体，虫卵を証明すれば診断ができます．

2) 皮膚リンパ腫

　　皮膚原発の悪性リンパ腫であり，菌状息肉症とSézary症候群が代表的な疾患です．

　　菌状息肉症は紅斑期として発症し，長年月の経過で局面期（扁平浸潤期）から腫瘍期に進展します．紅斑期では淡紅色から紅褐色調の紅斑が多発し軽度の鱗屑を伴います．疑わしいときは**皮膚生検**が必要です．

　　Sézary症候群は紅皮症，表在リンパ節腫大，末梢血中への異型リンパ球の出現を主徴としています．鑑別は末梢血中の異型リンパ球の出現がポイントとなります．

3) 乾癬

　　炎症性角化症に属する疾患で境界明瞭な紅色局面ないし紅色丘疹を呈し銀白色の厚い鱗屑を伴います．被髪頭部，肘頭，膝蓋，腰臀部など刺激を受けやすい部位に好発します．銀白色の鱗屑を除去すると毛細血管からの出血が点状に認められることがあります（アウスピッツ現象）．アトピー性皮膚炎の**苔癬化病変との鑑別**が問題となりますが，乾癬では漿液性丘疹や小水疱などのアトピー性皮膚炎でみられる多彩な皮疹は通常みられないことが鑑別の参考となります．

4) 免疫不全による疾患

❶ Wiskott-Aldrich症候群

　　X染色体連鎖劣性遺伝で**T細胞機能不全，血小板減少，難治性湿疹**が三主徴です．アトピー性皮膚炎に似た湿疹が顔面，四肢屈側に好発します．免疫不全により伝染性膿痂疹，単純疱疹，カンジダ症などの感染症を繰り返します．

❷ 高IgE症候群

　　アトピー性皮膚炎様の湿疹病変，繰り返す膿皮症，肺炎が三主徴の免疫不全です．IgEはきわめて高値になります．確定診断は**遺伝子検査**になりアトピー性皮膚炎と臨床的な鑑別は容易ではありません．

5) 膠原病

❶ SLE（全身性エリテマトーデス）

　　皮膚症状としては頬部紅斑や円板状疹が代表的な皮疹です．鑑別は抗核抗体，抗DNA抗体など**血液学的異常の有無**がポイントになります．

❺ 皮膚筋炎

皮膚と筋肉を侵す膠原病の一種で**特徴的な皮疹と筋力低下**をきたします．皮膚病変では上眼瞼を中心とした柴紅色浮腫性紅斑（ヘリオトロープ紅斑）や手関節背面の角化性紅斑（**Gottron徴候**）が代表的な皮疹です．時に体幹部や肩に掻破痕を伴う浮腫性紅斑がみられることがあります．アトピー性皮膚炎との鑑別が問題になりますが，特徴的な皮疹と筋力低下が参考となります．

6) Netherton 症候群

魚鱗癬症候群の一型です．常染色体劣性遺伝でアトピー性皮膚炎様の皮疹を生じます．毛は bamboo hair と言われる結節のある毛髪となります．

■ 文　献

1) 加藤則人，他：アトピー性皮膚炎診療ガイドライン2016年版．日皮会誌，126：121-155，2016
2) 「アトピー性皮膚炎診療ガイドライン2015」（片山一郎/監，日本アレルギー学会アトピー性皮膚炎ガイドライン専門部会/著），協和企画，2015
3) 玉置邦彦，他：アトピー性皮膚炎の病勢指標としての血清TARC/CCL17値についての臨床的検討．日皮会誌，116：27-39，2006
4) 藤澤隆夫，他：小児アトピー性皮膚炎の病勢評価マーカーとしての血清TARC/CCL17の臨床的有用性．日小ア誌，19：744-757，2005

⑧ アトピー性皮膚炎の検査

町野亜古

❶ はじめに

　アトピー性皮膚炎は増悪・寛解を繰り返す，掻痒のある湿疹を主病変とする疾患であり[1]，その診断は皮膚症状をもとにします．そして重症度判定には統計学的信頼性と妥当性が検証されている**アトピー性皮膚炎重症度分類**（**図1，表1**）や，European Task Force on Atopic DermatitisによるSCORAD（Severity Scoring of Atopic Dermatitis）やEczema Area and Severity EASI（Eczema Area and Severity Index）などが広く用いられています．ここでは病勢の評価のための検査として**血清総IgE値，末梢血好酸球数，血清LDH値，血清TARC値**を紹介します．

❶ 血清総IgE値

　血清総IgE値はアトピー性皮膚炎の約80％で高値を示し，長期的な重傷度や病勢を反映しています[1]が，短期的な変化は反映しないことに注意が必要です．また米国では一般集

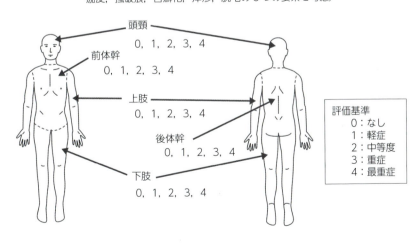

図1　日本皮膚科学会アトピー性皮膚炎重症度分類（簡便法）
文献1より転載　Ⓒ日本皮膚科学会

表1 重症度のめやす（厚生労働科学研究班）

軽症	面積に関わらず，軽度の皮疹のみみられる
中等症	強い炎症を伴う皮疹が体表面積の10％未満にみられる
重症	強い炎症を伴う皮疹が体表面積の10％以上，30％未満にみられる
最重症	強い炎症を伴う皮疹が体表面積の30％以上にみられる

＊軽度の皮疹：軽度の紅斑，乾燥，落屑主体の病変
＊＊強い炎症を伴う皮疹：紅斑，丘疹，びらん，浸潤，苔癬化などを伴う病変

厚生労働科学研究班アトピー性皮膚炎治療ガイドライン2008より引用

団の55％が総IgE値の高値を示していることもあり，AAD（American Academy of Dermatology）では重症度の定期的な評価としてはお勧めしていません[3]．

2 血清LDH値，末梢血好酸球数

これらは短期的な病勢を反映しますが，LDHは肝機能障害，溶血など，また末梢血好酸球は他アレルギー疾患などさまざまな病態の影響を受けやすく，検査結果の解釈には注意が必要です．また必ずしも末梢血好酸球数はアトピー性皮膚炎で上昇しません．

3 血清TARC値

TARCはTh2細胞のケモカインであり，皮膚へのTh2細胞の遊走を促進します．
アトピー性皮膚炎の角化細胞や血管内皮細胞，樹状細胞などに発現していて，病勢とともに速やかに反応することから，重症度を鋭敏に評価できるマーカー[2]として利用できます．保険診療で月1回の算定が可能です．年齢によって基準値が異なることに注意が必要です．

● 基準値
- 成人：450 pg/mL未満
- 小児：2歳以上743 pg/mL未満，1歳以上2歳未満998 pg/mL未満，6カ月以上12カ月未満1,367 pg/mL未満[1]

また，TARC値が高いほど重症の傾向がありますが，個々の重症度のトレンドとして使用します．

■ 文献
1）加藤則人，他：アトピー性皮膚炎診療ガイドライン2016年版．日皮会誌，126：121-155, 2016
2）玉置邦彦，他：アトピー性皮膚炎の病勢指標としての血清TARC/CCL17値についての臨床的検討．日本皮膚科学会雑誌，116：27-39, 2006
3）Eichenfield LF, et al：Guidelines of care for the management of atopic dermatitis: section 1. Diagnosis and assessment of atopic dermatitis. J Am Acad Dermatol, 70：338-351, 2014

第2章 湿疹・アトピー性皮膚炎・蕁麻疹

⑨アトピー性皮膚炎 ～治療～

小島隆浩

0 はじめに

アトピー性皮膚炎の治療には①原因・悪化因子の検索と対策，②スキンケア（皮膚機能異常の補正），③薬物治療の3点が必要になってきます[1]．

1 原因・悪化因子の検索と対策

原因・悪化因子の検索をするには詳細な問診や図1などを活用するのがよいでしょう．そして，個々の重要度によって適切な対応をすることが必要です．

2 スキンケア（皮膚機能異常の補正）

スキンケアはアトピー性皮膚炎の特徴であるドライスキン[2]を改善し皮膚のバリア機能を補正するために行います．乳児期を含めて早期からのバリア機能を十分に保つことがアトピー性皮膚炎の発症，経過を軽減させる可能性があるからです．そのためドライスキンを改善する保湿と皮膚の清潔が重要と考えられています（表1）[1]．

保湿剤は各社から発売されており選択に困ることが多いと思います．筆者は，実際の治療現場では軽度のドライスキンの改善を図る，もしくは正常な皮膚を正常なまま維持することを目的としているため，症状に応じてというよりも，保護者の使用感や希望などを確

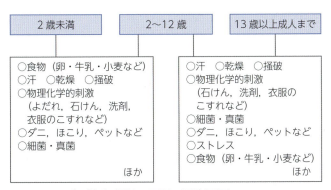

図1　アトピー性皮膚炎の原因・悪化因子
文献1より転載

認して選択しています．また，夏はローションタイプ，冬は軟膏タイプなど季節によっても変更するようにもしています．

表1　アトピー性皮膚炎のスキンケアの実際

1．皮膚の清潔
毎日入浴・シャワー ・汚れは速やかにおとす．しかし，強くこすらない ・石けん・シャンプーを使用するときは洗浄力の強いものは避ける ・石けん・シャンプーは残らないように十分にすすぐ ・痒みを生じるほどの高い温度の湯は避ける ・入浴後にほてりを感じさせる沐浴剤・入浴剤は避ける ・患者あるいは保護者には皮膚の状態に応じた洗い方を指導する ・入浴後には，必要に応じて適切な外用薬を塗布する
2．外用薬による皮膚の保湿・保護
保湿・保護を目的とする外用薬 ・保湿・保護を目的とする外用薬は皮膚の乾燥防止に有用である ・入浴・シャワー後には必要に応じて保湿・保護を目的とする外用薬を塗布する ・患者ごとに使用感のよい保湿・保護を目的とする外用薬を選択する ・軽微な皮膚炎は保湿・保護を目的とする外用薬のみで改善することがある
保湿・保護を目的とした主なスキンケア外用薬（医薬部外品も含む）

一般名	代表的な製品名
1）皮表の保湿を主としたもの	
ヘパリン類似物質含有	ヒルドイド®クリーム，ヒルドイド®ソフト軟膏**，ヒルドイド®ローション0.3％，ヒルドイド®ゲル0.3％
尿素製剤	ケラチナミンコーワクリーム*20％，パスタロン®ソフト軟膏10％，パスタロン®ソフト軟膏20％**，パスタロン®クリーム10％，パスタロン®クリーム20％，パスタロン®ローション10％，ウレパール®*クリーム10％，ウレパール®ローション10％
2）皮表の保護を主としたもの	
白色ワセリン	局方白色ワセリン，サンホワイト®（精製ワセリン），プロペト®（精製ワセリン）
亜鉛華軟膏	サトウザルベ（軟膏10％，20％），ボチシート（リント布に10％亜鉛華軟膏塗布）
その他	アズノール®軟膏0.033％***（ジメチルイソプロピルアズレン含有）

*：基剤はバニッシングクリーム型親水軟膏（O/W），**：基剤はコールドクリーム型吸水軟膏（W/O），
***：基剤は精製ラノリン・白色ワセリン含有

3．その他
・室内を清潔にし，適温・適湿を保つ ・新しい肌着は使用前に水洗いする ・洗剤はできれば界面活性剤の含有量の少ないものを使用し，十分にすすぐ ・爪を短く切り，なるべく掻かないようにする（手袋や包帯による保護が有用なことがある） 　　　　　　　　　　　　　　　　　　　　　　　　　　　　　　　　　　など

文献1より転載

3 薬物治療

薬物療法は**外用療法**と**内服薬**に分けられます．外用療法にはステロイド外用薬やタクロリムス軟膏があります．内服薬は外用療法と併用または補助として，抗ヒスタミン薬，抗アレルギー薬，ステロイド内服薬などが用いられます[1]．

1) ステロイド外用薬

ⓐ ステロイド外用薬のランクの選択

ステロイド外用薬はⅠ群からⅤ群の5段階に分かれています．ガイドラインでは年齢，部位や皮疹の炎症の程度や範囲でステロイドのランクを決定します（第1章-5-②参照）．それぞれのランクに複数のステロイドがあり，迷うと思います．同じランクのなかで軟膏を変更することは基本的にはありません．変更するときはランクアップまたはダウンなので，それぞれのランクで使うものを1種類決めておくとよいでしょう．

軟膏の選択に慣れない間は皮疹の炎症の程度や範囲の評価が難しくランクの選択に不安があると思います．最初のうちはⅢ群から使用することを勧めます．ステロイドは1週間あれば効果は出ます．早ければ数日で効果が出るため1週間程度の再診で評価を繰り返して適切なステロイドのランクを探すことが大切です．

また，ステロイドの効果を確実に評価するために**保湿剤との混合は行わない**ようにしています．ステロイド外用薬の基材の多くはワセリンを使用されていることからも，さらに保湿剤で薄くする必要や，ステロイドにわざわざ保湿剤を追加する必要がないからです．

また，皮疹の部位によってはステロイドの外用薬の**吸収率**が違います．そのため**頭部ではⅣ群**を，中心に使用することや**四肢末端ではⅡ群**を中心に使用しています．実際には頭部にⅢ群以上のステロイドを使用することもありますが，専門医へ紹介するほうがよいでしょう．

ガイドラインではタクロリムス軟膏の使用も書かれていますが，まずはステロイドでの治療を考えましょう．ステロイドでの治療が上手くいかないときは専門医へ紹介するようにしましょう．

ⓑ ステロイド外用薬の投与法

原則的にはステロイド外用薬は**1日2回（朝，夕の入浴後）**使用します[3]．外用量はfinger tip unit（FTU）を目安に使用していき，1 FTUは口径5 mmのチューブから押し出される軟膏が成人の人差し指の指腹側末端から第一関節に乗る量であり**約0.5 g**に相当します．日本の軟膏のチューブは若干狭く約1.5倍の長さが1 FTUに相当します．**1 FTUで成人の両手掌がカバー**できます．軟膏は薄くなると効果が十分に出ません．それを防ぐために1 FTUでは最大で両手掌の範囲までを守るようにしましょう．

5 gの軟膏チューブは1本で10 FTU使用できます．そのため**1本を何日で使用するかを具体的に説明することでアドヒアランスを上げる**ことができます．また，残薬の確認を行うことで必要量が塗布できているか容易に想像できるようになります．

このように使用量を守り症状に合わせて漸減すれば，3カ月間使用しても一過性かつ可

逆的な副作用はあっても全身性，不可逆的な副作用は生じないことが報告されています[3]．

また，患者のアドヒアランスを上げるために，部位ごとに使用する軟膏を決めるのではなく，全身で使用する種類をなるべく1種類多くて2種類程度にとどめることがよいでしょう．

ステロイドは基剤にワセリンを使っているために**ステロイドを塗った後にさらに保湿剤を塗る必要はない**と説明しています．もし保湿剤と併用するときは**ステロイドの上に重ね塗り**をしてもらいます．重ね塗りをする順番はいまだに議論されますが，肌に直接触れたほうが軟膏の効果を100％使用することができると考えているからです．なお，軟膏の力を弱める，または強める目的の保湿剤との混合処方がみられます．しかし軟膏の効果を正しく評価するためにも**軟膏は単剤で使用し強さはランクの変更で調節**しましょう．

初期外用量からステロイドを開始し，1〜2週間ごとに評価して中止または漸減していき，1日1回〜隔日投与で再燃のないことを確認してからステロイドを含有しない外用薬や保湿剤に変更していきます．皮膚が正常になった後，さらに1〜2週間使用してから中止または漸減するほうが再燃しにくい印象です．

一旦改善しても維持できないときや，頻回に再発するときは保湿剤外用と組み合わせて週に2〜3日予防的にステロイド外用薬を使用する方法があります．説明するときはアドヒアランスを上げるために月曜から水曜日は塗布しないなど具体的に指示するようにしています．これは皮疹の悪化時のみ治療するリアクティブ療法に対してプロアクティブ療法と呼ばれていますが，必要な場合は専門医に相談することがよいでしょう．

ⓒ ステロイド外用薬の副作用

ステロイドの外用薬の副作用は**表2**に示されるものがよく知られています．外来でよく質問される**色素沈着はステロイドの副作用にはない**のです．むしろ適切なランクのステロイドを使用できていないため炎症がコントロールできずに色素沈着を起こしているのです．

治療中に**表2**に示された副作用がみられたときは徐々にランクダウンを行い他剤への変更を考えましょう．

2）タクロリムス軟膏

ⓐ タクロリムスの特徴

タクロリムス軟膏は既存療法では効果が不十分または副作用によりこれらの投与ができないと判断されたときに使用します．タクロリムス軟膏には**16歳以上に使用可能な0.1％軟膏**と**2〜15歳の小児に使用できる0.03％軟膏**があります．0.1％軟膏はステロイドの外用薬のⅢ群（strong）と効果が同等と考えられています．

タクロリムス軟膏のステロイド外用薬との最大の違いはタクロリムスは**分子量が大きく正常の皮膚からは吸収されにくい**ことです．これは皮膚炎などでは皮膚バリア機能が低下しているため吸収されやすく効果を発揮し，一方皮膚炎が改善してくると吸収が低下し副作用が起きにくい利点になると考えられています[1]．

使用上の注意として外用開始時に**灼熱感などの刺激**がみられることと**皮膚の局所感染症を悪化させる可能性**があります．刺激感は使用開始後数日で消失することが多いが症状が続くときは使用できないこともあります．局所感染症に関しては基本的に皮膚感染症やび

表2 外用ステロイドによる皮膚あるいは局所の副作用

a) 痤瘡様皮疹・毛嚢炎と酒皶を含む
b) 眼瞼および口囲皮膚炎
c) 表皮真皮の萎縮,皮膚の脆弱性(老人のあるいは日光で障害された皮膚,間擦部,顔面で最も起こりやすい)
d) 創傷治癒遅延
e) 臀部肉芽腫性
f) 紫斑
g) 毛細血管拡張と紅斑
h) 皮膚線条
i) 色素脱失
j) 多毛症
k) 皮膚糸状菌感染の隠蔽あるいは増悪
l) 二次感染あるいは存在する感染の増悪
m) 接触皮膚炎
　(1) 保存剤あるいは基剤の他の成分によることがある
　(2) コルチコステロイド分子によることがある.この場合には類似構造を持ったコルチコステロイド分子と交叉反応することがある
n) その他

Drake LA, et al:J Am Acad Dermatol, 35:615-619, 1996
文献1より転載

らん,潰瘍面には使用できません.また高度の腎障害,魚鱗癬様紅皮症,2歳未満には安全性の観点から使用できません.

❺ タクロリムス軟膏の投与法

タクロリムス軟膏を使用するときは原則1日1回入浴後に使用し紫外線曝露は避けることが望ましいとされています.1回の塗布量は0.1%軟膏では5 g,0.03%軟膏では2〜5歳(20 kg未満)で1 g(約2 FTU),6〜12歳(20 kg以上50 kg未満)で2〜4 g(約4〜8 FTU),13歳以上(50 kg以上)で5 g(約10 FTU)を超えないようにします.1日の使用量は2回までとしています[1].上市後の長期投与の検討からも重篤な全身性有害事象はなく,安全性に大きな問題はないものと考えられています[1].

3) 抗ヒスタミン薬,抗アレルギー薬内服療法

アレルギー疾患で用いられる抗ヒスタミン薬は通常H1拮抗薬ですが,抗アレルギー薬という名称はわが国独自のもので国際的には「第二世代抗ヒスタミン薬」と呼ばれ,抗ヒスタミン薬のなかに含まれています.内服療法は外用薬の補助的な位置づけになっています.非鎮静性の第二世代抗ヒスタミン薬を第一選択とし,2週間程度で効果がない場合は増量または変更して個々の患者に適する薬剤を探すことが必要になることがあります.

● アトピー性皮膚炎の保険適応があるものはセルテクト®ドライシロップと,アレグラ®(適応はアトピー性皮膚炎に伴う掻痒となっています)のみです.しかし実際には飲みやすい剤形や内服回数によって決めることが多いです.

● 第二世代の抗ヒスタミン薬でシロップがあるのはザイザル®だけです.ザイザル®は6カ月以上から使用でき年齢で投与量,内服回数が決まっているので使いやすいと思います.

- 粉末がよい人には年齢と内服回数によって決めていきます．
- 6カ月から2歳未満まではアレグラ®しか使えません．2歳からはアレロック®が使用できます（2歳からジルテック®も使えますが，ジルテック®の効能を増強させたザイザル®があるため今回は割愛しています）．3歳以上になると1日1回の内服でよいアレジオン®，クラリチン®が使用できます．
- 錠剤は7歳以上で使用できます．アレグラ®OD錠，アレジオン®錠，クラリチン®レディタブ®錠，タリオン®OD錠が使用できます．12歳以上になるとデザレックス®錠や，ルパフィン®錠などが使えるようになります．
- 最後に内服回数が1日1回でよいのは6カ月から1歳未満のザイザル®シロップと3歳以上のアレジオン®，クラリチン®，12歳以上のデザレックス®，ルパフィン®になります．

■ 文 献

1）「アトピー性皮膚炎診療ガイドライン2015」（片山一郎/監，日本アレルギー学会アトピー性皮膚炎ガイドライン専門部会/著），協和企画，2015
2）Rawlings AV & Harding CR：Moisturization and skin barrier function. Dermatol Ther, 17 Suppl 1：43-48, 2004
3）古江増隆，他：アトピー性皮膚炎診療ガイドライン．日皮会誌，119：1515-1534, 2009

⑩ 蕁麻疹・血管性浮腫（クインケ浮腫）

犬尾千聡

典型例

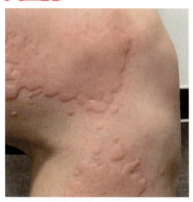

例1　蕁麻疹（成人例）
膨疹以外は正常皮膚である
第112回医師国家試験問題より引用

例2　蕁麻疹（乳児例　卵アレルギー）
湿疹病変の中に膨疹が散在している

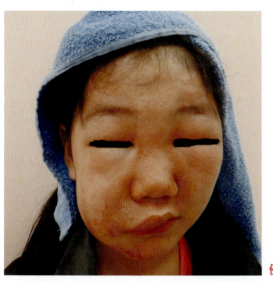

例3　血管性浮腫

Point

表1　臨床上のポイント：蕁麻疹と血管性浮腫

疾患	特徴
蕁麻疹	所見 さまざまな大きさの膨疹 感覚 痒み，時に灼熱感を伴う 経過 30分から24時間以内に正常になる一過性皮疹である．
血管性浮腫	所見 突然発症の下部真皮と皮下粘膜の浮腫 感覚 痒みよりも，痛みを伴う 経過 最高3日程度かかる．ゆっくりと症状は軽快する

0 はじめに

　蕁麻疹は頻繁に遭遇する疾患です．食べ物や薬によるアレルギー反応と思われることが多いのですが，特定のアレルゲンが同定されることは少なく，**対症療法**が基本となります．薬を内服していると症状が消失しているが，止めると症状が出現するという経過を繰り返し，家族が不安になるケースに数多く遭遇します．**慢性蕁麻疹は半年から数年単位での治療になること**があることを説明して治療に臨むことが大切です．

1 蕁麻疹の病態

　角層の下に真皮と表皮がありますが，真皮のマスト細胞が何らかの理由で活性化しヒスタミンを放出します．このヒスタミンが皮膚の毛細血管に作用することで，血管の拡張により**紅斑**となるとともに，血管の透過性が亢進することで膨疹が誘発されます（**図1**）．そのため，角層が病変の主体となるアトピー性皮膚炎とは違い，典型例の**例1**のように，**皮膚表面自体は平坦**なのが特徴です．ただし，元々アトピー性皮膚炎の乳幼児が蕁麻疹を呈することも多く，この場合は湿疹病変と膨疹が混在します（**例2**）．

2 臨床上のポイント

1) 診断

　蕁麻疹は膨疹か血管性浮腫，またはその両方を呈する疾患です．**痒みを伴う紅斑が24時間以内に出現・消失**すれば蕁麻疹と診断できます．ただし，自己炎症疾患やアナフィラキシー，蕁麻疹性血管炎，遺伝性血管性浮腫などを除外することが大切です．

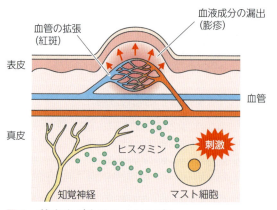

図1 蕁麻疹が生じるメカニズム

2) 分類

多くは原因が特定できない特発性蕁麻疹です[1, 2].

ⓐ 特発性蕁麻疹(約70％)

症状が6週間以内におさまるものは**急性蕁麻疹**, 6週間以上継続するものは**慢性蕁麻疹**と定義されています. 地図状, 環状の膨疹はこの病型によるものが多いとされています**(例1)**.

①急性蕁麻疹：一般診療で経験するほとんどの蕁麻疹はこのタイプです. 多くは24時間以内に症状が消失しますが, 10日から1週間続くこともあります. 特に誘因を検索する必要はありません.

②慢性蕁麻疹：夕方から夜間にかけて症状が出現, 悪化することが多いことが特徴です. 数カ月から数年にわたって症状が継続することも多いため, 長期間の治療が必要なことを理解してもらうことが大切です.

ⓑ 物理性蕁麻疹(14〜30％)

寒冷, 温熱, 圧迫, 日光などの刺激によって誘発されます. 物理性蕁麻疹の皮疹は基本的に出現後数分ないし2時間以内に消退します.

ⓒ アレルギー性蕁麻疹(約5％)

蕁麻疹は一般的に考えられているよりも, 食べ物などのアレルギー反応であることは少ないです. もっとも詳細な問診によって原因が特定できることもあります.

ⓓ 薬剤性蕁麻疹(数％)

急性蕁麻疹は上気道炎に伴って生じることも多く[3], その際にたまたま服用した薬剤によって誘発されたと誤認されていることもあり注意が必要です. アレルギー性の薬疹は薬剤開始直後から3日以内に出現するが, 投与開始5〜8日後より出現するタイプもあります. いずれも, 薬剤中止後1〜3日以内に症状が消失します.

ⓔ コリン性蕁麻疹(約3〜9％)

思春期から30歳台前半までに好発します. 発汗に伴い出現し, 皮疹は通常の蕁麻疹のように地図状(**図2A**)ではなく, 粟粒大から小豆大までの癒合傾向のない膨疹, または円形の膨疹や紅斑が出現するのが特徴です(**図2B**).

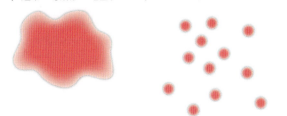

A) 通常の蕁麻疹：地図状　　B) コリン性蕁麻疹：小丘疹が散在

図2 コリン性蕁麻疹の皮疹の特徴

❻ 血管性浮腫（例3，約14.6％）

アンジオテンシン変換酵素（angiotensin-converting enzyme：ACE）阻害薬による場合，投与開始後1週間以内に発症することが多いです．ペニシリン，アスピリンなどのNSAIDsでも症状が誘発されます．蕁麻疹に伴って出現する血管性浮腫は蕁麻疹と同様の対応でよいですが，搔痒感，皮疹を伴わない場合には**遺伝性血管性浮腫**の可能性があり専門医への紹介が好ましいでしょう．

3 検査

一般的にアレルギー検査（抗原特異的IgE検査）がよく施行されていますが，前述のようにアレルゲンが原因で症状が誘発されるのはわずかであり，蕁麻疹以外に所見がなく，蕁麻疹自体にも特別な特徴がない場合，むやみに原因検索を行うべきではありません[4, 5]．

4 治療と注意点

1) 治療の基本

誘発要因がある場合には，その回避が最も重要です．原因がない場合や避けることができない場合（コリン性蕁麻疹）は**ヒスタミンH₁受容体拮抗薬の内服**が基本治療となります．抗ヒスタミン外用薬，ステロイド外用薬は効果の報告もなく，海外のガイドラインでは推奨されていません．

❶ 急性蕁麻疹

通常，夜間の外来で遭遇することが多いです．呼吸困難，呼吸症状がなければ，**第2世代抗ヒスタミン薬のなかでも鎮静性の少ない薬剤を処方して帰宅させるようにしましょう**（**表2**）．症状が緩和しない場合も考慮し，複数回分の抗ヒスタミン薬を処方しても構いません．その場合帰宅後，改善が乏しい場合は，数時間おきに内服するように指導します．ステロイド投与は急性蕁麻疹について，明確なエビデンスがありません．

❷ 慢性蕁麻疹（特発性蕁麻疹，コリン性蕁麻疹，血管性浮腫）

治療の第1選択は**ヒスタミンH₁受容体拮抗薬の内服**です．症状がときどき出現する場合も，まずは連日内服から開始すると効果が得られやすいです．2週間程度連日内服して，症状がコントロールできない場合には，2倍量を連日内服することを試してみます（国際的ガイドラインでは4倍量[5]）．それでも，改善が乏しい場合は，薬剤の変更を検討してください．また，ヒスタミンH₁受容体拮抗薬の内服に加えてヒスタミンH₂受容体拮抗薬や抗ロイコトリエン受容体拮抗薬を試みてもよいです．

表2　小児適応のある鎮静性の低い第2世代抗ヒスタミン薬

一般名（商品名）	1日容量	用法	特徴
フェキソフェナジン塩酸塩（アレグラ®）	6カ月〜：30 mg 2歳〜：60 mg 12歳〜：120 mg	1日2回	
エピナスチン塩酸塩（アレジオン®）	3歳〜：10 mg 7歳〜：20 mg	1日1回	
レボセチリジン塩酸塩（ザイザル®）	6カ月〜：1.25 mg 1歳〜：2.5 mg 7歳〜：5 mg	1日1回 1日2回	シロップ製剤あり
ロラタジン（クラリチン®）	3歳〜：5 mg 7歳〜：10 mg	1日1回	レディタブ製剤あり
オロパタジン塩酸塩（アレロック®）	2歳〜：5 mg 7歳〜：10 mg	1日2回	OD製剤あり
ベポタスチンベシル酸塩（タリオン®）	7歳〜：20 mg	1日2回	OD製剤あり
デスロラタジン（デザレックス®）	12歳〜：5 mg	1日1回	
ルパタジンフマル酸塩（ルパフィン®）	12歳〜：10 mg	1日1回	

❺ 保護者への説明

　保護者からは食物などの原因の同定を求められることが多いです．95％の蕁麻疹は食物などで症状が誘発されていないため，検査が有用でないことを説明します．原因が特定できなくても，対応策が明確になっていることをお話しし，鎮静性が少なく安全性が高い薬剤を継続的に飲むことで症状が改善されていることは順調な経過であることをお話ししてください．

❻ 専門医への紹介・フォロー

　痒みや発赤を伴わない血管性浮腫は**遺伝性血管性浮腫**を，発熱を伴う蕁麻疹を繰り返す場合は**自己炎症疾患**を考慮し，専門医への紹介が必要です．また，❹の治療を試みても改善がない場合にも，皮膚科診療を検討してください．

　■ 文　献

1) Champion RH：Urticaria: then and now. Br J Dermatol, 119：427-436, 1988
2) 田中 稔彦, 他：広島大学皮膚科外来での蕁麻疹の病型別患者数. アレルギー, 55：134-139, 2006
3) Zuberbier T：Urticaria. Allergy, 58：1224-1234, 2003
4) 秀 道広, 他：日本皮膚科学会ガイドライン　蕁麻疹診療ガイドライン. 日本皮膚科学会雑誌, 128：2503-2624, 2018
5) Wood RA, et al：AAAAI Response to the EAACI/GA（2）LEN/EDF/WAO Guideline for the Definition, Classification, Diagnosis and Management of Urticaria 2017 Revision. Allergy, 2018

第3章
発熱を伴う発疹

第3章 発熱を伴う発疹

1）付随所見による診療・鑑別のポイント
①発熱＋紅斑・丘疹

髙木　暢

0 はじめに

　発熱に伴う発疹は紅斑，丘疹，時に水疱など多様であるため，発疹だけを診て原因の微生物を特定することは難しい場合が多いです．

　発熱とともに発疹が出現する場合の多くは**感染症**ですが，その原因はウイルス，マイコプラズマ，リケッチア，細菌，スピロヘータ，真菌，蚊媒介感染症など多岐にわたります（**表1**）．

　紅斑が出現した発熱の原因がウイルスだった場合には，**ウイルス性中毒疹**と考えられますが，すでに薬を内服しているような場合は**薬疹**との判断がつきにくいことも少なくありません．ウイルス性中毒疹の多くが全身状態に影響なく，時間とともに自然軽快することが多いです．

　小児では皮膚バリア機能が脆弱である場合も多く，年長児の典型的な皮疹に比べて，年少児では皮膚所見が悪化しているようにみえることや，痒みで掻破してしまった結果，診断をつけにくくなる場合や細菌性の二次感染を起こす場合もあります．

　このような場合，診察所見だけではなく，保護者をはじめとした**周囲からの病状経過の聞き取り**が診断の一助となることもあります．

1 周囲への影響

　発熱を伴った発疹では，**周囲への感染**に注意する必要があります．保育園，幼稚園，学校への登園・登校に関しては，学校保健安全法に則った対応が必要となり，保護者への指導も重要となります．また，母親や周囲の妊娠可能な女性への感染による**胎児への影響**

表1　発熱＋紅斑・丘疹の鑑別疾患（よくある疾患は**太字**）

1. 紅斑が主のもの
麻疹，**風疹**，**突発性発疹**，**伝染性紅斑**，Gianotti-Crosti病（症候群），伝染性単核球症，エンテロウイルス感染症，アデノウイルス感染症，中毒疹，ジベルばら色粃糠疹，マイコプラズマ感染症，リケッチア感染症，**溶連菌感染症**，蜂窩織炎，痂皮性伝染性膿痂疹，丹毒，梅毒2期，真菌感染症，蚊媒介感染症（デング熱など），トキソプラズマ症，薬疹など
2. 丘疹から水疱を形成するもの（はじめから水疱形成する場合も多い）
単純ヘルペス，水痘，帯状疱疹，**手足口病**，コクサッキーウイルス感染症，伝染性膿痂疹など

表2 TORCH症候群での発熱と発疹の関係

頭文字	原因微生物	発熱	発疹
Toxoplasmosis	トキソプラズマ	稀	なし
Other （右の5つなど）	B型肝炎ウイルス	あることが多い	ある
	コクサッキーウイルス		
	EBウイルス		
	水痘・帯状疱疹ウイルス		
	梅毒	第2期にある	第2期にある
Rubella	風疹	ある	ある
Cytomegalovirus	サイトメガロウイルス	あることが多い	あることが多い
Herpes simplex virus	単純ヘルペス	初感染ではあり	あり（水疱が多い）

（TORCH症候群，**表2**）も考慮する必要があり，疾患によっては接触した周囲への発症予防のためのワクチン接種を検討する場合もあります．

これらのことを念頭に診察を進めるようにしてください．

2 臨床上のポイント

まずは，疾患を疑うことが重要です．発疹を診て，疾患を疑わなければ診断に結びつきません（**図1**）．

発疹は典型例から非典型例まであります．発疹だけではなく，**熱型と発疹の経過が重要**になります．典型例では熱，発疹，その他の症状の出現する順番が時系列である程度決まっています（**図2**）．

診察所見として，リンパ節腫脹，口腔内の所見，粘膜病変の出現，発疹以外の随伴症状として**腹痛，咳，鼻水，下痢**などの症状，さらに，それらの所見が**出現した順番・経過**も重要です．

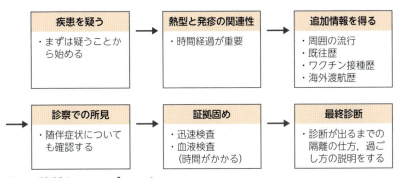

図1 診断までのアプローチ

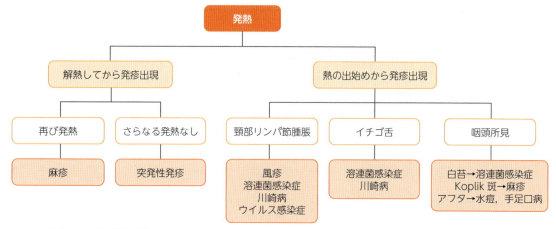

図2 発熱と発疹（典型例）

　周囲の流行は患児の症状とともに**潜伏期**を推測するために必要であり，季節・時期，海外渡航歴，患児の年齢，既往歴，ワクチン接種歴などの情報も重要となります．

　また，出現した発疹の一つひとつの**形，大きさの変化**，発疹が全身，局所，顔や頭皮まで広がるのか，発疹の形状が紅斑のままか，丘疹と思ったら水疱を形成するのか，落屑を伴うのか**時間経過に伴う変化**を把握する必要があります．

　例えば，溶連菌感染症（第3章-2-⑪参照），伝染性紅斑（第3章-2-⑨参照）などでは事前の発熱はごく軽度で，患児には重症感もない状態で発疹が前面に出現し，患児や保護者は発疹を主訴に受診することもあります．発疹を含めた時系列の情報と随伴症状の変化が診断する鍵となります．

　なお，各疾患の詳細は各項をご参照ください．

❸ 治療

①**川崎病**は診断基準を満たす所見が揃えばもちろんのこと，基準が不十分でも粘膜所見やリンパ節腫脹などが目立つ場合には診断基準を満たさないような早い段階でも専門医・入院施設へ紹介し，早期治療を行う必要があります（第3章-2-③参照）．

②**溶連菌感染症**は疑えば，centor criteriaに基づいた診断，迅速検査などから**抗菌薬治療**を開始します．この場合，発疹は比較的速やかに消退します（第3章-2-⑪参照）．

③特定の治療法はないが周囲への感染力が強い**麻疹，風疹，水痘**は隔離が必要となります．脳炎，肺炎などの合併症の治療が必要となる場合があります（第3章-2-②，⑤参照）．

④他の疾患は経口摂取など全身状態が問題なければ，発疹は経過観察，諸症状は対症的な治療により改善します．

⑤痒みに対しては，抗ヒスタミン薬の内服や外用薬を用いることが多いです．ステロイドの外用薬は用いないことが多いです．

4 保護者への説明

- 日毎に皮疹の状況は変化することが多いこと
- 熱などの随伴症状とともに毎日の観察が必要であり，状況によっては連日の受診が必要であること（初回の受診では診断確定しないことも多いことを説明します）
- 周囲への感染拡大の可能性を考えて，外出を控えること
- 発疹に触れることで感染拡大するかどうか（空気感染，接触感染などについて）
- 清潔保持も重要な場合があるため入浴の可否や家族内での入浴する順番について

5 専門医への紹介・フォロー

- 川崎病を疑えば，すぐに紹介します．
- 麻疹，風疹を疑えば，検体採取して保健所へ連絡し，指示を待ちます．どのような検体を採取するか，あらかじめ保健所に確認しましょう．
- 原因不明の皮疹は皮膚科と併診します．
- 保護者の不安が強ければ，連日の受診を促します．

■ 文 献

1）「あたらしい皮膚科学 第3版」（清水宏/著），中山書店，2018

第3章 発熱を伴う発疹

1）付随所見による診療・鑑別のポイント
②発熱＋粘膜疹

堀越　健

⓪ はじめに

　ここでは発熱と粘膜疹を認める疾患の鑑別を考えていきましょう．診療所の環境で，こどもの診療において日常的に遭遇する**「発熱と口腔内の粘膜疹を併せて認める疾患」**は臨床経過や粘膜疹の性状・部位に特徴があると把握しておくことで比較的簡単に診断できます！

　必ず**口腔内**は見ましょう．そして口腔内だけでなく**全身**も見ましょう！

❶ 症例

症例1：1歳8カ月の女児

　昨夜から38℃台の発熱を認め，今朝からも持続しているため当院を受診した．咳や鼻水を認めず，下痢や嘔吐も認めない．母親から，いつもはよく食べるのに食事が少なめだという．既往はなく，昨年から保育園を利用しており，現在施設での感染症流行はない．診察室では比較的元気そうにしているが，口を少し開けてよだれを多く垂らしている様子がみられる．

症例2：2歳2カ月の男児

　受診前日からの発熱を主訴にクリニックを受診し，普通感冒として経過観察となっていた．その後も連日発熱が持続するため，発熱5日目になって改めて受診．既往はなく，通園はない．周囲の感染症流行の報告もなかった．診察室では見るからにしんどい様子で，両側の眼球結膜が充血している．頸部のリンパ節が腫脹し触知された．背部を中心に紅斑が広がっているようだ．

❷ 診察上のポイント

> ❶ 各疾患に特有な発熱経過と粘膜疹の性状・部位の知識を整理しよう！
> ❷ 年齢は？
> ❸ 周囲の流行状況は？
> ❹ 粘膜疹の存在を疑う所見
> ❺ 身体診察（全身から開始して，おそらく口腔内・咽頭は最後）

❶まずは疾患の知識を整理することです．見たことない・知らない疾患は診断できません！

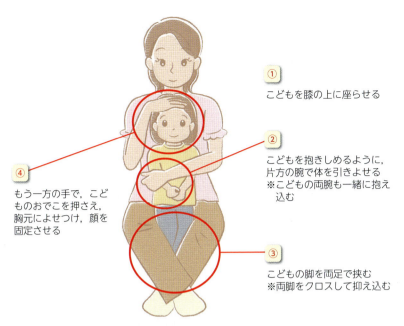

① こどもを膝の上に座らせる

② こどもを抱きしめるように，片方の腕で体を引きよせる
※こどもの両腕も一緒に抱え込む

③ こどもの脚を両足で挟む
※両脚をクロスして抑え込む

④ もう一方の手で，こどものおでこを押さえ，胸元によせつけ，顔を固定させる

図1　口腔内を診察する際の固定のしかた

ぜひ本書を利用してください．

❷・❸こどもの発熱はほとんどが**感染症**です．年齢によって罹患しやすい疾患は異なり，保護者から**園や学校の感染症の流行状況**が聴取できると事前確率がグンと上がります．また，**季節**によっても流行が大きく変化します．

❹よだれが多くなった・食事が少なくなった・口の中を気にしている仕草，などがみられると口腔内の異常を疑うヒントになります．のどの痛みのせいで嘔吐してしまうこどももいるため「嘔吐」もヒントになることがあります．

❺粘膜疹の存在を疑いながら，下記の基本的なこどもの診察と同じ手順で身体診察を行います．

❶全身状態を確認し緊急性の有無を評価
❷呼吸状態などを確認しつつ，全身の皮膚やリンパ節を確認
❸最後に咽頭所見や鼓膜所見を確認

こどもにおいて口腔内の診察は強く抵抗されることも多く，保護者から「口の中があやしいです！」と言われない限りは最後に行うことになるでしょう．嫌がるこどもたちの口腔内の診察には苦手意識を感じる方もいるかと思いますが，保護者やスタッフの固定指導（図1）も含め，ぜひめげずに診察しましょう！

3 粘膜疹の部位別に診た鑑別のポイント

粘膜疹は**軟口蓋**を中心に特異的な所見を認めることが多く，軟口蓋を中心に観察を進めます（**図2A**）．さらに**頬や舌・歯肉**の観察を忘れないようにします（**図2B**）．

4 粘膜疹が診断のヒントになる疾患

発熱から粘膜疹を認めるまでの臨床経過を確認することで診断に至ります．各論は各疾患のページをご覧ください．

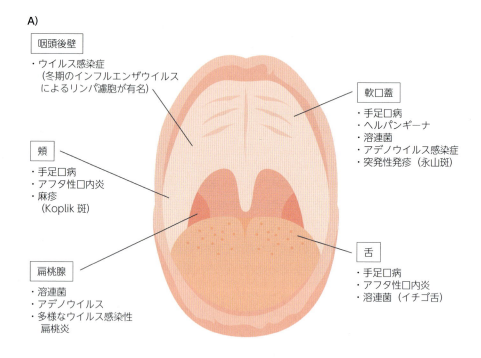

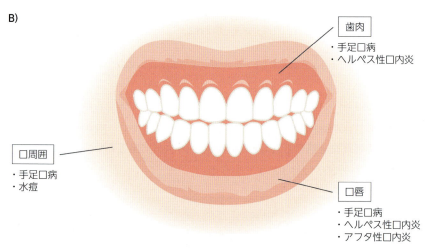

図2 口腔内・口周囲の粘膜疹の部位と鑑別疾患

1) 初診時の発熱と粘膜疹で比較的簡単に鑑別できる疾患

発熱後すぐの受診では所見が乏しく，診断が難しい場合がありますが，下記はそんななかでも初期から粘膜所見を認めるため鑑別がしやすい疾患です．

> ⓐ ヘルパンギーナ
> ⓑ 手足口病
> ⓒ 溶連菌感染症
> ⓓ 突発性発疹

ⓐ ヘルパンギーナ（第3章-2-⑦参照）

このなかで発熱＋粘膜疹をヒントに最も臨床診断しやすいのは，ヘルパンギーナではないでしょうか？ 基本的に粘膜疹以外の皮疹は認めませんし，「発熱＋咽頭炎」で説明できるシンプルな臨床像だからです．また粘膜疹も軟口蓋を中心に複数の水疱を形成し，他の部位には所見を認めることが少ないのも特徴です．流行時期が夏と決まっているため，周囲の流行状況とあわせて夏に診療所を訪れるこどもの発熱として非常にコモンです．

ⓑ 手足口病（第3章-2-⑧参照）

ヘルパンギーナとの鑑別でしばしば問題になるのは手足口病でしょう．夏に流行することや，口腔内に水疱を生じるのは同様ですが，ヘルパンギーナが軟口蓋に集中して水疱が分布するのと異なり，手足口病では口腔内全体に水疱を認めます．頬粘膜や舌，口唇周囲にも認めることがあります．初期の手足口病で粘膜疹しか認めずヘルパンギーナと判断しても，後から手足に発疹を認めるケースもあります．初診時に手足を中心に他の部位にも水疱がみられればヘルパンギーナとの鑑別は容易です．

ⓒ 溶連菌感染症（第3章-2-⑪参照）

溶連菌感染症は粘膜疹を認めますが，ヘルパンギーナや手足口病のような水疱を認めることは稀です．いわゆる咽頭炎・扁桃腺炎の様相を呈します．通常のウイルス性上気道炎と鑑別が困難な場合もあります．抗菌薬を投与するかどうかの判断にもなりますので，基本的には溶連菌抗原迅速検査か咽頭培養による診断が必要になります．咽頭の所見が目立たず，腹痛などの腹部症状や手足や体の紅斑が主な症状となることもあります．

ⓓ 突発性発疹（第3章-2-①参照）

突発性発疹は生まれて初めての発熱で認めることが多いとされ，早期診断に永山斑が有用とされています．ただし確定診断に至るためには良好な全身状態をもとに慎重な経過観察と他疾患の除外を行い，解熱してからの全身の発疹を確認することが必要です．筆者は，永山斑の特定には自信がありませんし，突発性発疹でしょう，とはなかなか言えません．発熱時には熱性けいれんを伴うことが多いとされており，月齢や初発の熱性けいれんから鑑別に挙げることがあります．

2) 初診時には発熱のみで粘膜疹が後から生じて鑑別できる疾患

初診時は発熱のみであったり，他の所見が先行するため必ずしも粘膜疹を認めず，疾患

の病期が進むに連れて粘膜疹が明らかになる疾患たちです．どれも最初は「かぜ」かと思われますが，注意深く経過観察しながら所見が揃うことで診断に至ります．

> ⓐ 川崎病
> ⓑ 麻疹
> ⓒ ヘルペス性歯肉口内炎

ⓐ 川崎病（第3章-2-③参照）

5日以上の発熱持続に頸部リンパ節腫脹や眼球充血，**不定形な紅斑**など複数の所見が揃うことで診断に至ります．診断のための主要症状の1つとして**イチゴ舌**がありますが，やはり発症後しばらくしてから認めることになりますし，他の所見とあわせて診断に至るため，粘膜疹としてのイチゴ舌だけで診断することはありません．

ⓑ 麻疹（第3章-2-②参照）

カタル期に発熱・咳嗽・鼻汁や眼脂を認めますが，カタル期の終わりに**Koplik斑**を認めることで診断に至ります．ただしカタル期の症状自体は上気道炎との鑑別が困難で，近年こどもの麻疹流行は非常に稀となっています．経験が乏しいため，粘膜疹による診断も慣れない医師が増えていくと予想されます．流行情報などを元に疑って臨む必要があります．

ⓒ ヘルペス性歯肉口内炎

発症当初は発熱のみで，2，3日が経過してから舌や口腔粘膜に**アフタ性潰瘍**を認めたり，**歯肉が真っ赤に充血**して腫れていきます．歯肉炎・口内炎を認めれば診断は容易ですが，長い場合は1週間程度発熱が持続してから粘膜疹を認めることもあります．

5 症例について

症例1

パッとみる限りで発熱以外の症状や身体所見に目立つものがなく，<u>よだれや咽頭痛</u>を想像させる仕草がみられます．これからさあ咽頭所見を確認…という状況です．夏場に流行する<u>ヘルパンギーナ</u>を想起させる症例ですが，口腔内の所見によっては<u>手足口病</u>の初期であったり，<u>溶連菌感染症</u>などの他疾患も十分鑑別に挙がります．

症例2

初診時には粘膜疹を認めず，日数が経過するごとに所見が揃う，<u>川崎病</u>が疑われる症例です．初診時に所見が乏しい症例にも多く出会いますので保護者には「こうなったら受診してほしい」という具体的な説明を心がけていきたいですね．

第3章 発熱を伴う発疹

2) 発熱・発疹をきたす主な疾患
①突発性発疹

太田 浩

典型例

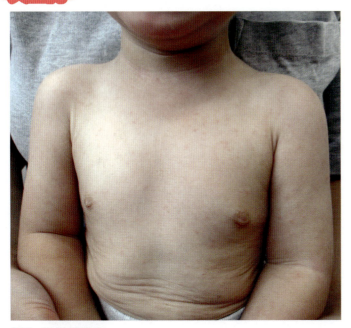

例1 突発性発疹
体幹，両腕に淡紅色斑が多数みられる

Point 表1 臨床上のポイント

疾患	特徴
突発性発疹	年齢 6カ月～3歳の乳幼児 経過 1～5日間の発熱後，解熱とともに発疹出現，1～3日で消退 発疹 顔面と体幹に淡紅色斑

0 はじめに

　突発性発疹は，1～5日間発熱し，解熱後，全身に小紅斑ができる良性の疾患です．発疹が出るころには診断は容易です．発熱の診療をしているときに，突発性発疹を鑑別診断に挙げ，その可能性を親に伝えておくことが重要です．

1 疾患の概要

　HHV-6 (human herpesvirus 6，ヒトヘルペスウイルス6)，HHV-7の感染により，6カ月～3歳の乳幼児に突発性発疹は起きます．症状のない親，兄弟の唾液から感染すると推定されています．HHV-6，HHV-7の2種類のウイルスで起きるため，突発性発疹に2度罹患することもあります．

　6カ月～3歳の乳幼児に，突然の発熱で発症し，1～5日間の発熱の後，解熱とともに発疹が出ます（**例1**）．顔面と体幹，四肢に**淡紅色斑**を生じ，癒合，色素沈着せず，2～3日で消えます[1]．発熱時は，軽度の咳，鼻水，下痢程度で，熱以外の症状は目立たず，**熱のわりに活気がある**ことが多いです．

2 臨床上のポイント

　解熱し，発疹が出る頃には診断は容易ですが，多くの患者は，発疹が出る前，熱が出ているときに外来を受診します．6カ月～3歳の乳幼児が発熱で外来を受診したとき，**熱以外の症状が目立たない場合は，突発性発疹を鑑別に挙げ，親にも説明しておくことが重要**です．ただし，熱が3～5日続くこともあるので，全身状態が不良の場合は，突発性発疹の可能性を考え外来経過観察するだけでなく，**熱源精査のため小児科に紹介する**ことも重要です．小児科に入院した後に解熱とともに発疹が出て，突発性発疹とわかることもあります．他の症状が目立たない発熱は**尿路感染**，**中耳炎**も鑑別に挙がりますので，注意が必要です．

3 治療と注意点

　診断がつく頃には，解熱し，発疹が出ています．発疹も1～3日で自然に消えますので，治療は必要ありません．

4 保護者への説明

　6カ月～3歳の乳幼児が発熱で外来を受診し，他の症状，身体所見が乏しいときは，突

発性発疹の可能性，経過を親に説明しておくといいでしょう．解熱とともに発疹が出れば，突発性発疹として様子をみてよいです．発疹も1〜3日で自然に消えると説明しておきましょう．もちろん，発疹が出たが，よくわからないときは，受診してもいいことも伝えておくといいです．

また，周囲のこどもにうつるか質問されることもあります．症状のない親や兄弟の唾液からうつり，突発性発疹になりますが，突発性発疹を発症したこどもから近くにいたこどもに直接うつり流行することはありません．

5 専門医への紹介・フォロー

診断がつけば，紹介は必要ありません．発熱が3日以上続いていて，ぐったりするときは，発熱の鑑別のため小児科への紹介も検討します．

■ 文 献
1)「あたらしい皮膚科学 第3版」(清水宏/著)，中山書店，2018

第3章 発熱を伴う発疹

2）発熱・発疹をきたす主な疾患
②麻疹・風疹

太田 浩

典型例

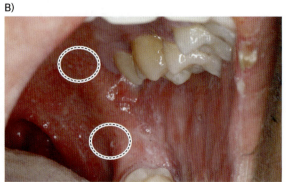

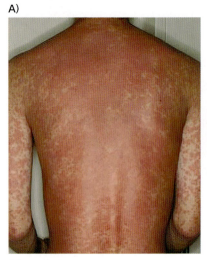

例1　麻疹
A) 皮膚：暗赤色調の紅斑が癒合している（提供：日立総合病院皮膚科 伊藤周作主任医長）
B) Koplik 斑：点線内に Koplik 斑がある（提供：水戸赤十字病院皮膚科 小林桂子部長）
古田淳一：発熱を伴う発疹への対応〜ウイルス性発疹（水痘，麻疹，風疹）〜．レジデントノート増刊，16：2103-2108, 2014 より転載

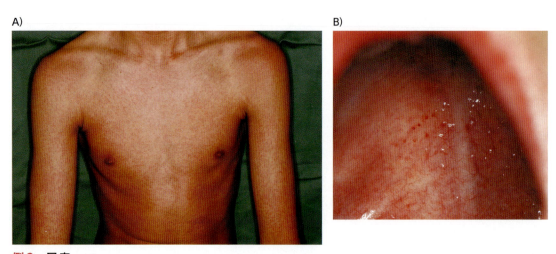

例2　風疹
A) 皮膚：紅斑があるが，癒合はしていない（提供：日立総合病院皮膚科 伊藤周作主任医長）
B) Forschheimer 斑：口蓋に点状出血がある〔出光俊郎：§14-3. 風疹と麻疹．「内科で出会う 見ためで探す皮膚疾患アトラス」（出光俊郎／編），pp.178-180，羊土社，2012 より転載〕

表1　臨床上のポイント

疾患	特徴
麻疹	発熱，咳，鼻水，結膜炎，咳がひどく，ぐったりするのが特徴 解熱後，体温の再上昇とともに発疹出現．発疹は落屑，色素沈着を残して治癒 頬の内側にKoplik斑 空気感染：手洗い・マスクの効果なし 妊婦：流産・早産の可能性あり 解熱後3日経つまで出校停止 診断したらすみやかに保健所に報告
風疹	発熱，咳，鼻水，結膜炎，リンパ節腫脹．比較的軽症で全身状態がよいのが特徴 発熱とともに発疹出現，落屑や色素沈着なく消退 口蓋にForschheimer斑 飛沫感染：手洗い・マスクで予防可能 妊婦：先天性風疹症候群の可能性あり 発疹が消えるまで出校停止 診断したらすみやかに保健所に報告

はじめに

　麻疹，風疹はこどもへの2回の予防接種が行われるようになり，出会うことが稀な疾患になっています．日本は，WHOにより2015年に麻疹排除国と認定されました[1]．ただし海外からの輸入例からの発症はあり，2018年に沖縄，名古屋，東京などで麻疹患者が発生しています．一方，風疹はまだ日本で排除できていません．2013年には14,344人が感染した流行があり，それによって，45人の先天性風疹症候群の患者が報告されました[2]．予防接種の徹底と的確な診断，感染隔離が重要になります．

1 麻疹

1) 疾患の概要

　10～14日の潜伏期間の後，発熱，咳，鼻水，結膜炎があります．**一度解熱し，体温の再上昇とともに発疹が出ます**．発疹の前後に頬の内側の粘膜に**Koplik斑**ができます（例1B）．発疹が出る前でもKoplik斑が見えることがあるのでしっかり見ましょう．発疹はやや暗赤色調の浮腫性紅斑が耳後部や頬部から始まり，体幹から四肢へ拡大します．**拡大癒合し不正形～網状になります**[3]（例1A）．発疹が出て，4，5日後に解熱し，全身状態は回復していきます．皮疹は**落屑，色素沈着を残して治癒**します．

2) 診断のコツ

　ワクチン接種歴，渡航歴，日本国内の発生動向と接触歴の聴取が重要です．疑った場合は，麻疹IgMを測定しますが，発疹出現早期は，偽陰性になることがあり，注意が必要です．麻疹と診断したらすみやかに**保健所に届け出ます**．

3) 治療と注意点

対症療法になります．麻疹の死因で最も多いのは**肺炎**であり，注意が必要です．

4) 保護者への説明

空気感染し，感染力がきわめて強いです．外出を避けます．空気感染であり，**手洗い，マスクでは感染は防げません**．妊婦に感染すると流産，早産の可能性があり，接触は避けます．なお，予防接種していない人と接触した場合，72時間以内に予防接種することで発症を防げることもあります．**解熱後3日経つまで出校停止**になります．

2 風疹

1) 疾患の概要

他のウイルス感染と鑑別が難しい軽症の発疹性疾患です．14〜18日の潜伏期間の後，**発熱ともに発疹が出ます．発疹は，軽い掻痒を伴う丘疹性紅斑**が全身に広がり，癒合せず，落屑や色素沈着はなく，3〜5日で消えます[3]（**例2A**）．咳，鼻水，結膜炎，リンパ節腫脹があり，**耳介後部のリンパ節腫脹**が顕著です．約半数に **Forschheimer斑**と呼ばれる点状出血様粘膜疹が口蓋に出ます[3]（**例2B**）．

2) 診断のコツ

ワクチン接種歴，渡航歴，日本国内の発生動向と接触歴の聴取が重要です．疑った場合は風疹IgM抗体を提出しますが，発疹出現早期は，偽陰性になることがあり，注意が必要です．風疹と診断したら，すみやかに**保健所に届け出ます**．

3) 治療のコツ

対症療法になります．

4) 保護者への説明

飛沫感染します．外出は避け，手洗い，マスクで感染予防を行います．妊婦に感染すると胎児に**先天性風疹症候群**の可能性があり，接触は避けます．**発疹が消えるまで出校停止**になります．

■ 文 献

1）厚生労働省：麻しんについて
https://www.mhlw.go.jp/seisakunitsuite/bunya/kenkou_iryou/kenkou/kekkaku-kansenshou/measles/index.html（2018年12月最終閲覧）
2）厚生労働省：風しんについて
https://www.mhlw.go.jp/seisakunitsuite/bunya/kenkou_iryou/kenkou/kekkaku-kansenshou/rubella/（2018年12月最終閲覧）
3）「あたらしい皮膚科学 第3版」（清水宏/著），中山書店，2018

第3章 発熱を伴う発疹

2) 発熱・発疹をきたす主な疾患
③川崎病

太田 浩

すぐに小児科へ

典型例

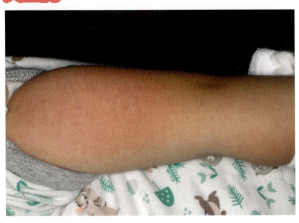

例1　BCG発疹
BCG接種部位の発赤
提供：水戸済生会総合病院 神﨑美玲先生

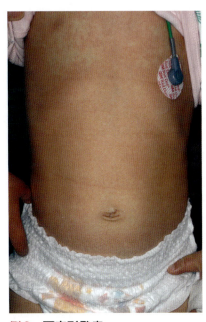

例2　不定形発疹
不定形発疹．胸部から腹部にかけて紅斑がみられる
提供：水戸済生会総合病院 神﨑美玲先生

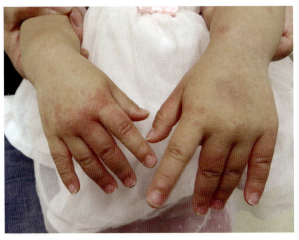

例3　硬性浮腫
手背から指にかけて浮腫がある
提供：川崎市立多摩病院小児科 山本寿子先生

0 はじめに

　川崎病は，主に4歳以下の乳幼児に発症する急性熱性疾患であり，先進国の後天性心疾患を起こす原因となっています．日本人の罹患率は高く，2016年の調査では，5歳未満の人口10万対330.2人で，**月齢9〜11カ月**にピークがありました[1]．

　発熱で外来受診する乳幼児はたくさんいます．その原因は，**ウイルス性上気道炎**が最多です．発熱で受診した乳幼児が，咳，鼻水，咽頭痛があり全身状態良好で，上気道炎の接触歴があり，3日以内に解熱する場合はウイルス性上気道炎の可能性が高いといえますが，3日以上熱が続いたときは，川崎病も鑑別に入れた診察が重要です．

1 川崎病の診断

　川崎病の診断基準を**表1**に示します．また主要症状が4つ以下でも医師の判断により川崎病と診断された場合は**不全型**といいます[2]．不全型だから軽症というわけではなく，不全型でも冠動脈異常が発生するため，注意が必要です．実際，紹介する時点で症状が5つ以上そろっていることは少ないです．診断基準を満たさなくても，川崎病を疑った時点で，5日以内に治療・診断が可能な病院の小児科に紹介することが望ましいです．

2 臨床上のポイント

　発熱が3日以上続く4歳以下の乳幼児では，川崎病の主要項目を念頭に診察をしていきます．
- 主要項目には含まれていませんが，1歳前後では，**BCG接種部位が再発赤**することが多いため確認します（**例1**）．再発赤がないことで川崎病を否定はできませんが，発赤があ

表1　川崎病診断基準

1	5日以上続く発熱
2	両側眼球結膜の充血
3	口唇の紅潮，いちご舌，口腔咽頭粘膜のびまん性発赤
4	不定形発疹
5	四肢末端の変化：（急性期）手足の硬性浮腫，掌蹠ないしは指趾先端の紅斑 　　　　　　　　（回復期）指先からの膜様落屑
6	急性期における非化膿性頸部リンパ節腫脹

6つの主要症状のうち5つ以上の症状を伴うものを本症とする．
ただし，上記主要症状のうち，4つの症状しか認められなくても，経過中に断層心エコー法，もしくは，心血管造影法で，冠動脈瘤が確認され，他の疾患が除外されれば本症とする．

文献2より引用

- れば要注意です．
- 眼球結膜の充血は両側性で眼脂がないことが特徴です．
- 口唇の紅潮，いちご舌，口腔咽頭粘膜のびまん性発赤があるときは，溶連菌感染も鑑別になります．
- 不定形発疹（例2）が出ても，すぐに消失してしまうこともあるので，親に発疹が出ていなかったか問診することが重要です．発熱，発疹があるとき，溶連菌感染やウイルス感染に伴う蕁麻疹も鑑別になります．
- 手足の硬性浮腫（例3），掌蹠や指趾先端の紅斑の有無を確認するため手足も診察します．
- 川崎病を考えるとき，頸部リンパ節腫脹は1.5 cm以上を有意としますが，発熱に咽頭所見，頸部リンパ節腫脹を伴うときは，溶連菌感染やアデノウイルス感染も鑑別になります．

3 保護者への説明

　乳幼児の発熱で外来受診した保護者には，熱が3〜4日続くとき，風邪以外の病気の可能性もあるので再診するよう指導します．

4 専門医への紹介

　発熱が続く乳幼児で川崎病を疑った場合は，川崎病の診断基準を満たすのを待たずに，川崎病の診断，治療が可能な病院に紹介することをためらわないことが重要です．

■ 文　献
1） 日本川崎病研究センター川崎病全国調査担当グループ：第24回川崎病全国調査成績（2017年9月）
　　http://www.jichi.ac.jp/dph/kawasakibyou/20170928/mcls24report.pdf
2） 厚生労働省川崎病研究班：川崎病診断の手引き改訂5版（2002年2月）
　　http://www.jskd.jp/info/pdf/tebiki.pdf

第3章 発熱を伴う発疹

2) 発熱・発疹をきたす主な疾患
④ Gibertばら色粃糠疹

小宮山 学

典型例

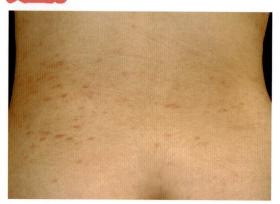

例1　Gibertばら色粃糠疹
脊椎中心に皮膚割線に沿った「クリスマスツリー」状の配列がみられる

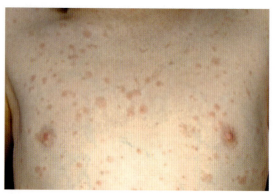

例2　Gibertばら色粃糠疹
前胸部はV字型の配列となる
（提供：水戸協同病院皮膚科 田口詩路麻先生）

Point

表1　臨床上のポイント：特徴的な経過と皮疹

疾患	特徴
Gibertばら色粃糠疹	**部位** 体幹部や四肢の中枢側 **所見** 母指大の初発疹（ヘラルドパッチ），1〜2週後に長軸が皮膚割線に沿った楕円形の皮疹が多発 **ポイント** 1〜2カ月の自然軽快の経過．保護者へのその説明と理解

⓿ はじめに

　Gibertばら色粃糠疹（Pityriasis rosea Gibert）は，皮膚の炎症性角化症の1つです．特徴的な経過と皮疹を呈するため，疑うことができれば診断は比較的容易です．自然軽快する一方で，治癒には1〜2カ月かかるため，普通の湿疹と誤診されドクターショッピングをしやすい疾患でもあります．経験がない場合や診断に自信のない場合は，早めに専門医への紹介を検討するとよいでしょう．

❶ 疾患概要

　粃糠疹とは，皮膚に角質が増して米糠（ぬか）様に落屑する状態です．HHV-6,7（ヒトヘルペスウイルス）の感染に伴う二次的な反応が示唆されていますが，機序は明確にはなっていません[1)2)]．この疾患自体が直接感染することはありません．乳幼児期にはあまり発症せず，**10〜30代に多い**のが特徴です．性差はないとするものや，女性に多いとする報告もあります．季節も報告により異なりますが，**冬期に好発**します[1)]．

❷ 臨床上のポイント

　本症に特異的な検査はなく，症状や臨床所見で診断します．

1) 初発疹

　初期症状としては，90％の症例にヘラルドパッチ（herald：前触れ）と呼ばれる，2〜10cm程度の比較的大きな**卵円形の初発疹が1つ出現**します[1)3)]．周囲に冠状の落屑を有する紅斑で，中心部はやや黄色調に退色しています．脇下など気づきにくい位置の発症や，痤瘡（ニキビ）と誤認されることもあります．また69％には初発疹の出現前や出現中に，倦怠感，疲労，嘔気，頭痛，関節痛，リンパ節腫大，発熱，咽頭痛など随伴症状がみられます[2)]．

2) 多発紅斑

　初発疹の1〜2週間後に，体幹部や四肢の中枢側にかけて，ひとまわり小さい1〜4cm程度の表面に鱗屑を伴う**卵円形の紅斑が多発**します．通常は顔や手足には出現しませんが，稀にこれらの好発部位と反対の部位に出現する例もあります．卵円形の長径は皮膚の割線方向にほぼ一致するため，背部では脊椎に沿って「クリスマスツリー状」の配列（**例1**）になり，前胸部の発疹はV字型の配列（**例2**）となることが特徴です（**図1**）．

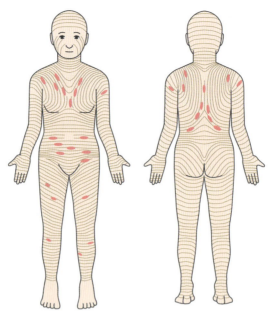

図1　多発紅斑の好発部位

3 治療と注意点

　特別な治療なく自然治癒します．平均して45日持続しますが12週間続くこともあります[3) 4)]．そのため，**まず診断をつけ，病状経過を説明すること**が重要な"治療"となります．診断がつかないままドクターショッピングを行う例も少なくありません．

　また50％の症例に中等度から重度のかゆみを生じ[4)]，治療薬の中心は**かゆみのコントロール**となります．経口抗ヒスタミン薬内服および，局所のステロイド外用は症状緩和の有効な手段です．マクロライド系抗菌薬を用いた研究が多数ありますが，現在のところ十分な証拠は得られていません[4)]．重症例にアシクロビルが有効であるとの報告もありますが[5)]，現在のところ小児に有効であるとの十分な証拠はありません．光線療法の有効性についての報告もありますが[1)]，まだ証拠が不十分であり専門医による判断が必要です．

　本症に類似の症状を示す**鑑別診断**としては，梅毒2期疹，貨幣状湿疹など多くの湿疹，薬疹，脂漏性皮膚炎，急性滴状乾癬，体部白癬などがあり，鑑別のために皮膚生検が行われる場合もあります．

4 保護者への説明

　診断がついたならば「自然治癒するが，おおむね1～2カ月，長くても3カ月程度と時間がかかること」「自己搔破などによる二次性の湿疹がない限りは，痕に残ることはないこと」「再発は1～3％程度と低いこと」「他の重篤な疾患から続発したものではないこと」「周囲への感染はないこと」「日常生活に制限は不要で，学校や幼稚園を休む必要はないこ

と」などを説明します．外用薬の使い方，保湿，清潔といった一般的なスキンケアの指導も必要となります．

5 専門医への紹介，フォロー

　診断に自信のないとき，かゆみのコントロールが不十分なとき，上記の特徴で説明できない症状があるときには，皮膚科専門医を紹介します．

■文 献
1) Villalon-Gomez JM：Pityriasis Rosea: Diagnosis and Treatment. Am Fam Physician, 97：38-44, 2018
2) Rebora A, et al：Pityriasis rosea and herpesviruses: facts and controversies. Clin Dermatol, 28：497-501, 2010
3) Drago F, et al：Pityriasis Rosea: A Comprehensive Classification. Dermatology, 232：431-437, 2016
4) Chuh AA, et al：Interventions for pityriasis rosea. Cochrane Database Syst Rev, ：CD005068, 2007
5) Chuh A, et al：A position statement on the management of patients with pityriasis rosea. J Eur Acad Dermatol Venereol, 30：1670-1681, 2016

第3章 発熱を伴う発疹

2) 発熱・発疹をきたす主な疾患
⑤水痘

髙木真知子

典型例

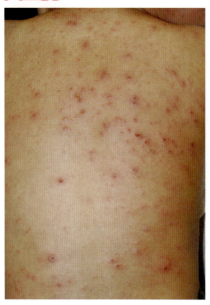

例1　背部の皮疹
紅色丘疹，水疱，痂皮が混在している
（提供：水戸済生会総合病院 神﨑美玲先生）

例2　前額部の皮疹
左眉毛部の痂皮を有する皮疹は後に瘢痕を残した

Point　表1　臨床上のポイント

疾患	特徴
水痘	**部位** 全身 **所見** 紅斑，水疱，痂皮が混在 **前駆症状** 発熱，食欲不振，不機嫌 **発症時期** 冬〜春

0 はじめに

　水痘は，"みずぼうそう"とも呼称される，乳幼児から学童前半に好発する感染症です．平成26年10月より，1〜2歳児を対象にワクチンが定期接種化され，対象となった乳幼児での発症は減少し，好発年齢が定期接種化前の年代の学童にシフトしています[1]．水痘の感染力はきわめて強いため，適切に診断し感染拡大を防ぐことが求められます．

1 疾患概要

　水痘は，水痘・帯状疱疹ウイルス（VZV）の初感染により発症します．感染経路は**空気感染・飛沫感染・接触感染**（唾液や水疱内容から）があり，**冬から春**にかけて流行します．潜伏期間は約2週間で，発疹出現の1〜2日前からすべての皮疹が痂皮化するまでは，他への感染リスクがあります[1]．治癒後は知覚神経節に潜伏し，再活性化の際には**帯状疱疹**（第4章-⑦参照）をきたします．

2 臨床上のポイント

　発熱，食欲不振，不機嫌などの症状と同時か1〜3日遅れて，被髪部や口腔内を含む**全身に皮疹が出現**します．個々の皮疹は**紅色丘疹→水疱→痂皮**の経過をとり，時に瘢痕を残します．陳旧の皮疹が混在して散在し（**例1，2**），掻痒を訴えることがあります．健常児では，**通常1週間〜10日で自然治癒**しますが，**免疫不全患者では重篤な合併症**をきたし，時に致死的な経過をとります．合併症には，**肺炎，脳髄膜炎，小脳失調，片側性高音難聴，Reye症候群**（痙攣，意識障害，肝機能異常，高アンモニア血症）などがあります．罹患児へのアスピリン投与はReye症候群のリスクを高めるといわれており，サリチル酸系解熱薬は避けるべきです[1]．

3 治療と注意点

　抗ウイルス薬は，できるだけ早期（発症から2〜3日以内）の投与が望ましいとされますが，皮疹出現から5日過ぎていたとしても**皮疹の新生が続いている場合には投与を考慮**します[2]．健常児では，一般的に対症療法で治癒に至るとされていますが，わが国では軽症化および周囲への感染の最小化を目的として，抗ウイルス薬を投与する医師が多いようです．ただし今後，水痘ワクチン接種者が増えて健常児の水痘が軽症化するなかで，抗ウイルス薬を投与すべき症例は低下すると思われます．なお，**免疫不全患者**においては重症化のリスクが高いため，**アシクロビルの点滴加療**を行います．受診の際や入院の場合は，**院内感染への配慮**が必要です．

4 小児に用いられる抗ヘルペスウイルス薬について

1) アシクロビル

　顆粒製剤もあり小児でも内服可能ですが，経口吸収が悪く，かつ腎排泄が速やかで，血中濃度が維持できないため内服回数が多くなります（小児では1日4回）．そのため内服で加療する場合には，後述するバラシクロビルの方がアドヒアランスは高いです．

　注射製剤は高い血中濃度が得られるため現在でも積極的に使用されますが，腎排泄がやはり早いので1日3回の投与が必要です[2]〔1回量5 mg/kg（20 mg/kgまで増量可能）〕．**免疫低下者では7～10日間の投与が標準的です**[3]．

2) バラシクロビル

　アシクロビルの経口吸収を改善させたプロドラッグで，アシクロビルに劣らぬ効果が確認されています[2]．顆粒製剤もあり，小児でも内服可能です．**内服回数は1日3回**（1回量25 mg/kg，最高1,000 mg）で，**内服期間は5日間が標準的です**[3]．

5 保護者への説明

　第二種学校感染症に当たり，**すべての発疹が痂皮化するまでは出席停止**となるため，必要であれば診断書を作成します．患児の母親が妊娠中の場合は，母親への感染にも注意が必要です．感染した母体が重症化するだけでなく，在胎13～20週までの罹患は胎児に**先天性水痘症候群**を生じる危険性が高いです．さらに，周産期の母体感染で児へのウイルス移行があった場合，**新生児水痘**を発症します[4]．

6 専門医への紹介・フォロー

　すべての皮疹が痂皮化したことを確認して，登校許可を出します．症状が遷延する場合や免疫不全患者で重症化が懸念される場合には，専門医へ相談します．

■ 文　献

1）中野貴司：麻疹・風疹・水痘と予防ワクチン．Derma，260：23-30，2017
2）古賀文二，他：アシクロビル、バラシクロビル、ファムシクロビル．Derma，255：39-43，2017
3）川田潤一：ヘルペスウイルス感染症と抗ウイルス薬．小児科，57：1572-1573，2016
4）北東功：水痘・麻疹．周産期医学，47：271-274，2017

第3章 発熱を伴う発疹

2) 発熱・発疹をきたす主な疾患
⑥カポジ水痘様発疹症

安藤典子

典型例

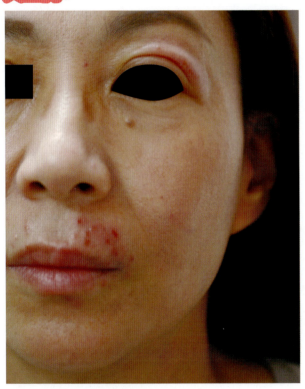

例1　カポジ水痘様発疹症
48歳，再発性カポジ水痘様発疹症．
アトピー性皮膚炎あり．
眼瞼および鼻下に小水疱，びらんを認める．
チクチクとした痛みを自覚．

Point　表1　臨床上のポイント

疾患	特徴
カポジ水痘様発疹症	部位　顔面・頸部 所見　水疱→膿疱化→びらん→痂皮化 　　　発熱・リンパ節腫脹・全身倦怠感 鑑別疾患　伝染性膿痂疹・アトピー性皮膚炎の増悪など

⓪ はじめに

　カポジ水痘様発疹症はKaposiにより1887年に報告された疾患です．アトピー性皮膚炎やダリエー病などの患者に，単純ヘルペスウイルスが感染し，広範囲に水疱や膿疱を認めます．リンパ節腫脹や発熱をしばしば伴います．基礎疾患としてアトピー性皮膚炎が圧倒的に多いですが，ダリエー病，ヘイリーヘイリー病，菌状息肉症，落葉上天疱瘡など報告があり，**皮膚バリア機能低下と免疫低下**が関与しています．特に**重症のアトピー性皮膚炎や，アトピー性皮膚炎のコントロールが不良の患者に発症しやすい**です．過労や発熱，紫外線曝露などが誘因となります．

　主な原因ウイルスはHSV-1で，経皮的に初感染し発症する場合が一般的ですが，稀にHSV-2が原因の症例もあります．最近はアトピー性皮膚炎患者において，初感染のみならず，再発性ヘルペスから本症に移行する例も多いです．

① 臨床上のポイント

　顔面，頸部に好発します．紅暈を有する小水疱が集簇性に多発します．やがて水疱は膿疱化し，癒合し不規則なびらん面を作ります．3〜4日で痂皮化しますがさらに水疱が周辺の健常皮膚に拡大していきます．初感染の場合は個疹が大きく発熱やリンパ節腫脹，全身倦怠感なども強いです．

　診断は単純ヘルペス感染症ですのでTzanck試験などでウイルス感染を確認します（第4章-⑥参照）．

② 治療と注意点

　抗ウイルス薬の全身投与が基本です．可能な限り早期に治療を開始します．本症に保険適応のある薬剤はバラシクロビル（バルトレックス®），ファムシクロビル（ファムビル®）およびアシクロビル（ゾビラックス®）です．軽症例では口唇ヘルペスに準じた投与量で構いません．重症例や重症が予測される例ではアシクロビルの点滴など帯状疱疹に準じた投与量が必要ですので，専門医へ紹介します．顔面のカポジ水痘様発疹症では角膜ヘルペスを合併しやすいので注意が必要です．眼周囲に水疱がみられる場合は眼科へ紹介します．

③ 改善がみられなかったら

　上記の治療で改善がみられない場合は，**伝染性膿痂疹やアトピー性皮膚炎自体の増悪**などが鑑別になります．適宜細菌培養を行い，判断に迷う場合は専門医への紹介を考慮します．

■ 文 献

「最新皮膚科学体系 第15巻 ウイルス性疾患 性感染症」（玉置邦彦，他／編），20-24，中山書店，2003

第3章 発熱を伴う発疹

2）発熱・発疹をきたす主な疾患
⑦手足口病

堀越　健

0 はじめに

　その名の通り，手・足・口などを中心に出現する水疱性の発疹が主症状となる急性ウイルス感染症です．典型例であれば経過と特徴的な発疹の分布から診断は容易です！

1 疾患概要

　エンテロウイルス属である**コクサッキーウイルスA群やエンテロウイルス71**などが原因になります．原因ウイルスによって水疱の大きさや疾患としての重症度が異なる傾向があり，毎年の流行状況により少しずつ疾患の印象が違うのも特徴です．自然治癒が期待でき，基本的に軽症な疾患ですがごく稀に**無菌性髄膜炎や心筋炎**を認めることがあり，重症化した場合に備えた対応が必要です．

2 臨床上のポイント

流行時期	夏季
好発年齢	幼児（特に4歳以下）
環境	同朋・集団保育あり

1）臨床経過

- 潜伏期間：3〜5日
  ↓
- 口腔粘膜や手掌，足底部や足背部などに2〜3mmの**水疱性発疹**が出現する
- 発熱は同時期にみられるが，高熱ではなく，頻度も全体の1/3程度
  ↓
- 1〜2週程度で**発疹は自然消失**する
- 咽頭痛も併せて自然軽快していく
  ↓
- 1〜2カ月してから**爪が変形・脱落**することがある（コクサッキーA6ウイルスが原因の際に多いとされる）

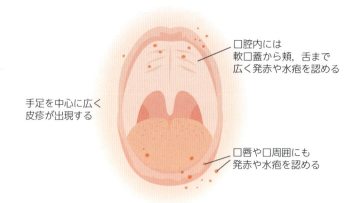

口腔内には
軟口蓋から頬，舌まで
広く発赤や水疱を認める

手足を中心に広く
皮疹が出現する

口唇や口周囲にも
発赤や水疱を認める

図1　手足口病の発疹の部位と特徴

2）発疹について

　こどもの手掌・足底部に複数の水疱を認める疾患はまず他にないので，典型例はほぼこれで診断可能です．口の周囲や，肘や膝，股から臀部にかけてなど手や足や口と呼べる場所を中心に複数箇所に水疱疹が出現します．ただし手・足・口の3箇所すべてに水疱が出揃うとは限りません．年によって流行する原因ウイルスの型が異なり，もしかして水痘か？と悩んでしまうような症例に出会うことがあります．

3）口腔内について

　部位が軟口蓋に限らず**頬粘膜を含む口全体**に出現するのも特徴です（**図1**）．水疱は破れて**潰瘍状**になることが多いです．患児が口の中を気にしたりよだれが増えて垂らす様子はヒントになります．

❸ 治療と注意点

1）対症療法が基本

　ウイルス感染症であり，**抗菌薬は不要**です．高熱を認めることも少なく全身状態は比較的良好なことがほとんどで，水疱には痒みや痛みを伴うことは少ないようで，基本的に**外用薬は不要**です（経験的にカチリ軟膏やワセリンの外用が行われることがあるようです）．

2）咽頭痛への対策

　喉が痛いせいで熱いものや塩辛いもの，酸味の強いものは嫌がる傾向がありますので，どうしても食事や水分を受け付けない場合はしっかり冷たくした氷水やアイスなどを勧めるとよいでしょう．

3）合併症に注意

　稀に**無菌性髄膜炎や心筋炎**の合併に伴う死亡症例が国内でも報告されます．東アジア地

域を中心として，近年では中国やベトナムなどでも多数の死亡例を伴うような大規模な流行が断続的に発生しています．国内でも断続的に大規模な流行を起こしていますので，重症例が紛れ込む可能性は十分にあると思われます．

4 予防・周囲への感染について

1) 感染経路：飛沫感染，接触感染を含む糞口感染

急性期はもちろん，軽快後も**数週間**は便からウイルスが検出されることもあります．

2) 学校・園に行かせてもよい？

「学校において予防すべき感染症」のなかには規定されておらず，出席停止扱いにするものとはなりません．感染経路を考えると急性期だけ休ませても周囲への感染は予防しきれませんので，熱もなく経口摂取も問題なければ登校登園は再開してよいでしょう．ただし断続的な流行と死亡報告があることを考えると**無理な登校登園は避け**，積極的な手洗いやうがいなどの衛生面の管理を行い**集団発症を防ぐ**こころがけが必要でしょう．

5 専門医への紹介・フォロー

1) 咽頭痛による経口摂取困難〜脱水

食事や哺乳を受け付けず，**脱水症**になることがあります．外来での補液で対応できないほど消耗が激しい場合は入院が検討されます．

2) 高熱持続や全身状態増悪

発熱が2, 3日持続したり，急速に全身状態が悪化していく場合は**合併症の存在を疑う**ことになります．診療所のセッティングではなかなか精査ができませんので**専門医療機関への紹介**を検討する必要があります．

6 保護者への説明

基本的に軽症かつ予後良好な感染症です．（手足口病に限った話ではありませんが）まず大丈夫ですよ，という説明で保護者を安心させてよいのですが，**ごく稀に重症な合併症が起こりうることはしっかり説明する必要があります**．「先生から大丈夫と聞いていたから様子を見ていてよいと思って受診させないでいたら，こんなにひどくなってしまった」ということがないように，保護者への注意喚起は忘れずに行いましょう！

さらに，大規模な流行を予防することは重症な合併症を予防することと同じことです．**感染後しばらくは便からウイルスが検出され感染のリスクがあること**などを強調して説明し，普段の手洗いなど衛生管理を徹底してもらうよう保護者に説明することが大切でしょう．

第3章 発熱を伴う発疹

2）発熱・発疹をきたす主な疾患
⑧ヘルパンギーナ

堀越　健

⓪ はじめに

　夏季になると出会う小児感染症の代表格，俗に言う「夏かぜ」の一種です．典型例であれば臨床経過と特徴的な口腔粘膜の所見を押さえておけば，ほぼ一発診断が可能です！　夏季はいつもに増して咽頭所見をしっかり確認したくなりますね．

1 疾患概要

　エンテロウイルス属である**コクサッキーウイルスA群（CA）**が主な病因です．毎年5月頃から増加し，7月頃をピークにして10月頃にはみられなくなります．発症は5歳以下が全体の90％以上，特に**2歳以下**が好発年齢です．

2 臨床上のポイント

流行時期	夏季
好発年齢	特に2歳以下の幼児
環境	同朋・集団保育あり

1）臨床経過

- 潜伏期間：2〜4日
  ↓
- 突然の発熱と咽頭痛の訴え（水疱の形成）がほぼ同時期に始まる
  ↓
- 2〜4日程度で解熱
  ↓
- 解熱にやや遅れて発疹が消失
- 痛みや苦痛もあわせて消失していく

2）発疹について

　咽頭粘膜の発赤は強く，軟口蓋から口蓋弓にかけてを中心に**直径1〜2 mmかそれ以上**

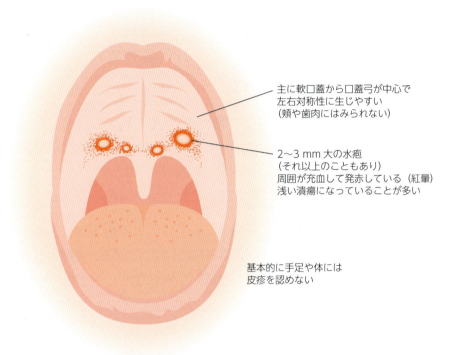

図1　ヘルパンギーナの発疹の部位と特徴

の小水疱が形成されます（**図1**）．小水疱の周囲は充血して赤くなります（紅暈）．診察時には小水疱は破れ，浅い潰瘍になっていることがあります．**患児が口の中を気にしたりよだれが増えて垂らす様子**は診断のヒントになります．

3) 鑑別診断

発熱・咽頭痛を主訴にしうる疾患が鑑別の対象です．夏に流行する**手足口病**が鑑別の代表になりますが，他にも**溶連菌感染症・アデノウイルス感染症**やいわゆるウイルス感染による普通感冒も鑑別になります．

3 治療と注意点

1) 対症療法が基本

発症から1，2日の発熱と咽頭痛による**苦痛のピークをいかにやり過ごすか**が重要になります．ウイルス感染症であり，**抗菌薬は不要**です．また，口腔内への外用は積極的には行いません．

2) 咽頭痛への対策

喉が痛いせいで熱いものや塩辛いもの，酸味の強いものは嫌がる傾向がありますので，

どうしても食事や水分を受け付けない場合はしっかり冷たくした氷水やアイスなどを勧めるとよいでしょう．

4 予防・周囲への感染について

1) 感染経路：飛沫感染，接触感染を含む糞口感染

急性期はもちろん，軽快後も**数週間**は便からウイルスが検出されることもあります．日頃から**積極的な手洗い**やうがいなどの衛生面の管理が大切になります．

2) 学校・園に行かせてもよい？

「学校において予防すべき感染症」のなかには規定されておらず，出席停止扱いにするものとはなりません．感染経路を考えると急性期だけ休ませても周囲への感染は予防しきれませんので，熱もなく経口摂取も問題なければ登校登園は再開してよいでしょう．

5 専門医への紹介・フォロー

1) 咽頭痛による経口摂取困難〜脱水

咽頭痛のために食事や哺乳を受け付けず，**脱水症**になることがあります．外来で対応できないほどの脱水症は入院も視野に入れて紹介を行います．

2) 高熱持続や全身状態悪化

稀ではありますが**無菌性髄膜炎や心筋炎**などの合併例が報告されています．この場合，診療所では確定診断が困難であり，全身状態が悪化していく場合は紹介を検討します．

6 保護者への説明

「ヘルパンギーナ」は聞き慣れない人には相当インパクトのある名前です．保護者は診断名を聞いただけで「なんだそりゃ！？ 本当に大丈夫かな？」と非常に不安になります．まずは**相当不安にさせた状態から説明していく必要がある**と自覚しましょう．自然治癒を期待できる反面，頻度は低いながら重症化することがありますので「**こうなったら受診してほしい**」という具体的な説明をこころがけましょう！ 例えば高熱と咽頭痛でくり返し嘔吐したり飲食が受け付けなくなってしまいぐったりしてしまう場合，改善する見込みの期間を過ぎても解熱しない場合など，悪化の可能性がある場合に受診しやすいように説明しておく必要があります．

第3章 発熱を伴う発疹

2) 発熱・発疹をきたす主な疾患
⑨ 伝染性紅斑

宮地悠輔

典型例

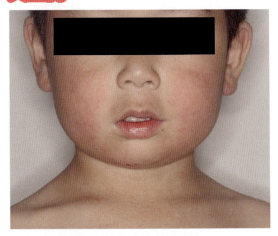

例1 両側頬部の紅斑（平手打ち状）
（画像提供：水戸済生会総合病院 神﨑美玲先生）

A)

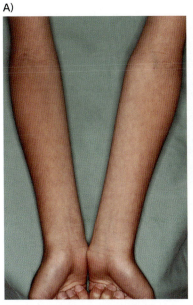

B)

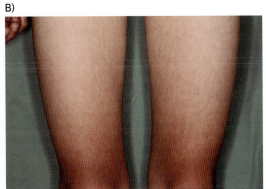

例2 上下肢のレース状紅斑
（画像提供：水戸済生会総合病院 神﨑美玲先生）

⓪ はじめに

　伝染性紅斑はパルボウイルスB19（PVB19）によるウイルス感染症で，幼児〜学童を中心にみられる流行性の発疹性疾患です．PVB19は1975年にCossartらによって発見されたウイルスで，その名称はB型肝炎ウイルスの表面抗原の検査の際に使用された標識番号であるpanel"B19"に由来しています．典型例では両側頬部に平手打ち状の紅斑が出現し，リンゴのように赤くなることから「リンゴ病」と呼ばれています．

① 伝染性紅斑の臨床経過

　健常小児がPVB19に感染すると，7〜10日にかけて発熱・倦怠感・頭痛・筋肉痛の症状が出現します．次いで感染約14〜18日後になって紅斑が出現します．皮膚所見の特徴として，**両頬部に平手打ち状の紅斑（slap cheek）が出現し**（例1），その1〜2日遅れて**上下肢伸側に直径1cm程度の網状〜レース状の紅斑が出現します**（例2）．この紅斑は次第に癒合し中心部から消退するため，縁取りが残ってレース模様状の紅斑となるのが特徴です．一方で体幹部はレース状にはなりません．日光照射や入浴，緊張などで皮膚所見が増強・再燃することもあります（図1）．

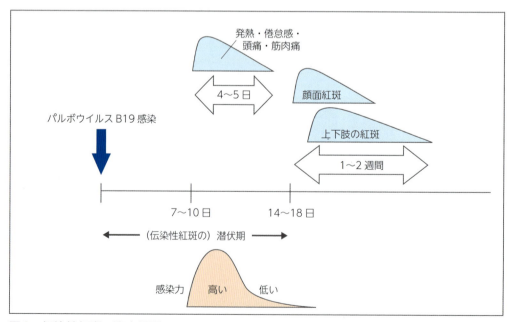

図1　伝染性紅斑の臨床経過
文献1を参考に作成

2 臨床上のポイント

　通常，他人へは**飛沫感染または接触感染**により伝染します．感染力が最も強いのは感染後1～2週間の時期で，紅斑出現時にはウイルス排泄はなくなり，感染力はほぼ消失しています．そのため**皮疹が残存していても全身状態が良ければ登校（園）は可能**です．

　このウイルスに対する迅速診断キットは存在しておらず，周囲の流行状況や典型的な臨床経過・皮疹から臨床診断します．医学的にはIgMおよびIgG抗体検査やPCR検査がありますが，2018年現在伝染性紅斑には健康保険適用がなされていません（妊婦への感染が疑われたときに限りPVB19 IgM抗体のみ保険算定が可能です）．また第5類感染症であるため，小児科定点医療機関は行政に報告が必要です．

3 治療と注意点

　特異的治療は存在せず，**対症療法が基本**です．

　PVB19感染症は**慢性溶血性貧血患者**に罹患すると赤血球の無形性発作を起こし，**重度の貧血**を生じてしまいます．また**妊婦**がPVB19感染を起こした場合，その胎児にも貧血が生じ，重度の場合**胎児水腫**となりえます．このような人が周囲に存在する場合には感染しないように注意が必要です．

4 保護者への説明

　典型的な経過をたどることが多いので，一般的な臨床症状の推移を説明し，対症療法と飛沫感染予防策の実施を指示しましょう．母が妊娠中であれば，感染予防策の徹底をするよう説明しましょう．

5 専門医への紹介のタイミング

　上記理由のため，慢性溶血性貧血患者や妊婦が罹患した場合は専門医へ紹介しましょう．また，PVB19による脳炎・脳症などの中枢神経合併症が知られているほか，成人期でしばしば認める関節炎症状を小児期で認めた報告も散見されており，神経症状や関節炎所見を認める場合も専門医へ紹介しましょう．

■ 文　献
1)「日常診療に役立つ小児感染症マニュアル」（日本小児感染症学会／編），pp340-346，東京医学社，2017
2) Cossart YE, et al：Parvovirus-like particles in human sera. Lancet, 1：72-73, 1975

第3章 発熱を伴う発疹

2) 発熱・発疹をきたす主な疾患
⑩ Gianotti-Crosti 症候群

神﨑美玲

典型例

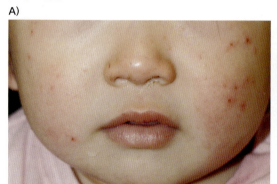
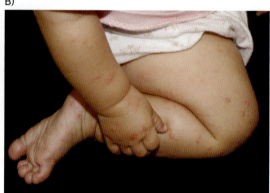

例1　Gianotti-Crosti症候群
11カ月，女児．頬部と四肢に紅色丘疹がみられる

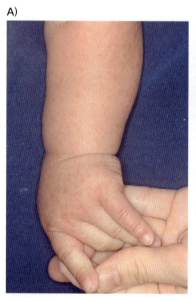
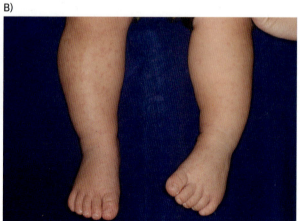

例2　Gianotti-Crosti症候群
1歳2カ月，男児．四肢に紅色丘疹がみられ，血清学的にEpstein-Barrウイルスの初感染が確認された

Point

表1　臨床上のポイント

疾患	特徴
Gianotti-Crosti症候群（例1，2）	**好発年齢** 生後6カ月〜3歳の乳幼児 **所見** 頬部，四肢伸側，臀部などに対称性に紅色丘疹が多発する **ポイント** EBV，CMV，HBVなどさまざまなウイルス感染に伴って生じ，発疹は1〜2カ月で消退する

0 はじめに

　Gianotti-Crosti症候群は乳幼児に好発し，外来でみる頻度が比較的高い急性発疹症のひとつです．特徴的な発疹から，正しく臨床診断できるようにしましょう．

1 疾患概念

　本症はウイルス感染に伴って生じ，Epstein-Barrウイルス（EBV），サイトメガロウイルス（cytomegalovirus：CMV），B型肝炎ウイルス（hepatitis B virus：HBV）などを含めたさまざまなウイルス感染が原因になります．古典的にはHBVの初感染に伴うものをGianotti病として区別していましたが，現在では，原因ウイルスの種類によらずGianotti-Crosti症候群として総称するのが一般的です．近年，HBVに感染する機会は減少しており，本邦では約50％がEBVの初感染によるものとされています[1]．

　最近の話題として，B型肝炎ワクチン（HBワクチン）接種に関連したものが報告されており[2]，初回接種後6日〜3週後に本症を生じ，2回目以降のワクチン接種では起こらないことが特徴です．母子手帳などで，**ワクチン接種記録を確認しておきましょう**．

2 臨床上のポイント

　生後6カ月〜3歳の乳幼児に好発し，頬部，四肢伸側，臀部などに対称性に充実性の紅色丘疹が多発します．発疹は四肢末端から上行性に拡大し，頬部，膝蓋，臀部などではしばしば集簇性になります．ウイルス感染を反映して発熱，全身倦怠感などの前駆症状や表在リンパ節腫脹がみられることがありますが，全身症状は一般的に軽度です．特にHBVによるものでは，肝腫大をきたします．

3 検査

　血液検査で軽度の肝機能障害，CRP上昇，リンパ球増多がみられることがあります．原因ウイルスとして頻度の高いEBV，CMV，HBVの抗体価を測定しましょう．EBVの初感染では，急性期にVCA（virus capsid antigen）抗体とEA（early antigen）抗体が上昇し，EBNA（EBV nuclear antigen）抗体は陰性になります．

4 治療と注意点

　皮疹は自然消褪するため対症的に経過観察し，痒みがあればステロイド外用薬や抗ヒスタミン薬の内服を処方します．あらかじめ保護者に対して，**消褪するまでには1〜2カ月**

を要することを伝えておいた方がよいでしょう．

5 保護者への説明

　何らかのウイルスに感染したことによって発疹がみられていますが，1〜2カ月くらいかけて自然に消えていきます．全身状態に問題がなければ，保育園・幼稚園への登園を制限する必要はありません．

6 専門医への紹介・フォロー

　全身症状が強い場合やHBVによるGianotti-Crosti症候群では，小児科での入院治療を考慮します．

■ 文　献
1）森嶋隆文，他：Epstein-Barrウイルスと Gianotti-Crosti症候群．臨床皮膚科，48：73-78，1994
2）戸倉新樹：B型肝炎ウイルスワクチン接種後に生じた Gianotti-Crosti症候群．皮膚病診療，40：63-66，2018

第3章 発熱を伴う発疹

2）発熱・発疹をきたす主な疾患
⑪溶連菌感染症

堀越　健

0 はじめに

真っ赤な咽頭炎・白苔のついた扁桃炎・高熱，それが一般的な小児の溶連菌感染症のイメージではないでしょうか？ 実は溶連菌感染症は**多彩な皮膚所見**を呈することがあり，知らないと診断に悩むこともあるかと思いますので，ぜひこちらでイメージを掴んでください．

1 疾患概要

ここではA群溶連菌による急性感染症を中心に説明していきます．急性咽頭炎・扁桃炎が有名ですが，それ以外にも**伝染性膿痂疹（とびひ）**（第4章–③参照）・**蜂窩織炎**（第3章–2–⑫参照）などの原因にもなり軽症から重症まで多彩な疾患の原因と知られています．

2 臨床上のポイント

流行時期	春から初夏・冬季
好発年齢	3歳以上で，特に小学生で多くみられる
環境	同朋・集団保育あり

1) 臨床経過

- 潜伏期は2〜5日

  ↓

- 発熱・咽頭痛が目立ちやすいが，他にも**頭痛や腹痛，食欲低下**などの多彩な症状を認めることがある

  ↓

- 1, 2日してから発疹が出現することがある
- 胸・腹・手足を中心に紅斑を伴う1〜3 mm程度の発疹で，**かゆみを伴うことがある**

  ↓

- 抗菌薬投与後1, 2日すれば発熱・咽頭痛・皮疹などは改善傾向を認める

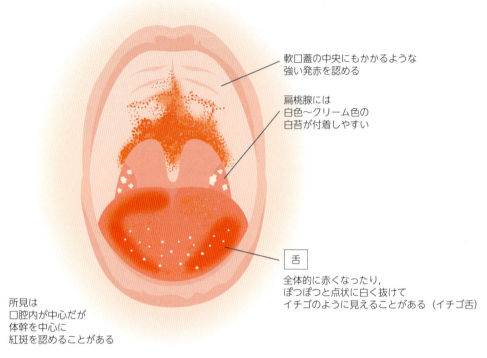

図1　溶連菌感染症の発疹の部位と特徴

3 咽頭・皮膚所見について

　非常に強く発赤し，軟口蓋の中央部分まで認めることがあります（図1）．白苔付着を伴う扁桃腺の腫脹・発赤なども特徴になります．イチゴ舌という表面が赤くブツブツした外見に変化することもあります．

　なお，発熱と咽頭炎所見が目立たず，皮疹が主訴になるケースがときおりみられます．このようなときにも鑑別に溶連菌感染症を想起できるかがキモになるでしょう！　診断は咽頭の迅速検査・もしくは培養検査の実施が一般的です．

4 治療と注意点

　抗菌薬による治療が一般的に行われています．抗菌薬投与の目的はリウマチ熱への進展を予防することとされています．リウマチ熱自体は近年遭遇する頻度は減少しており，3歳以下は基本的にリウマチ熱を発症しないため抗菌薬は絶対的な適応とはなりません．ただし抗菌薬投与を行うことで症状改善と登園登校再開までの時間短縮につながり，周囲への二次感染予防にもつながると考え，筆者は日常的に抗菌薬を投与しています．

1) 抗菌薬

- アモキシシリン 10日間投与

1日3回投与が一般的でしたが最近1日2回投与でもよいという意見もあり，こどもにおいて投与回数は直接的な負担になるため投与回数は1日2回を検討してよいでしょう．

5 予防・周囲への感染について

1) 学校安全保険法との関係

抗菌薬投与後24時間が経過し症状が軽快していれば周囲への感染力は低い状態と判断できます．登園・登校について**許可証**を要求している地域もあり，地域の状況を確認すると良いでしょう．

6 専門医への紹介・フォロー

通常は抗菌薬投与後，翌日以降に症状は軽快しているはずです．症状が持続し全身状態が悪くなるケースは専門医への紹介を検討します．

1) 急性腎不全・尿検査について

保護者から「尿検査をすることがあるって聞いたことがあるんですが」と質問を受けることもあります．溶連菌感染症が治癒した後に血尿・タンパク尿・浮腫など顕著な症状で急性腎不全が発症することが知られており，進展を予測するため尿検査を行うことがあります．

ただし，急性腎不全の発症自体は予防ができず，症状出現後の対応が基本になるため，最近では積極的に行わない医療機関も多くあります．筆者の診療する地域では積極的には行われていません．各地域の状況に合わせて診療していくとよいでしょう．

7 保護者への説明

よく出会うこどもの急性感染症のなかでも抗菌薬が適応に挙がる代表例です．本症と異なり，通常のウイルス性気道感染症と判断ができる場合には抗菌薬の適応がないのだという情報を伝えるよい機会と考えています．

溶連菌自体はほとんどが軽症ながら，劇症型など重症例も報告があります．改善が乏しく状態に不安がある場合は速やかに受診するよう具体的な指示を伝えることが大切になります．

第3章 発熱を伴う発疹

2）発熱・発疹をきたす主な疾患
⑫蜂窩織炎

宮地悠輔

典型例

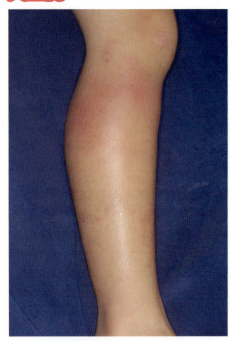

例1　下腿蜂窩織炎
（提供：水戸済生会総合病院 神崎美玲先生）

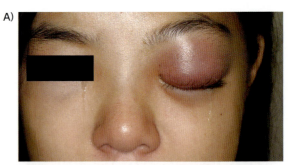

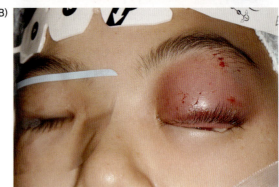

例2　眼窩蜂窩織炎
（提供：水戸協同病院皮膚科 田口詩路麻先生）

0 はじめに

蜂窩織炎とは皮膚の急性細菌感染症です．宿主の免疫状態・発症部位・合併症の有無などによって，起因菌・治療方針・治療期間が異なってくるため注意が必要です．

1 疾患概要

蜂窩織炎は真皮深層～皮下組織に起こる広範囲な急性化膿性炎症です（図1）．皮膚のどこにでも起こりえますが，小児の場合，顔面と四肢（特に下肢）に多いのが特徴です．多くは**黄色ブドウ球菌**や**A群溶血性連鎖球菌**が原因となります．

2 臨床上のポイント（症状・原因菌・診断）

皮膚の局所症状として，**熱感・発赤・圧痛を伴う境界不明瞭な紅斑**を呈します．通常は**片側性**で，急激に発症します．多くは外傷や虫刺症などの皮膚トラブルから続発性に生じることが多いですが，明らかな皮膚トラブルのない場合もしばしば遭遇します．皮膚のどこでも起こりえますが，顔面や四肢（特に下肢）に起こることが多いです．

皮膚および病巣部の培養を行っても感染した微生物を同定できることは稀であるため一般に**培養は適応となりません**．多くの場合**黄色ブドウ球菌**や**A群溶血性連鎖球菌**が原因となりますが，顔面（特に眼窩）蜂窩織炎では**副鼻腔炎からの波及**であることが多く，その場合**インフルエンザ桿菌**や**肺炎球菌**などの呼吸器感染叢が原因となることがあります．

3 治療の注意点・専門医へ紹介するタイミング

黄色ブドウ球菌やA群溶血性連鎖球菌が想定される**軽度の蜂窩織炎**の場合，第一世代セフェム系抗菌薬（セファゾリン静注・セファレキシン内服）の7～10日間投与で改善が期

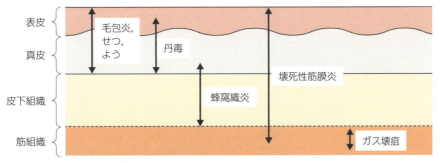

図1 皮膚の構造と皮膚・軟部組織感染症の病巣の深さ
文献1より引用

待できますが，一筋縄ではいかない例外も多く，抗菌薬選択に関しては慎重になる必要があります．比較的頻度の多い治療難渋性の蜂窩織炎として下記のようなものが挙がります．

治療難渋性の蜂窩織炎の例

①隔壁を持った膿瘍を伴う場合，できるだけ切開排膿や穿刺ドレナージをしたうえで抗菌薬の投与を開始しましょう．排膿時には積極的に培養検査を行い，菌同定を行いましょう．

②顔面（特に眼窩）蜂窩織炎は，眼窩組織への炎症波及により非可逆性の眼球運動障害や視力障害を起こす可能性があり，緊急性が高くなります．外科的治療をすべきか判断しなくてはならないため，MRIや造影CTでの画像評価を必要とします．専門医へ紹介しましょう．またHibワクチン未接種の乳児の場合，Hibによる眼窩周囲蜂窩織炎や頬部蜂窩織炎となり重症化する可能性も高くなります．無理せず専門医へ紹介しましょう．

③紫斑や水疱，血疱を認め急速に進展する皮膚壊死病変と激烈な全身症状（高熱や局所の激しい疼痛）を呈する場合，壊死性筋膜炎・敗血症への移行を考える必要があります．「人食いバクテリア」と称されるA群溶血性連鎖球菌をはじめとして，黄色ブドウ球菌・ウェルシュ菌が原因となる劇症型感染症で，生命を脅かすことも多いため疑った場合は一刻も早く専門医へ紹介しましょう．

④関節痛，関節可動域制限，跛行や荷重制限などを認める場合は，関節炎や骨髄炎を呈している可能性があり，それらが原因で蜂窩織炎を呈していることもあります．その判断にはMRIや造影CTでの評価を必要とするため，疑わしいときは専門施設へ紹介しましょう．これらの合併症がある場合，通常の蜂窩織炎の治療だけでは中途半端となり，非可逆的な後遺症を残す可能性があるため注意が必要です．

❹ 保護者への説明

軽度の蜂窩織炎と判断し外来治療を開始した場合は，数日で改善傾向になる旨を説明し，改善が乏しい場合は再度受診するよう指示しましょう．

■ 文 献

1）「あたらしい皮膚科学 第3版」（清水宏/著），pp452-453，中山書店，2018

第4章
よくみる皮膚の感染症

第4章 よくみる皮膚の感染症

①毛包炎・せつ・よう

櫛笥永晴

典型例

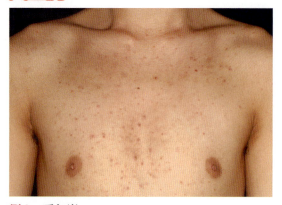

例1　毛包炎
高校生 ネフローゼの治療のためステロイド使用中

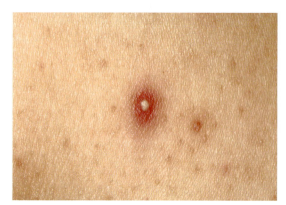

例2　毛包炎
成人例 拡大像

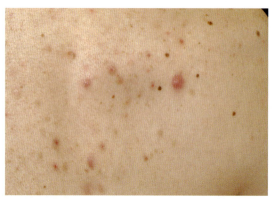

例3　毛包炎
成人例 上背部

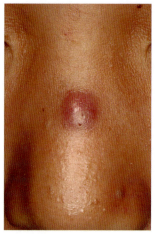

例4　せつ
11歳男児 鼻背

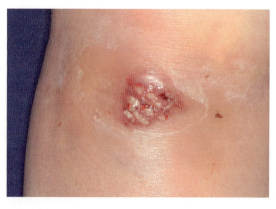

例5　よう
成人例 膝

（例1〜5の画像提供：
水戸済生会総合病院 神﨑美玲先生）

Point 表1　臨床上のポイント

名前	重症度	病変の毛孔	病変の深度	自覚症状
毛包炎（例1〜3）	軽症	単一〜多数	浅い	なし
せつ（おでき）（例4）	中等症	単一	深い	圧痛・熱感あり
よう（例5）	重症	複数	深い	圧痛・熱感あり

0 はじめに

　毛包炎・せつ・ようは，毛包への感染によって起きる病気です．炎症をきたす部位・程度の違いによって，疾患名が分けられています．**細菌感染**ですので，治療は**抗菌薬**が中心となります．毛包炎を湿疹と誤診し，**ステロイド外用を使うことがないよう**気をつけましょう．

1 疾患概要

1) 毛包炎

　毛包炎は，単一の毛包の入口部への感染で起こります．比較的浅い部位に炎症が起こり，**黄色ブドウ球菌や表皮ブドウ球菌**が主な原因菌となります．自覚症状はなく，毛孔に一致して**紅色丘疹や膿疱が単一〜多数**認められます．汗をかきやすい場所に起こりやすく，外用ステロイド使用によって誘発されることもあります．毛包炎には，思春期から青年期に真菌の一種であるマラセチアが感染する**マラセチア毛包炎**が含まれます．

2) せつ

　せつ（おでき）は，より深部・周囲に炎症が波及した状態で，**強い痛み**を伴います．毛孔に一致して**膿栓**が形成される特徴があります．単一の毛包の発赤が急激に拡大し，局所の圧痛や熱感を伴います．

3) よう

　ようは，せつよりさらに深部に感染が及び，**隣り合う複数の毛包に感染が広がった状態**です．多数の膿栓が認められます．局所で膿瘍を形成し壊死をすることもあり，重篤な状態です．糖尿病などの基礎疾患をもつことが多いです．

2 臨床上のポイント

　表1のように，せつ・よう・毛包炎とは，すべて毛包への感染によって起こる疾患ですが，病変の深度・重症度は大きく異なります．軽症の毛包炎であれば経過観察のみで問題

ありませんが，せつ・ように至るようであれば**切開排膿**を必要とするかもしれません．切開排膿を必要とする（患部に波動を触れる・ぶよぶよしている）場合，技術に自信がなければ，速やかに専門家へ紹介することが必要です．

3 治療と注意点

1) 毛包炎

軽症であれば経過観察のみでいいでしょう．重症度に応じてアクアチム®などの外用抗菌薬や，内服抗菌薬を使用します．

2) せつ・よう

まずは**切開排膿の必要性を検討**します．排膿の必要な病変が顔面・手・外陰部に存在すれば，総合病院に紹介するのが無難でしょう．軽症な病変であれば，切開排膿が上手に行われれば，抗菌薬の投与は不要とされています．**抗菌薬はβラクタム系で開始**しますが，**48時間経っても改善がない場合**は，切開排膿の必要性を再検討し，また**MRSAの可能性**を考えて抗菌薬を変更します．改善が認められれば，抗菌薬投与は5～10日間でいいでしょう．

4 保護者への説明

ステロイド外用が毛包炎の誘因となることがあり，使用歴を確認します．また，汗をかいたらこまめに着替えることをおすすめするといいでしょう．

5 専門医への紹介・フォロー

せつ・ようの場合で，切開排膿が自施設でできないとき，顔面・手・外陰部に排膿が必要な状態がある場合，抗菌薬の投与に反応しない場合などは速やかに皮膚科へ紹介します．

マラセチア毛包炎を疑えば，検鏡を必要としますので，確定診断のために皮膚科に紹介しましょう．

■ 文 献

1) Ramakrishnan K, et al：Skin and Soft Tissue Infections. Am Fam Physician, 92：474-483, 2015

第4章 よくみる皮膚の感染症

②多発性汗腺膿瘍

櫛笥永晴

Point 表1 多発性汗腺膿瘍を想起するポイント

- 乳児の前額部に起こるひどいあせもで,
- 後頭部・うなじ・背部にも生じ,
- 病変が同時多発的に発生してきて,
- 時に膿んで大きなドーム状の結節を作る.

0 はじめに

　多発性汗腺膿瘍とは，俗に「あせものより」と言われる，乳児に起こる汗腺の細菌感染症です．黄色ブドウ球菌が原因とされています．俗名の通り，汗疹（あせも）に続発して起こります．あせもの悪化が原因ですので，現在の涼しい住環境においては，この疾患は珍しいものとなってきています．

1 臨床上のポイント

　赤みの強い汗疹が，乳児の前額部・後頭部・うなじ・背部などにみられた場合，この疾患を想起します．特に**前額部**に多く現れます．多発性の言葉通り，病変はつぎつぎとまたは同時多発的に起こります．**毛孔と病変が一致していない点**で，多発性毛包炎（第4章-①参照）とは区別されます．時に膿むこともあり，その際は結節が大きくドーム状に盛り上がります．自壊して排膿することも稀にあります．また，汗孔周囲炎（第2章-④参照）を合併することが多いです．

2 治療と注意点

　治療は**抗菌薬の外用・内服**と生活指導が中心です．外用ではアクアチム®などを，内服ではβラクタム系を中心に投与します．結節に波動を触れ排膿の必要があると判断されれば，18Gの注射針で穿刺・排膿を行いましょう．

3 保護者への説明

あせもの悪化が原因であることをまず理解いただきます．乳幼児は成人よりも発汗量が多い生き物ですから，①こまめに汗を拭く，②入浴やシャワーを適宜行う，③着替えをよく行う，④涼しい室温を維持する，⑤汗疹を掻かせない，などを指導します．なお，乳児への着せ過ぎは乳幼児突然死症候群（SIDS）のリスクを高める可能性が指摘されています．なるべく薄着にするように保護者に伝えましょう．

4 専門医への紹介・フォロー

治療に難渋する場合は，**MRSA感染**の可能性や**排膿が不十分**な場合が考えられますので，皮膚科専門医への紹介が望まれます．

■ 文 献

1) Ramakrishnan K, et al：Skin and Soft Tissue Infections. Am Fam Physician, 92：474-483, 2015

③伝染性膿痂疹（とびひ）

田口詩路麻

典型例

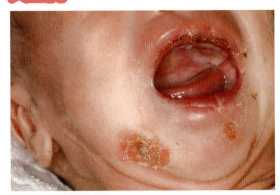

例1　水疱性膿痂疹
アトピー性皮膚炎の乳児に発症した口囲のびらん
（※写真提供：筑波大学医学医療系　石井良征先生）

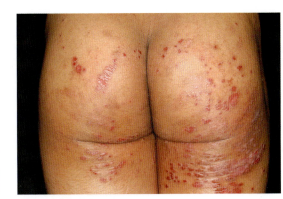

例2　痂皮性膿痂疹
アトピー性皮膚炎の幼児の臀部に多発した痂皮を付着する紅斑・びらん

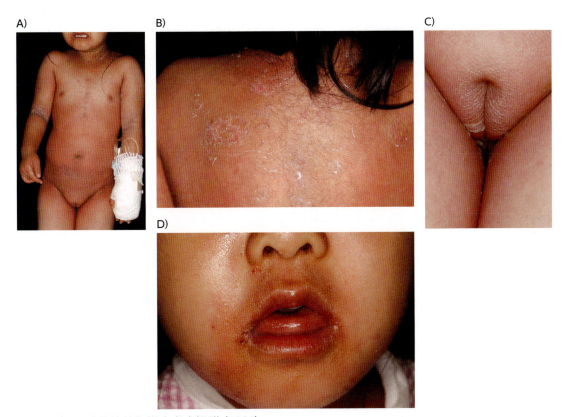

例3　ブドウ球菌性熱傷様皮膚症候群（SSSS）
3日前より躯幹の紅潮と39℃台の発熱を認めた．頸部，鼠径部，背部などの間擦部位に弛緩性表皮剥離を形成する

Point 表1 臨床上のポイント：伝染性膿痂疹とSSSSの鑑別

疾患名		特徴
膿痂疹	部位	口囲，鼻周囲，顔面
	所見	・湿潤性のびらんが遠心性に拡大 ・水疱は弛緩性で脆弱
	発症時期・頻度	夏季に多い，アトピー性皮膚炎乳幼児（特に4〜6歳）に好発
	鑑別のポイント　など	・全身状態は良好で皮疹の拡大も局所に留まる ・鼻周囲に出現し，水疱→びらん→痂皮の推移を辿っていないかを親に聴取する
SSSS	部位	全身（特に間擦部位）
	所見	・全身が熱傷様に紅潮・剥離し，びらんを形成する ・口囲の皺裂，眼脂で独特の顔貌
	発症時期・頻度	夏季に多い，水疱性膿痂疹から進展することがある
	鑑別のポイント　など	・発熱など全身症状が強い ・全身の紅潮 ・局所にとどまらず，全身に拡大する

0 はじめに

伝染性膿痂疹（以下：膿痂疹）は，夏季に主に小児が罹患する表在性皮膚感染症です．表皮角層下の細菌感染症であり，「飛び火（とびひ）」とも呼ばれます．罹患児の平均年齢は4〜6歳で，就学前の幼稚園・保育園に通っている世代が多いですが，乳児や成人にも発症します．特徴的な皮疹と経過で，診断と治療は比較的容易ですが，稀に全身性の**ブドウ球菌性熱傷様皮膚症候群**（staphylococcal scalded skin syndrome：SSSS）に移行するため，医療者が注意すべき疾患です（**表1**）．

1 疾患概要

虫刺されやあせもを掻破したり，アトピー性皮膚炎のびらん病変に二次的に細菌感染を合併したりすることを誘因として，本症が発症します．原因菌は，黄色ブドウ球菌と化膿性連鎖球菌がありますが，9割以上が前者と考えられています．病型としては，①**水疱型膿痂疹**（例1）と②**痂皮型膿痂疹**（例2）と分類され，それぞれ①が黄色ブドウ球菌，②が化膿性連鎖球菌が原因とされます．季節は①は夏に多いとされ，②は季節に関係なく生じます．特にアトピー性皮膚炎などの慢性湿疹病変やドライスキンなど皮膚バリア機能が破綻していると，成人でも罹患しやすくなります．

2 臨床上のポイント

夏季に多く，かつアトピー性皮膚炎の小児に発症することは同じですが，特にブドウ球菌由来の水疱性膿痂疹は，放置するとSSSSへ進展することがあるため要注意です．

1) 膿痂疹

好発部位は顔面（特に口囲，鼻周囲）で，湿潤性のびらんが遠心性に拡大します．水疱は弛緩性で脆弱です．発熱などは認めず，全身状態は良好で皮疹も局所に留まります．湿潤→水疱→膿疱→びらん→痂皮の推移を辿っていないかを保護者に聴取しましょう．基礎疾患やかぶれを伴い，感染症でありながらも，痒みを訴えることがあります．

2) SSSS

全身（特に間擦部位）が熱傷様に紅潮・剥離し，びらんを形成するようになります．口囲の皺裂・眼脂で独特の顔貌を呈し，38℃以上の発熱など全身症状が強く，触れるだけで皮膚の激痛を訴えることがあります．

3 治療と注意点

全身症状を伴わない本症に対して，経口抗菌薬を処方すべきでないという論調もしばしば見かけますが，不十分な局所処置と間違った外用薬選択で，皮疹を拡大・重症化させる可能性があるため，積極的に内服治療を考えます．経口抗菌薬は黄色ブドウ球菌をターゲットに考え，セフェム系を第一選択とします（表2）．近年，MSSAにもゲンタマイシン耐性菌が増加していることより，外用薬（表3）としては，ゲンタマイシン（ゲンタシン®軟膏）以外のものを選択すべきと考えます．痒みが強い場合は，掻破を抑制する目的で，抗ヒスタミン薬内服を併用することもあります．

4 保護者への説明

シャワーでも入浴でもどちらでもよいので，毎日しっかり皮膚を清潔にすることが予防において大切です．本症を発症した場合も，発熱などの全身症状がない限り，泡立てた石鹸で病変部を優しく洗うように指導します．局所洗浄後は，滲出液などが周囲に接触しないよう，患部に軟膏を外用し，ガーゼなどの保護処置を勧めます．掻破しないように，爪を短く切る指導も行います．

5 専門医への紹介・フォロー

診断が困難な場合は，皮膚科医に紹介してください．皮膚科医は背景にある湿疹病変に

表2　膿痂疹などの小児皮膚感染症に適した内服抗菌薬一覧

一般名	商品名	使用量	備考
①セファクロル（第一選択）	ケフラール細粒小児用	6〜13 mg/kg/回を，1日3回	ブドウ球菌
②ホスホマイシン	ホスミシンドライシロップ	13〜40 mg/kg/回を，1日3回	MRSA
③クラブラン酸カリウム・アモキシシリン	クラバモックス小児用配合ドライシロップ	48.2 mg/kg/回を，1日2回	連鎖球菌
④ファロペネム	ファロムドライシロップ小児用10％	5 mg/kg/回を，1日3回	

表3　膿痂疹などの小児皮膚感染症に適した外用抗菌薬

一般名	商品名
①ナジフロキサシン	アクアチムクリーム10 g
②フシジン酸ナトリウム	フシジンレオ軟膏10 g
③テトラサイクリン塩酸塩	アクロマイシン軟膏3％

対して，最初からステロイド外用を併用することもありますが，慣れていない医師は使用を避けた方が無難です．皮疹が局所に留まらず，全身に拡大し，発熱を伴うような場合は，SSSSへの進展が疑われますので，積極的に入院可能な総合病院にご紹介ください．

■ 文　献

1）坪井良治：伝染性膿痂疹を3日で治す方法．MB Derma, 101：138-142, 2005
2）日本皮膚科学会ホームページ：皮膚科Q＆Aとびひ
　　https://www.dermatol.or.jp/modules/public/index.php?content_id=1
3）渡辺晋一：皮膚科感染症．「抗菌薬使用のガイドライン」（日本感染症学会，日本化学療法学会/作成），pp146-151, 協和企画, 2005

第4章 よくみる皮膚の感染症

④伝染性軟属腫（みずいぼ）

田口詩路麻

典型例

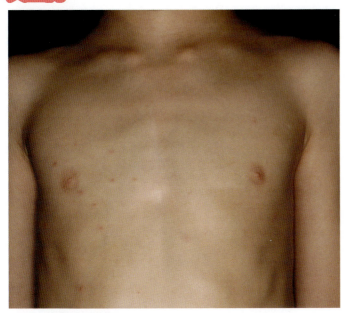

例1　伝染性軟属腫
前胸部に散発する1〜2mm大の小結節

例2　伝染性軟属腫（拡大像）
中心に臍窩を有する

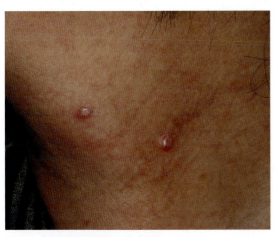

例3　伝染性軟属腫（成人例）
HIV患者の頸部に生じた2〜3mm大の小結節

> **Point** 表1 こどもで夏に発症しやすい感染症

疾患	頻度	Key words
①伝染性軟属腫（みずいぼ）	◎	プール　臍窩伴う光沢丘疹　四肢・躯幹
②伝染性膿痂疹（とびひ）	◎	鼻孔周囲　びらん　弛緩性水疱　痂皮
③乳児多発性汗腺膿瘍（あせものより）	○	乳児　頭頸部　汗疹　→　紅色丘疹
④手足口病	△	手掌・足底・口腔内　漿液性水疱　痛み
⑤ブドウ球菌性熱傷様皮膚症候群（SSSS）	×（稀）	高熱　間擦部位の紅斑　→　びらん
⑥カポジ水痘様発疹症	×（稀）	アトピー性皮膚炎　頭頸部　高熱　滲出性水疱

文献2より転載

0 はじめに

伝染性軟属腫は，伝染性軟属腫ウイルス（pox virus 科）による良性のウイルス感染症であり，「みずいぼ」とも呼ばれます．基本的には小児の疾患であり，**患者の大半が10歳以下です**．小児の体幹・四肢に発症し，経皮感染で起こるため，プールに通うこどもやアトピー性皮膚炎のこどもに多いとされています．治療しないと半年から2年以上持続しますが，自然に治ることもあり，治療方法について，議論が分かれます[1]．

1 疾患概要

例1は典型的な散発例で，夏季にプール教室などに通っているこどもの躯幹・四肢に皮疹が出現しており，経皮感染を生じることがわかります．臨床的には，1〜5 mm程度で光沢を持つ肉感的な色調で，平たく円形の丘疹を呈します．詳細に観察すると，**丘疹の中心が陥凹して，中央臍窩を認める**のが特徴的であり（例2），病理組織学的には**軟属腫小体（molluscum body）**と呼ばれる好酸性の細胞質内封入体を認める（図1）ため，診断に

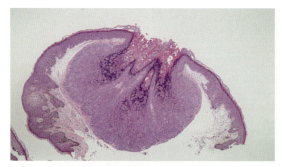

図1　伝染性軟属腫の病理組織像
中央部は陥凹している．その部分に，好酸性の細胞質内封入体（軟属腫小体，molluscum body）が存在する

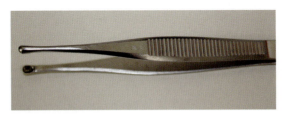

図2　トラコーマ鑷子

迷った場合，病理に出してみるのも一助になります．成人例は稀であるため，成人に本症が発症した場合は，免疫不全状態・日和見感染を疑う必要があります．

2 臨床上のポイント

　夏場にこどもに生じる疾患を**表1**に示しましたが，膿痂疹と並んで頻度は高い疾患です．同様な環境下で，経皮感染させることがあるため，兄弟で同時期に感染していることも時にみられます．成人では免疫不全状態の有無，性指向（同性愛者か），既往歴などの問診を行い，外陰部の皮疹，HIV抗体を確認します．

3 治療と注意点

　本症の治療は専門家の間でも，無治療で自然治癒を待つか，それとも積極的に治療を行うかという点で，意見が分かれます．関連学会の統一見解では，自然治癒もありえるものの，それまでに長期間を要するため，**掻破に伴う細菌性二次感染や他の小児に伝染することを考慮して対応すべき**となっています．

　摘除を行う場合は，トラコーマ（リング）攝子（**図2**）や鋭匙攝子などを用いますが，疼痛を伴うため，手早く行います．「こどもがかわいそう」，「処置が大変」という理由で，「放置」を選択し，結局増数・増大してから皮膚科専門医に紹介される例をよく経験しますが，より多くの苦痛をこどもに与えることになることを念頭に置くべきです．摘除処置1時間前にリドカインテープ（ペンレス®）を貼付する方法もありますが，幼児であると，結局恐怖で泣き叫びます．なお，こどもに性器病変がある場合は，性的虐待がないか慎重に対応してください．

4 保護者への説明

　プールの水から感染することはないと考えられていますが，プールの遊具を介したり，互いにじゃれあったりして伝染する可能性はあるので，**プールの後はシャワーでよく洗い流す習慣・指導が大切**です．必ずしもプールを禁止する必要はないものの，「みずいぼが治

癒するまではプールに入れない」といった施設もあるため,「治療経験がない」,「治療に必要な器具がない」といった場合は,専門医を**早めに**紹介して受診させるべきと考えます．同時に,幼児の外科的摘除には,保護者の理解と協力が欠かせないため,治療前にしっかりと予後と治療意義をしっかりと説明することが大切です．伝染性軟属腫があることや,プールに入れないことで,いじめの対象になったり,患児自身が精神的苦痛を感じたりすることも念頭に置いて対応してください．

5 専門医への紹介・フォロー

"**数が増えちゃったから専門医へ紹介しようね**"では**無責任**！方針について保護者とよく相談し,近隣の紹介先の専門医の治療方針についても事前に把握しておくなど,よく出会う疾患だからこそ配慮が必要となります．逆に外科的治療を勧める場合は,個数が少ないうちにご紹介してください．こどもの性器発症例および,成人発症例については,家族問題や基礎疾患,感染症が背景にある場合を考慮して,皮膚科専門医に相談してください．

■ 文 献

1) 日本皮膚科学会ホームページ：皮膚科Q＆A イボとミズイボ,ウオノメとタコ「どう違うのですか？」
   https://www.dermatol.or.jp/modules/public/index.php?content_id=1
2) 田口詩路麻：体幹に多発する小結節．レジデントノート,17：2641-2644,2015
3) 日野治子：学校感染症とその取扱い．「皮膚科臨床アセット3 ウイルス性皮膚疾患ハンドブック」(古江増隆/総編集,浅田秀夫/専門編集),pp194-200,中山書店,2011

第4章 よくみる皮膚の感染症

⑤尋常性疣贅

髙木真知子

典型例

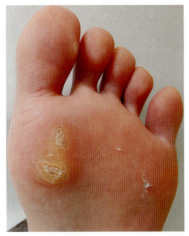

例1　足底疣贅

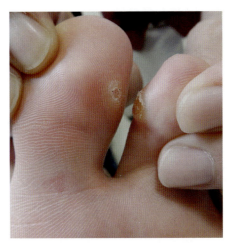

例2　Ⅰ趾とⅡ趾に生じた接吻疣贅

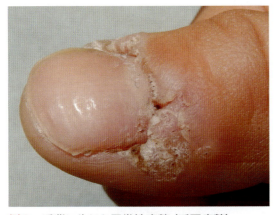

例3　手背に生じた尋常性疣贅（爪囲疣贅）

Point　表1　臨床上のポイント

疾患	部位	所見	液体窒素療法のコツ
尋常性疣贅	足底	隆起に乏しく鶏眼様	角質を削り，強めに凍結
	手背・足背・四肢	表面が乳嘴状の角化性結節	足底よりは，弱めに施行
	顔面・頸部	外方性増殖の強い，指（糸）状疣贅	冷却した鑷子でつまむ

0 はじめに

ヒト乳頭腫ウイルス（HPV）はパピローマウイルス科に属するDNAウイルスです．尋常性疣贅はHPV2/27/57型によるものですが，それ以外にも非典型的疣贅として，HPV1によるミルメシア（"蟻塚様"の外観）や，HPV4/65による色素性疣贅，HPV63による点状疣贅などがあります．

1 疾患概要

HPVは正常皮膚には感染し得ず，小さな傷から侵入し，表皮基底層や汗腺・毛包などの付属器に存在する上皮系幹細胞へ感染します．潜伏期間は通常1〜6カ月とされています[1]．ヒトからヒトへの直接接触や，ものを介した間接接触，自家接種などで感染します．

2 臨床上のポイント

小児の手足に好発する，数mmから大きければ1cm以上の角化性疣状結節で，発症部位により臨床像はさまざまです．足底では荷重がかかるためあまり隆起せず，疼痛を訴えることがあります（**足底疣贅，例1**）．この場合，表面を削ると古い点状出血を認めることで鶏眼と区別します．指趾間のものは対側の指趾へ自家接種をきたすことがあり**"接吻疣贅"と呼ばれます**（**例2**）．手背，足背，四肢では**表面が乳嘴状の角化性結節**となります（**例3**）．顔面や頸部では外方性増殖が強くなり指（糸）状疣贅と呼ばれます．

3 治療と注意点

1) 液体窒素凍結療法

最も一般的な治療です．綿棒に含ませて圧抵する方法や，スプレー噴射する方法があります．

- 病変辺縁から2mmほど広い範囲に対して凍結・融解を交互に数回繰り返します．掌蹠では角質を出血しない程度に削り，他部位より強めに凍結します．
- 治療部位が乾燥して痂皮化した後（2週間前後），残存の有無を判定し，必要であれば追加の治療を行います．
- 掌蹠以外の部位では1〜数回の治療で治癒しますが，掌蹠では角層が厚く他の部位に比較して難治で，治療期間は数カ月〜1年以上となることもあります．
- 治療開始前に，治療を繰り返さないと治癒に至らないこと，数日痛むこと，水疱/血疱形成の可能性を伝えておく必要があります．

2）ヨクイニン

保険適応を有する処方薬として，ヨクイニンエキス錠/散「コタロー」があります．効果についてははっきりとしたエビデンスはありません[2]．

3）サリチル酸製剤（スピール膏™）

病変の大きさに切って貼付し，数日ごとに貼り替え，白くふやけた角質をハサミやメスで除去します．ふやけた周囲の皮膚に感染を拡大させる恐れがあるので慎重に行う必要があります[2]．

4）外科的切除

「江川のいぼ剥ぎ法」が推奨されています．局麻下で眼科用曲剪刀を用いて疣贅を剥離する方法で，再発や瘢痕形成がほとんどないとされています[2]．

5）活性型ビタミンD3軟膏の密閉療法

保険適応はありませんが，"痛くない治療法"として選択されることがあります．外用部をラップや絆創膏，サリチル酸絆創膏などで密封することで効果を発揮します[2]．自然経過として表皮剥離が起こることを事前に説明します．

6）その他

モノ/トリクロル酢酸外用，フェノール外用，グルタールアルデヒド外用，ブレオマイシン局所注射，フルオロウラシル（5-FU）軟膏外用，炭酸ガスレーザー，ロングパルスダイレーザー，電気焼灼術，接触免疫療法（DPCP, SADBE），イミキモド外用，シメチジン内服療法など

4 保護者への説明

病変はむやみに触らないようにし，自家接種を防ぐために**スキンケア**を行いましょう．肉眼的に治癒したように見えても再発することがしばしばあるので，治癒判定後もしばらくは**再発の有無を家庭で観察**してください．

5 専門医への紹介・フォロー

治療間隔を空け過ぎると病変が増大してしまうため，定期的に受診してもらいます．治療抵抗性の場合には専門医への紹介を考えましょう．

■ 文献

1）江川清文：疣贅，伝染性軟属腫．日皮会誌，117：783-790, 2007
2）石地尚興：液体窒素治療が無効な尋常性疣贅．「すぐ役立つ日常皮膚診療における私の工夫」（宮地良樹/編集企画），pp268-272, 2007

第4章 よくみる皮膚の感染症

⑥単純ヘルペス

安藤典子

典型例

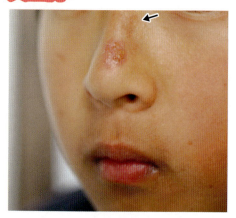

例1 12歳，鼻部の単純ヘルペス
水疱が集簇し一部痂皮を付着する．
さらに以前に出現した部位には色素沈着を認める
（→）

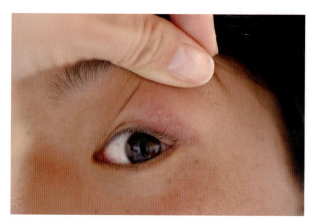

例2 18歳，上眼瞼の単純ヘルペス
水疱が集簇し周囲に発赤あり．
眼瞼結膜や眼球結膜には充血なし

Point

表1 臨床上のポイント

疾患	特徴
口唇ヘルペス	部位 口唇およびその周辺 所見 浮腫性紅斑→小水疱の集簇→痂皮形成 ポイント HSV-1が多い，直接接触や唾液より感染
陰部疱疹	部位 男性：亀頭，包皮，冠状溝，肛囲　女性：陰唇，腟，会陰部，肛囲 所見 小水疱，びらん，小潰瘍→痂皮形成 ポイント HSV-2が多い，疼痛，排尿困難あり，基本的には性行為感染症
疱疹性ひょう疽	部位 指先 所見 小水疱，膿疱の集簇 ポイント 口腔内からのHSV-1感染が多い

0 はじめに

単純ヘルペスウイルス（HSV-1，HSV-2）の初感染，および初感染後に潜伏したウイルスの再活性化により発症します．初感染および，初感染が無症状で初めての再活性化による場合は重症となる場合が多いです．口唇周辺と外陰部が好発部位ですが，全身いずれにも発症します．HSV-2は陰部に多く，性感染症とされこどもには稀です．こどもの肛門周囲に認める場合は虐待の可能性を検討しなければなりません．

1 臨床上のポイント

1) 口唇ヘルペス

HSV-1の感染が多く，**直接接触や唾液などから感染**します．口唇およびその周辺に浮腫性紅斑が生じ，すぐに**小水疱が紅斑上に集簇**して出現します．軽度の掻痒やピリピリするような違和感を前駆症状として自覚することが多いです．稀ですが，乳幼児のHSV-1初感染による疱疹性歯肉口内炎があります．高熱とともに口腔粘膜や舌，口唇に小水疱が多発しびらん，潰瘍になります．

2) 陰部疱疹

男性の亀頭，包皮，冠状溝，肛囲，女性では陰唇，腟，会陰部，肛囲に小水疱，びらん，小潰瘍を伴います．疼痛があり，排尿困難を訴えることもあります．基本的には**性行為感染症**であるため，こどもにみられた場合は虐待も考慮する必要があります．初感染では発熱やリンパ節腫脹を伴い重症であることが多いです．

3) 疱疹性ひょう疽

ささくれなどから指先にHSVが侵入し，**指先に小水疱，膿疱が集簇**し痛みます．口腔内からの**HSV-1感染が多い**です．成人の場合は医療従事者（歯科医，歯科衛生士，看護師，介護士）にみられます．

2 診断

1) Tzanck試験

水疱蓋あるいは水疱底の塗抹をギムザ染色することで核封入体をもつウイルス性巨細胞を確認します（第1章-4-③参照）．

2) 血清学的診断

補体結合反応（complement fixation：CF），中和反応（neutralization：NT），免疫粘着血球凝集法（immune adherence hemagglutination test：IAHA），酵素免疫測定法

(enzyme-linked immunosorbent assay：ELISA），間接蛍光法（immunofluorescence assay：IFA）などがあります．感染初期と2週間後の回復期（ペア血清）で，抗体価がいずれも異常高値を示すか，回復期の値が初期値の4倍以上である場合に診断します．

3）免疫クロマトグラフィーを原理とした判定キット（プライムチェックHSV®）

インフルエンザウイルス判定において頻用されている原理と同様．試料中のHSV抗原がキットに固定された抗HSVモノクローナル抗体（マウス）と反応します．試料は水疱内容物を用います．

❸ 治療と注意点

1）治療

いずれも**抗ウイルス薬の内服，外用**が有効です．体重20 kg以上ではバラシクロビル500 mg 1回1錠1日2回×5日間あるいはファムシクロビル250 mg 1回1錠1日3回×5日間，外用薬はアラセナA軟膏やゾビラックス®軟膏を処方します．眼周囲にはゾビラックス®眼軟膏もよいでしょう．単純ヘルペスは年数回の頻度で再発することが多く，初期に治療開始すると治療効果が高いです．頻回に再発する陰部ヘルペスについてはバラシクロビル500 mg/日を連続投与する方法があり，専門医への紹介を考慮します．

2）治らない場合は

典型例は臨床症状のみで診断が容易です．鑑別疾患としては細菌感染による膿痂疹やひょう疽，ベーチェット病によるアフタや陰部潰瘍が挙げられます．

❹ 保護者への説明

免疫力が低下しているときに罹患するため，休養をとるようにしましょう．病変部に触らないように，コップやタオルの共用はしないようにしましょう．

■ 文 献
1)「最新皮膚科学体系15 ウイルス性疾患 性感染症」（玉置邦彦/総編集），pp8-19，中山書店，2003
2)「EBM皮膚疾患の治療up-to-date」（宮地良樹/編），pp291-294，中外医学社，2015

第4章 よくみる皮膚の感染症

⑦帯状疱疹

髙木真知子

典型例

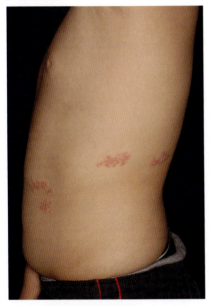

例1　左側腹部帯状疱疹

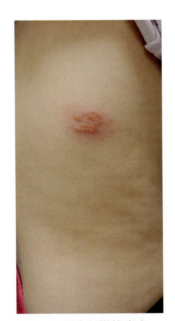

例2　右側胸部帯状疱疹

Point　表1　臨床上のポイント

疾患	特徴
帯状疱疹	**部位** 片側性，神経支配領域に一致 **所見** 紅斑→水疱→膿疱→痂皮の経過をとる皮疹の集簇・分布 **症状** 疼痛や違和感，掻痒を伴うことがある **部位別合併症** 三叉神経第一枝領域帯状疱疹：特にHutchinson徴候がある場合，眼の合併症に注意 耳介周囲帯状疱疹：Ramsay-Hunt症候群（顔面神経麻痺・内耳神経障害）

0 はじめに

　帯状疱疹は高齢者に多い疾患ですが，小児期にみられることもあります．そのリスクファクターは乳幼児期の水痘罹患です．また，母体が妊娠中に水痘に罹患した場合，こどもが出生時に無症状でも，生後1〜2歳以内に軽度の帯状疱疹を発症することがあります[1]．

1 疾患概要

　水痘に罹患後，ウイルスは知覚神経節に潜伏します．そして，疲労・免疫低下時に再活性化し，神経支配領域に一致して皮疹を生じます．体幹や四肢の典型例では皮疹の分布がまさに帯状を呈します．

2 臨床上のポイント

　疼痛や知覚異常が皮疹に数日先行することがありますが，**小児では疼痛が軽いことが多い**です．皮疹は片側の神経支配領域に一致して分布し（**例1，2**），紅斑→水疱→膿疱→痂皮という経過をとります．合併症は健常児ではまれですが，脳髄膜炎の他，発症する部位に応じて，次のようなものがあります．

- **三叉神経第一枝領域の帯状疱疹**では，角結膜炎，ブドウ膜炎，網膜炎などの眼症状を合併することがあり，特に Hutchinson 徴候（鼻尖部の皮疹）がある場合にリスクが高くなります．成人例の報告になりますが，稀ながら眼球運動障害をきたすことも知られています．
- また**耳介周囲帯状疱疹**では，Ramsay-Hunt 症候群と呼ばれる，顔面神経麻痺と内耳神経障害（難聴，耳鳴り，めまい）をきたすことがあります．皮疹は口蓋や舌にも出現する場合があり，味覚障害を呈することもあります．
- さらに，四肢筋や腹筋の麻痺の他，**仙骨神経領域の帯状疱疹**では，膀胱，直腸障害を合併することがあります．

運動神経の麻痺は治癒するまでに数か月から半年，あるいはそれ以上かかります[2]．

3 治療と注意点

　抗ウイルス薬をより早期に開始することが，皮疹を最小限にし，帯状疱疹後神経痛を抑制するために重要です．健常児で軽症例ではバラシクロビルの経口投与（1日3回，1回量 25 mg/kg，最高 1,000 mg/回），**免疫低下者ではアシクロビルの経静脈投与**（1日3回，1回量 5 mg/kg，必要に応じて1回 20 mg/kg まで増量できる）で治療をします．
　急性期の炎症・浮腫が強く，眼球運動障害や Ramsay-Hunt 症候群が懸念される症例では，眼科や耳鼻咽喉科と連携をとり，ステロイド内服も検討します．

4 保護者への説明

　皮疹がびらん・潰瘍化している場合には，洗浄後，外用剤（筆者はアズレン軟膏やスルファジアジン銀クリームを選択することが多いです）を塗布しガーゼで保護します．1日1回は処置をして，2次感染を防ぎます．
　唾液や水疱内容に存在するウイルスが伝播することで，まだ水痘ワクチンを接種していない乳児や，ワクチン接種・罹患歴のない学童〜成人，免疫低下者に，水痘を発症する可能性があります．特に水痘を発症した場合に重症化が懸念される**免疫低下者への接触は，控えることが望ましい**です．体調がよければ登校可能ですが，疲労しないよう無理は避けましょう．

5 専門医への紹介・フォロー

　目の合併症が懸念されれば眼科，Ramsay-Hunt症候群が疑われれば耳鼻咽喉科と連携を取りながら治療を行います．皮膚科専門医を介してもよいでしょう．

■ 文　献
1）北東 功：水痘・麻疹．周産期医学，47：271-274，2017
2）本田まりこ：ヘルペスウイルス感染症．日皮会誌，117：767-776，2007

第4章 よくみる皮膚の感染症

⑧白癬

安藤典子

典型例

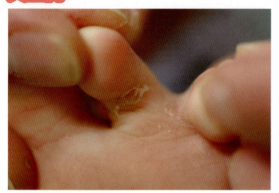

例1　1歳，足白癬
趾間に鱗屑を認める．
父に足白癬あり

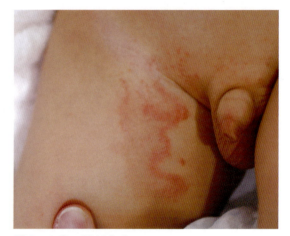

例2　2歳，股部白癬
中心治癒傾向のある環状の紅斑．
鱗屑よりKOH陽性

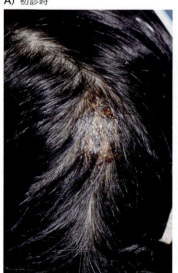

A）初診時

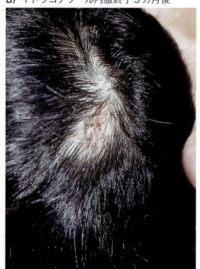

B）イトラコナゾール内服終了3カ月後

例3　8歳，*Microsporum gypseum*によるケルズス禿瘡
ウサギ，イヌ屋外で飼育．
拇指頭大の圧痛のある紅斑．押すと毛包一致性に膿汁の排出あり．イトラコナゾール5週間内服にて治癒

表1　臨床上のポイント

病型	臨床像
足白癬	・趾間型，小水疱型が多く，角質増殖型は少ない ・趾間型では，趾間に発赤，小水疱を認め角質が剥離，浸軟する．ときにびらんを生じ，二次的に細菌感染を起こすことがある ・小水疱型は足底，足縁に大小不同の透明な小水疱を認める．癒合して多房性の水疱を形成することも多い．小水疱が生じるときに強いかゆみを伴う
体部白癬	・体表のうち股部を除いた部位の白癬をいう．顔面や上肢に多い．典型例では遠心性に環状に拡大し，中心治癒傾向がある紅斑で，辺縁に丘疹，鱗屑を認める
ケルズス禿瘡	・頭部の炎症性白癬である．禿瘡初期は毛包性膿疱が出現し，癒合し局面を形成するようになる．押すと毛孔から排膿し，断裂した毛髪が出てくる．一部に痂皮を伴い強い痛みと発熱を伴う場合がある
爪白癬	・爪甲に糸状菌が感染した疾患で，こどもでは稀である．足白癬からの進展が多い．爪甲は遠位端や側縁から白濁し徐々に爪甲下の角質が肥厚する
股部白癬	・鼠径部から大腿内側にかけて環状の紅斑を認め，強い掻痒がある．陰茎部には感染しにくい

0 はじめに

　白癬は皮膚糸状菌の感染によります．皮膚糸状菌は顕微鏡的所見により *Trichophyton* 属，*Epidermophyton* 属，*Microsporum* 属に分けられます．こどもでは成人に比べ**体部白癬，ケルズス禿瘡**の頻度が高く，これは好獣性菌，好土壌菌によることが多いためと考えられます．もちろん成人と同様，足白癬や爪白癬もみられますが頻度は成人に比べ圧倒的に少ないです．

　診断は主に**直接鏡検**によります．攝子や眼科剪刀で病変の辺縁の角質を取り，KOHで鏡検します．

　水疱がある場合は水疱蓋を取ると容易に菌糸を見つけることができます．頭部白癬では *Trichophyton tonsurans* によるものが増えており，格闘技をする競技者やその家族に好発します．頭部白癬やケルズス禿瘡では容易に毛髪が抜け，抜いた毛髪の直接鏡検を行います．菌種の同定には，分離培養し生えてきた菌をさらにスライドカルチャーし，形態的に菌種を同定します．そのほか昨今では菌種特有の遺伝子配列を検出する分子生物学的検査法も用いられています．

1 臨床上のポイント

1) 足白癬

　検鏡検査のコツは，趾間型ではびらん部位では真菌がみつからないため，**辺縁の角質**を取り鏡検することです．小水疱型は水疱蓋を眼科剪刀で取り，鏡検するとよいでしょう．

2）体部白癬

　　辺縁の角質を鏡検して診断します．ステロイド外用をしていると赤みが抑えられたり，鱗屑がみられなかったりします．好獣性菌 *Trichophyton mentagrophytes*（ネコ，ウサギ，モルモット）や *Trichophyton verrucosum*（ウシ）や好土壌性菌の *Microsporum gypseum* による場合は炎症を伴うことが多いです．一方 *Trichophyton tonsurans* は好ヒト性菌であり，炎症の弱い落屑性紅斑を呈します．

3）ケルズス禿瘡

　　治癒後に**瘢痕性脱毛**をきたすことがあります．**膿汁や病毛の鏡検**を行いますが，併せて**培養**をするとよいでしょう．レスリングや柔道など格闘技を介して感染が拡大している *T. tonsurans* は炎症所見に乏しいです．部活や競技団体ごとに感染者をわりだし治療が必要です．

4）爪白癬

　　爪甲の白濁部近位端から検鏡検査の検体を採取するとよいでしょう．菌種の同定には培養が必要です．

5）股部白癬

　　辺縁の鱗屑を鏡検します．

2 治療と注意点

1）基本の治療

　　生活指導は重要であり，病変部は石鹸を用いて洗浄し，清潔かつ乾燥するように努めます．足白癬，体部白癬，股部白癬は**抗真菌薬**の外用を行います．抗真菌薬は軟膏やクリーム，液剤などがあり，いずれも1日1回の外用で構いません．液剤はさっぱりとした使用感を好む患者にはよいですが，皮膚に亀裂がある場合は不適です．体部白癬や股部白癬は通常2週間程度の外用で治癒します．体部白癬は好獣性菌のことも多く，動物との接触の有無を確認し，ペットが罹患している場合はペットの治療が必要です．足白癬は趾間型でびらんのない場合は1～2カ月抗真菌薬を外用します．びらんがある場合は亜鉛化軟膏やステロイド軟膏の外用で先にびらんを治癒させ，その後に抗真菌薬の外用を行います．

　　局所の発赤や浸出などがあり，**細菌の二次感染**を認める場合は，まず**抗生物質**などで加療します．その後再度KOH鏡検し，真菌を認めた場合は抗真菌薬を外用します．ケルズス禿瘡や爪白癬は抗真菌薬の内服が必要になります．こどもでのイトラコナゾール，テルビナフィンの使用量や安全性は検討課題ですが**表2**に示すような投与量で，重篤な副作用はみられなかったという報告があります．

表2 抗真菌薬の体重ごとの投与量

	BW < 20 kg	BW > 20 kg
イトラコナゾール	50 mg/日	100 mg/日
テルビナフィン	62.5 mg/日	125 mg/日

2) 改善がみられなかったら

- **体部白癬や股部白癬**では通常抗真菌薬で速やかに治癒するため，改善のない場合は抗真菌薬による**接触皮膚炎**を考えます．再度鏡検し，菌要素の有無の確認も必須です．体部白癬ではペットなど感染源の治療も確認する必要があります．改善しない場合は遠心性環状紅斑，紅色陰癬などを考えます．
- **足白癬はまずびらん部を治すことが先決**であり，びらん部に抗真菌薬を使用した場合は刺激性皮膚炎を起こすことが多いです．
  いずれにしても，抗真菌薬の外用で改善しない場合は専門医への紹介が必要です．
- **ケルズス禿瘡**は病毛を取り除き，洗浄，抗真菌薬の内服で治療するが，治療期間も長くかかるため，**初めから専門医へ紹介するべき**です．鑑別診断としてはせつ腫症や慢性膿皮症など細菌感染症があります．
- **爪白癬**で抗真菌薬の内服でも改善しない場合は，掌蹠膿疱症，Hallopeau稽留性趾端皮膚炎，扁平苔癬，乾癬，先天性爪甲硬厚症，爪甲栄養障害を考え，**専門医に紹介**します．

3) 保護者への説明

こどもで足白癬を罹患している場合は，家族内感染の有無を確認する必要があります．お風呂のマットなどは感染源になりやすいため，こまめに洗濯をしましょう．

体部白癬などはペットが感染源になりえます．

■ 文 献

1) 「最新皮膚科学体系14 細菌・真菌性疾患」（玉置邦彦/総編集），pp204-223，中山書店，2003
2) 「爪：基礎から臨床まで 第2版」（東 禹彦/著），金原出版，2016
3) Möhrenschlager M, et al：Optimizing the therapeutic approach in tinea capitis of childhood with itraconazole. Br J Dermatol, 143：1011-1015, 2000
4) Fuller LC, et al：A randomized comparison of 4 weeks of terbinafine vs. 8 weeks of griseofulvin for the treatment of tinea capitis. Br J Dermatol, 144：321-327, 2001

第4章 よくみる皮膚の感染症

⑨カンジダ症

安藤典子

典型例

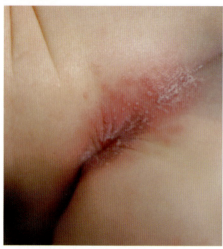

例1　1歳，肛囲カンジダ症
肛門周囲および伝列に膿疱と鱗屑を伴う紅斑あり．
KOH鏡検にて仮性菌糸陽性

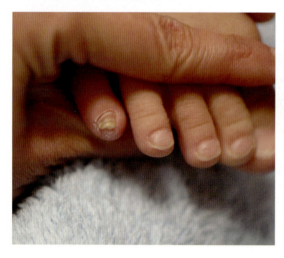

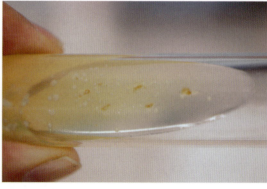

例2　3歳，爪カンジダ症
マイコセル培地にて光沢のある白色コロニーを認める

0 はじめに

　皮膚カンジダ症，粘膜カンジダ症の病原菌は *Candida albicans* が重要です．*C. albicans* を含めカンジダ属は健常者の口腔，消化管，腟などの粘膜に少数は常在しますが，さまざまな要因により異常増殖が起こり，病変を形成します．粘膜や表皮表面に定着した状態では，ふつう酵母型として存在しますが，組織内に侵入した場合は菌糸系発育を行うことが多いです．病巣由来の検体を鏡検し，**菌糸が確認された場合は起炎菌**であると言えます．単に病変からカンジダが培養されただけではカンジダ症とは断定できず，直接鏡検あるいは病理組織検査にてカンジダを確認する必要があります．

　こどもでは**おむつ部の皮膚カンジダ症**（乳児寄生菌性紅斑）が多いです．稀に爪カンジダ症や口腔内カンジダ症（鵞口瘡）などがあります．

1 臨床上のポイント

1) 皮膚カンジダ症

　おむつを着用している**陰股部や臀部**に好発します．薄いオブラート状の鱗屑を付着した紅斑と，しばしば膿疱を認めます．鱗屑や膿疱蓋のKOH直接鏡検にて確定します．

　いわゆるおむつかぶれが鑑別となりますが，おむつかぶれでは紅斑，びらんが混在ししわの部分では病変が軽度になります．また，膿疱はほとんど認めません．

2) 口腔カンジダ症

　新生児や免疫抑制状態にあると口腔内，特に舌や頬粘膜に**白色の偽膜**が固着します．鑷子で偽膜を一部はぎKOH直接検鏡で確認すると多数の仮性菌糸を認めます．舌圧子などでこすってもよいが偽膜が固着しているため，鑷子でつまむ方が簡単に採取できます．他，**カンジダ性口角炎**があり，特にステロイド含有軟膏を使用していると発症しやすいです．亀裂の辺縁に軽度の鱗屑を付着する紅斑を認めます．検鏡すると，仮性菌糸や胞子塊が確認できます．

3) 爪カンジダ症

　爪甲のカンジダ感染症です．爪甲の白濁と肥厚を認め**爪白癬との鑑別**は外観のみでは困難であり，**培養して診断**します．ただし爪カンジダ症では爪の変形のみならず爪周囲の発赤や腫脹の既往，合併が時にあります．カンジダ性爪囲炎も含め治療は**抗真菌薬の内服**が有効です．

2 治療と注意点

1) 基本の治療

　大部分の潜在性皮膚カンジダ症は，**約2週間の抗カンジダ薬の外用**で治癒します．基礎疾患のないこどもにおいては，**病変を清潔にし，乾燥させる**ようにするだけでも改善します．保護者には更衣をまめにし，汗をよく拭き取るように指導します．陰部カンジダではおむつの交換回数を増やします．

　ただし**爪カンジダ症**では**抗カンジダ薬の内服**を要します．抗真菌薬の内服期間は一般的に**半年以上**になることが多く，適宜採血で副作用（血球減少や肝機能障害など）に留意します．

　口腔カンジダ症はミコナゾール（フロリード®）ゲルの塗布やイトラコナゾール（イトリゾール®）液のうがいで簡単に治癒することが多いです．小児でうがいが難しい年齢では，保護者が1日2回程度フロリード®ゲルを舌や頬粘膜，歯茎に指で塗れば速やかに改善します．しかし，基礎疾患を有する患者では抗真菌薬の内服が必要です．

2) 改善がみられなかったら

　皮膚カンジダ症は，一般に抗真菌薬の外用で速やかに改善します．改善しない場合は，抗真菌薬のかぶれ，接触皮膚炎を併発している可能性があるので，**外用薬の変更を検討**します．明らかな接触皮膚炎を起こした場合は**ステロイドの外用剤**に変更します．強い炎症を起こした場合はすでにカンジダは治癒していることが多いです．

　口腔カンジダ症では，舌のミルクカス（**凝乳**）が鑑別になります．凝乳はすぐ攝子で取れるのに対し，カンジダ症の白苔はやや強く粘膜に付着しています．もちろん，凝乳には直接鏡検にて仮性菌糸や分芽胞子はみられません．改善しない場合はこどもでは稀ですが，口腔粘膜の扁平苔癬の鑑別が必要になり，**専門医の受診**を勧めます．

　爪カンジダ症は，長期の抗真菌薬の内服が必要であり**専門医への紹介**を勧めます．手指の場合に比べ足趾の場合は爪の伸びが遅いため長期になりやすいです．写真をとって改善を確認することは有用です．イトラコナゾール（イトリゾール®）に比べ，テルビナフィン（ラミシール®）は治療効果が落ちるので，改善がみられない場合は変更します．ただし，イトラコナゾールは併用禁忌薬が多いため注意が必要です．

3 保護者への説明

　湿潤しやすい部位はできるだけ乾燥させるようにしましょう．皮膚と皮膚がくっつく部位にはガーゼをはさみこんだり，おむつ部のカンジダではおむつ交換の回数を増やすようにしましょう．

■ 文　献

1）「最新皮膚科学体系14 細菌・真菌性疾患」（玉置邦彦／総編集），pp204-223，中山書店，2003

第5章
母斑・血管腫など

第5章 母斑・血管腫など

1) 母斑
① 色素性母斑

レパヴーアンドレ

典型例

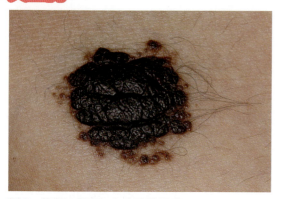

例1　腹部の隆起した先天性母斑
厚くいびつに隆起し，太い毛が生える．周囲に細かい衛星病変あり

例2　背部〜腰，大腿にかけて広く存在する茶褐色斑
母斑の密度が濃いところは濃褐色となる

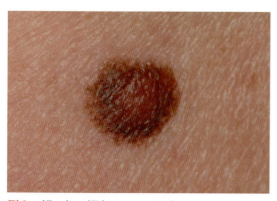

例3　頬の紅〜褐色のSpitz母斑
固く隆起し，赤みが強い

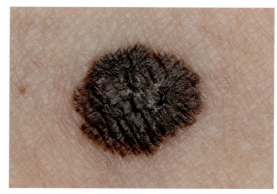

例4　下腿の黒色のSpitz（スピッツ）母斑
漆黒で，周囲に放射状にひろがる

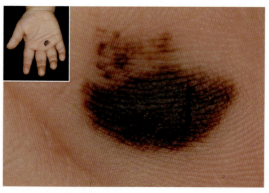

例5　掌の先天性色素性母斑
中央では色調が濃いが，辺縁では線状が梯子状に分布している

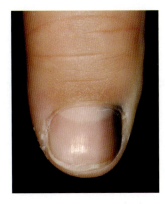

例6 爪甲色素線条
均一な太さの帯状の褐色線条

0 はじめに

　色素性母斑（俗にいう"ほくろ"）は，未分化なメラノサイト系細胞；**母斑細胞**が増殖することで生じる腫瘍です．神経堤由来の細胞はメラノサイト（メラニン産生）とSchwann細胞（神経）とがありますが，双方に分化せずにいるのが母斑細胞です．母斑の発生時期（先天性/後天性）・大きさ・病理組織型（境界型/複合型/真皮型）・臨床病理組織（Miescher/Clark/Unna/Spitz）などで分類されますが，本稿では特に小児にみられる**先天性母斑**，**Spitz母斑**，に加え**爪甲色素線条**について述べます．

1 先天性母斑

1) 疾患概念

　メラニンを産生するメラノサイトの母細胞；**メラノブラスト**が，胎生10週前後に神経堤から間葉中を遊走し，ある一定の皮膚領域の表皮内に定着・増殖することで生じます．遊走の早期から増殖が始まれば広く深い母斑が生じ，表皮内に定着してからゆっくりと増殖すれば小型で浅い母斑となります．

2) 臨床上のポイント

　その名の通り出生後からみられる濃褐色〜黒色斑・局面で，厚みがあり太毛を有していることが多くみられます（**例1**）．円形や楕円形で数cmまでのものが多いのですが，10 cmを超えるものもあります．
　体を覆いつくすような大型のものは**巨大色素性母斑**（**例2**）といわれ，悪性黒色腫の発生母地となります．また**神経皮膚黒色症**（脳軟膜・中枢神経系の神経メラノーシス）の1症状である可能性があります．この場合は水頭症，中枢神経の悪性黒色腫を合併することがあるためMRIの撮影が推奨されます．

2 後天性母斑

1) 疾患概念

　遺伝的・発生学的な要因よりも，**出生後からの日光曝露などの外的因子**が関与して発生します．分類はさまざまありますが，小児ではSpitz（スピッツ）母斑・掌蹠の母斑・爪甲色素線条がしばしばみられます．

2) 臨床上のポイント

ⓐ Spitz母斑

　母斑細胞のうち，類上皮細胞・紡錘形細胞が増殖したものをいいます．臨床像も色（黒，茶，赤）・形（色素斑・局面・結節など）さまざまで，臨床所見・病理組織所見ともしばしば悪性黒色腫との鑑別が必要な例があります．小児では頭頸部に生じるものは紅〜赤褐色のものが多く（**例3**），四肢では黒褐色が生じやすいです（**例4**）．

ⓑ 掌蹠の色素性母斑

　先天性・後天性の両方あり，**小型で円形〜楕円形**のものが多くみられます．先天性のものでは10 mmを超えるものもしばしば存在します（**例5**）．肉眼所見では良悪の判断がつきにくいこともしばしばで，色素の構造と分布・皮膚紋理（指紋）との関係を見出す必要があります．必ずダーモスコピー（後述）での観察が必要となります．

ⓒ 爪甲色素線条

　爪甲に黒褐色の線条〜帯が生じることがあります（**例6**）．爪甲に生じた母斑であり，小児の場合は長期にかけて幅が拡大したり縮小したりしながら経過します．徐々に薄くなっていくことがほとんどです．

　思春期以降に生じた場合は，悪性黒色腫に移行する可能性もあり皮膚科医による定期的な経過観察が必要となります．

3 検査

　特に後天性母斑は皮膚科専門医によるダーモスコピーでの観察が必須です．ダーモスコピー（第1章-4-④参照）は拡大鏡の一種であり，皮膚表面の光の乱反射を抑えて観察できるものです．皮膚表面〜真皮上層までの色素構造の形状・分布や色調，血管構造の形状・分布，毛孔・汗孔や皮膚紋理などとこれら構造物との位置関係などを観察します．各母斑に特有かつ典型的な所見を見出し，悪性（ここで鑑別に挙げるものは**悪性黒色腫**）所見がないかをチェックします．

4 治療と注意点

　小型の母斑の場合，希望があれば単純に**切除**します．経過観察で十分なものは無理に除去する必要はありません．レーザー治療は（種類によりますが）浅く治療すれば再発し，深く治療すれば瘢痕になります．
　一度の切除で縫縮できない**やや大型のもの**では，**複数回にわけて切除**します（分割切除）．
　巨大色素性母斑のような**大型のもの**は，**切除後に健常皮膚から植皮**を行います．また，母斑の近傍の健常皮膚下に組織拡張器（tissue expander）を用いて切除部位を被覆する方法も仕上がりが綺麗です．**巨大色素性母斑の場合**，治療は年余にわたるため，社会生活が始まる前（幼稚園〜小学校入学前）に治療が終了していることが理想です．若年であればあるほど皮膚の進展性もよいため，（治療施設の指針にもよりますが）**生後半年〜1年未満から治療を開始する**のが望ましいです．

5 親への説明

　こどもの母斑を主訴に医療機関を受診する場合，親が問題としているのは主に，①悪性か否か，②見た目（自然に消えるのか，なくすことができるのか）の2つです．

1) 先天性母斑

　生まれつきの「ほくろ」で，悪性のものではありませんが自然にはなくなりません．
　治療を希望される場合は切り取る手術やレーザー治療などがあります．非常に大型のものの場合，治療は複数回・年単位でかかります．また，ほくろの細胞が皮膚だけでなく，神経にもあることがあります．将来的に画像検査が必要な場合があります．

2) 後天性母斑（Spitz母斑，掌蹠の母斑とも）

　生まれたときにはなかった，あとからできてきた「ほくろ」の可能性が高いです．頻度的に悪性であることは低いです．診断精度を高めるためにはダーモスコピーという機器での検査が必要です．皮膚科で診てもらうのがよいでしょう．

3) 爪甲色素線条

　爪の根元に「ほくろ」の細胞があるものである可能性が高いです．色が濃くなったり，幅が変化しながら長年経過します．消えていく場合と残る場合があります．定期的に皮膚科で経過をみていく必要があります．

> **Pitfall**
> 生まれた我が子に広い範囲に黒いあざ（巨大色素性母斑）があれば，親は不安であり混乱もしています．一度にすべての情報を伝えるのではなく，まずは治療の選択肢があるということ，治療は長期にわたること程度を伝えるのみにとどめておくのも一案です（親の受容能力にもよります）．

❻ 専門医への紹介・フォロー

　容姿が気になり受診する場合，小型の母斑に関してはこども本人は親ほど見た目を気にしていないケースがほとんどです．麻酔の注射をしてまで母斑を取ろうというこどもは少ないです．問題となる例は，ⓐ巨大色素性母斑も含め大型のもの，ⓑ顔面などの目立つ部位にある母斑（目・鼻・口まわり）です．いじめの対象になることもしばしばで，できることなら取り除いてあげたいと親は願っています．皮膚科・形成外科の受診を勧めます．

　悪性化という観点ではこどもで悪性黒色腫を発症する頻度は成人に比べ非常に低いです．しかし，ひとくちに母斑といってもさまざまなタイプがあり，一見で判断しづらいこともしばしばです．なかには定期的に経過をみていくべきものが存在します．後天性母斑においては，ダーモスコピーに熟練した皮膚科を受診するよう勧めてください．

　また現時点で悪性でなくとも，巨大色素性母斑は悪性黒色腫（皮膚，中枢神経）の発生リスクとなります．皮膚科・形成外科と小児科との長期にわたる連携が必須です．早い時期に受診を促しましょう．

第5章 母斑・血管腫など

1) 母斑
②青色母斑・太田母斑・異所性蒙古斑

レパヴーアンドレ

典型例

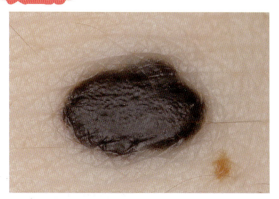

例1 前腕の青色母斑
境界明瞭な青黒い結節

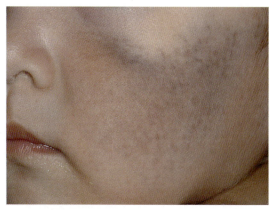

例2 左頬の太田母斑
点状の灰褐色斑が散在，中央では融合し濃くなっている

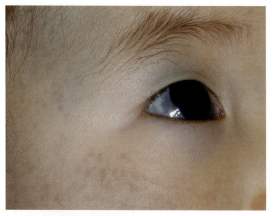

例3 眼周囲の太田母斑
周囲の褐色斑と，眼瞼ではアイシャドウのように青色斑がみられる．眼球結膜にも濃青色〜褐色斑がある

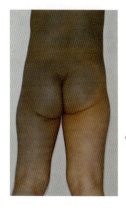

例4 体幹〜大腿を覆いつくすほど広範囲の濃い青色斑
レーザー治療の適応となる

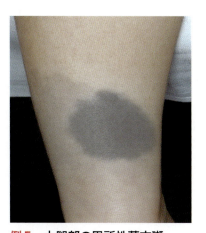

例5 大腿部の異所性蒙古斑
淡い青褐色斑の一部に，境界明瞭な濃青褐色斑がみられる

⓪ はじめに

　メラノサイトはメラニン色素（＝褐色）をつくるため，それが皮膚の浅い部分；表皮〜表皮真皮境界部などで増殖・増加していれば臨床上茶褐色にみえます（母斑細胞母斑）．一方で，メラノサイトが真皮内で増生している場合，光の屈折・膠原繊維や血管との関係で青く見えます．

① 疾患概念と臨床上のポイント

1) 青色母斑

　メラノサイトが真皮内でかなり密に増殖しているもので，臨床上は**青黒い色素斑ないし結節**になります（**例1**）．多くは10 mm以下で四肢・臀部・背部に好発し，時には顔面にもできます．学童期に気づくことが多く，通常は単発性で成長も緩やかです．あまりにも青黒いため悪性を心配して受診することがしばしばです．稀に悪性化することがあります．

2) 太田母斑

　メラノサイトの真皮内の増殖と，表皮内のメラニン沈着によるものです．**目周囲，三叉神経Ⅰ・Ⅱ枝領域に好発する青色斑**です．時に鼻・鼻粘膜・鼓膜や咽頭などにも青褐色斑がみられます．メラノサイトの増生が密だと非常に濃い青〜青黒となりますが，疎だと淡い青褐色斑となります（**例2**）．また，増生している深さと密度により，まだら（淡青色の背景に濃い青褐色斑がちりばめられている）にみえることがしばしばです．表皮のメラニン沈着による褐色調の要素がみられるのが特徴的です．眼球結膜にメラノサイトが及ぶことがあり，**眼球メラノーシス**といいます（**例3**）．一般的には片側性ですが，稀に両側性に生じます．思春期のホルモン増加に伴い濃くなる例があります．

3) 異所性蒙古斑

　メラノサイトが真皮の深層で増殖しているものを**蒙古斑**といいます．深いところに色素があるため色調に濃淡はありません．**黄色人種のほぼ100％で，出生時に仙骨部〜腰臀部にみられます**．通常1〜2歳頃まで濃くなることもありますが，思春期にかけて消退していきます．一方で，色調が非常に濃く，かつ背部全体を覆いつくす広範囲のものなどは自然消退しにくいです（**例4**）．四肢など，腰臀部以外に境界がはっきりした濃い青色が生じたものを**異所性蒙古斑**といい（**例5**），こちらも消えにくいものとなります．

　白色人種ではなじみがないので，欧米で医療機関を受診する場合「虐待による紫斑」と誤解されるケースもあります．あらかじめ誤解を解いておくなど，注意が必要です．

2 治療

青色母斑の場合，病変が密・かつ深いのでレーザー治療などは適しません．切除が確実です．急ぎで治療する必要はなく，**本人が取りたくなったタイミングで切除**すればよいです．

太田母斑，異所性蒙古斑の場合，**レーザー治療は早いほうが奏効します**．早い時期から開始する理由としては，①皮膚・病変が薄いため，レーザーがよく届く，②成長すると病変の範囲も体格に比例して広くなるため，照射する時間・医療費がかかり，照射による痛みも強くなる，の2点があります．眼球メラノーシスに関して，結膜移植を行うことも可能です．腰背部の薄い蒙古斑の場合，そのまま経過をみても自然消退が望めるため経過をみます．

レーザー治療が奏効するとはいえ，全例で完全に色をなくすことは難しく"気にならなくなる程度に薄くする"のが治療目標となります．

3 親への説明

1) 青色母斑

メラニン色素をつくる細胞が皮膚の深いところで増えている状態です．青黒くみえますが，悪性ではありません．本人が希望しなければ切除する必要はありません．

2) 太田母斑，異所性蒙古斑

誰にでもある蒙古斑の色が部分的に濃く集まっている状態です．悪性のものではありません．腰背部の薄い蒙古斑の場合，自然消退が望めるためそのまま経過をみましょう．顔面の太田母斑，異所性蒙古斑，広範囲で濃い蒙古斑などは自然消退しにくいです．治療の選択肢としてはレーザー治療があります（第1章-7-③参照）．数カ月空けて複数回の治療が必要です．

> **Pitfall**
> 太田母斑や広範囲の蒙古斑，また前稿の巨大色素性母斑や後稿の扁平母斑・脂腺母斑などの患児の場合，母親は「妊娠中に自分がなにか悪いことをしたからか？」と自分を責めてしまうことがしばしばです．決してそのようなことではないことを説明し，安心させる配慮も必要です．

4 専門医への紹介・フォロー

自然退縮が望めるものか否か客観的指標が乏しいため，レーザー治療に熟知した皮膚科・形成外科の受診を勧めます．早期であるほど効果も高いため，早めの受診がよいでしょう．

第5章 母斑・血管腫など

1) 母斑
③扁平母斑

レパヴーアンドレ

典型例

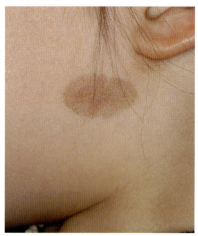

例1 左耳下〜頬の楕円形の褐色斑
色調は均一で境界は明瞭

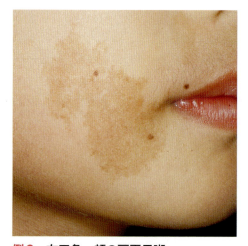

例2 右口角〜頬の扁平母斑
こちらは辺縁がギザギザで地図状に広がっている．一部に濃い色調のところも点在している

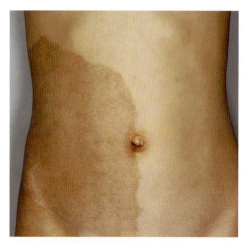

例3 右体幹の広範囲の扁平母斑
境界明瞭で色調は均一

0 はじめに

扁平母斑，いわゆる茶アザです．茶色＝メラニンの色であり青味の成分がありません．すなわち表皮の浅い層（基底層）にメラニンが沈着しており，深部にはメラニンがないものです．

1 疾患概念

腫瘍とは異なり，増殖する疾患ではありません．色調が淡い茶色のため**「カフェオレ斑：café au lait spot」**と呼ばれます．ただし，カフェオレ斑という言葉に関して本邦と欧米では認識が異なるため注意が必要です．

2 臨床上のポイント

大きさ，濃さもさまざまで，出生時から存在します．体の成長とともに大きくみえますが，体と母斑の比率は変わりません．カフェオレ斑は体中どこにでも生じる，数cm程度の褐色斑のことです．境界は明瞭で，円形・楕円形あるいは地図状に分布します．

欧米では，皮膚のみに症状を呈するものを「カフェオレ斑」といいます．一方，本邦では皮膚のみに上記の褐色斑がみられるものは「扁平母斑」と呼ばれています**（表1）**．扁平母斑が多発しており，これに伴い**神経線維腫症**（neurofibromatosis：NF）を合併していることがあります．NFに合併したものを特に「カフェオレ斑」としています．6つ以上褐色斑が存在することがNFの診断基準の1つになります．

欧米での扁平母斑は，本邦で扱う「境界明瞭な褐色斑」ではなく，「褐色の淡い色素斑の中に，点状・小斑状の濃褐色斑がちりばめられている」ものをいいます．本邦でいうところの「点状集簇性母斑」です．

3 治療と注意点

自然退縮は見込めません．扁平母斑では，病変が浅いため**レーザー治療（保険適応）**が行われることがほとんどです．ただし，病変の場所（顔面，体幹，四肢）・濃さ・形状（円形・楕円形・地図状）によって効果に差があります．①数回の治療で薄くなる例，②一度

表1　カフェオレ斑と扁平母斑の定義の違い

	カフェオレ斑	扁平母斑
欧米	皮膚のみに褐色斑を呈する	（本邦でいう「点状集簇性母斑」）
本邦	神経線維腫症に合併した皮膚の褐色斑	皮膚のみに褐色斑を呈する

レーザーで薄くなるが数カ月で再発してくる例, ③治療前より濃くなる例, があり, ②が多いです. ③の場合積極的なレーザー治療は適しません.

一度の治療で病変を取り除くには, 切除も一案ですが, 縫合線ができるため熟考が必要です.

紫外線曝露によって色素は増強するため, **日焼け止め使用の指導が必須**です. また, 思春期に濃くなるケースがあります.

扁平母斑の場合, **容姿の改善目的の受診がほとんど**です. 顔面などにできた場合友人に揶揄され, いじめの原因になる可能性もあるためです. 体幹にあることで水着になることを躊躇する子もいます. また褐色斑が多発している場合, 神経線維腫症の合併が疑われます. 昨今, インターネットであらかじめ情報収集・勉強し不安を募らせて受診する親もしばしばです. これら**デリケートな部分に配慮して診察**する必要があります.

4 親への説明

「茶アザ」でいわゆる「シミ」とは異なります. 自然に消えるものではありませんが, 治療の選択肢はあります. ほとんどがレーザー治療です. レーザー治療の効果は人それぞれです. 紫外線で濃くなる可能性があるので日焼け止めなどを使用しましょう.

5 専門医への紹介・フォロー

治療を希望する場合, レーザー治療に熟練した皮膚科を受診させます. また, 多発例では神経線維腫症の1症状であることがあるため皮膚科受診を促します（神経線維腫症の場合, 本症以外にも特徴的な皮膚症状を呈するため）. ただし「神経線維腫症を合併しない多発性扁平母斑」もあるため, 慎重に経過をみていくことが必要です.

第5章 母斑・血管腫など

1）母斑
④脂腺母斑・表皮母斑

レパヴーアンドレ

典型例

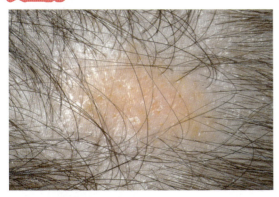

例1　5歳頭部の脂腺母斑
よくみると黄色調であるが，まだまだ平坦な脱毛局面

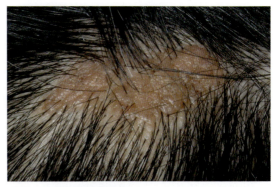

例2　18歳の脂腺母斑
橙色〜褐色調で，表面は隆起し顆粒もはっきりしています

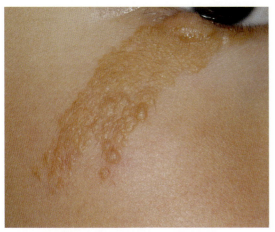

例3　右下眼瞼〜頬にかけての脂腺母斑

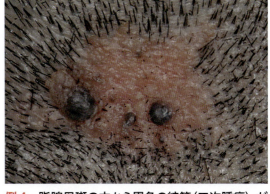

例4　脂腺母斑の中から黒色の結節（二次腫瘍）が出現しています

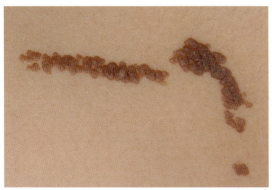

例5　体幹の表皮母斑
褐色の疣状結節が列序性にある

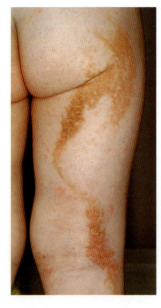

例6 右下肢，Blascho線に沿った大型の表皮母斑
大腿では角化がつよく，ザラザラして硬い

⓪ はじめに

　脂腺母斑も表皮母斑も，表面が疣状に隆起しているためしばしば「いぼ」として認識されています．それぞれ別疾患でありますが，どちらも表皮系の細胞由来です．**大型のものや多発している場合，全身疾患（症候群）の皮膚症状であることを理解しておくべきです．**

① 脂腺母斑

1) 疾患概念

　出生時から**頭部・顔面に好発する淡黄色局面**で，表皮・付属器・結合織が異常増殖する腫瘍であり，毛は生えません．列序性の脂腺母斑に加えて**痙攣・精神遅延**などの中枢神経障害を合併したものを**脂腺母斑症候群**と呼びます．眼・口腔内・心血管系・骨などに先天異常を伴います．

2) 臨床上のポイント

　多くは大きさ数cmです．
　初期では付属器（脂腺）が発達していないため，平らな白色〜淡黄色局面を呈します（**例1**）．幼少時は「生まれつきの禿」と親がとらえがちです．成長するにつれ脂腺が発達し，黄色調が増し表面も疣状に隆起してきます（**例2, 3**）．脂腺母斑そのものは良性疾患ですが，もともとは奇形でありさまざまな**二次腫瘍の発生母地**になります（**例4**）．二次腫瘍は20歳代から出始め，30〜35歳がピークとなるが稀に10歳以下でも発生します．本母斑の約20％に二次腫瘍が出現します．本疾患を発生母地として良性腫瘍，悪性腫瘍の両方が

生じます．

3) 治療と注意点

　本人・家族が気にならなければ早急に治療の必要はありません．ただし，自然退縮するものでもありません．治療する場合その目的は，①容姿の問題，②二次腫瘍発生のリスクを減らすこと，の2つです．小型の場合，単純に**切除**します．一度の切除で縫い縮めることができない場合，**分割切除**を行います．さらに大型のものは，植皮や組織拡張器（tissue expander）を用います．レーザー治療は浅く治療すれば再発し，深く治療すれば瘢痕になりうるため適応は乏しいです．

2 表皮母斑

1) 疾患概念

　出生時には**淡い褐色斑**としてみられ，**成長に伴い疣状に隆起してくる**表皮細胞由来の良性腫瘍です．単独では皮膚のみの疾患ですが，**骨異常・中枢神経異常を伴うもの**を**表皮母斑症候群**（epidermal nevus syndrome）といいます．

2) 臨床上のポイント

　でき始めは褐色斑ですが，扁平母斑のように楕円形にできることは少なく，ほとんどが**線状にできます**（例5）．皮膚のBlascho線（解剖学的な線）に沿って生じることがしばしばです（例6）．成長に伴い範囲は拡大し，個々の発疹も隆起してきます．黄色〜濃褐色までさまざまな色調を呈します．両側性であることは稀で，ほとんどが片側性です．一般的に無症状ですが，炎症を伴い掻痒を伴うことがあります．これを**炎症性線状疣贅状表皮母斑**（inflammatory linear verrucous epidermal nevus：ILVEN）といい，**女児の下肢に好発**します．

3) 治療と注意点

　自然退縮は見込めません．表皮母斑は線状にできることが多く，単回で確実に除去を希望する場合**切除が最適**です．縫合できない幅のものは植皮などを検討します．瘢痕にならない程度に浅く炭酸ガスレーザーで蒸散させる方法もあるが，再発を繰り返します．深く蒸散させれば多少なりとも瘢痕になります．

3 親への説明

　脂腺母斑・表皮母斑ともに表皮（皮膚の浅い部分）由来の良性腫瘍です．塗り薬や飲み薬などの治療では病変をなくすことは難しいです．容姿の改善を目指す場合は手術が適切です．非常に大型であったり，骨格異常がみられる場合は中枢系の検査も必要な可能性が

あります．

　脂腺母斑に関して，年数が経つと二次腫瘍（良性も悪性も）が発生することがあります．

❹ 専門医への紹介・フォロー

　早期では，いずれも疣状とはならず他疾患と鑑別が困難なケースが多々存在します．また，外科的な治療が主体なので皮膚科・形成外科専門医の受診を促します．症候群が疑われる症例では，小児科・皮膚科専門医とともにフォローが必要です．

第5章 母斑・血管腫など

すぐに皮膚科へ

2) 血管腫・血管奇形
①乳児血管腫（いちご状血管腫）

神﨑美玲

典型例

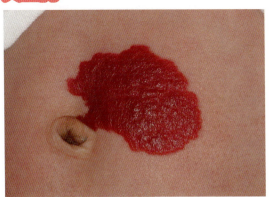

例1 乳児血管腫（局面型）
生後1カ月，男児．腹部に扁平な鮮紅色の隆起がみられる

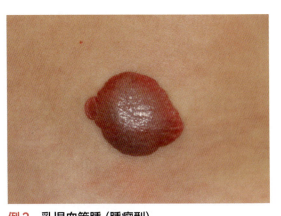

例2 乳児血管腫（腫瘤型）
生後5カ月，女児．背部にドーム状に隆起する紅色腫瘤がある

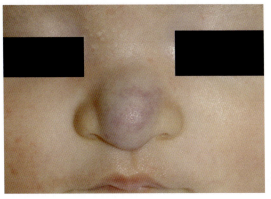

例3 乳児血管腫（皮下型）
生後3カ月，女児．鼻部に柔らかい淡青色の皮下腫瘍がある

Point

表1 臨床上のポイント：乳児血管腫の病型

疾患	特徴
局面型（例1）	**所見** 紅斑で始まり，扁平な鮮紅色の隆起になる **ポイント** 3〜5歳までに自然消褪するため，基本的には経過観察でよい　早期に治癒させたい場合には色素レーザー治療を考慮する
腫瘤型（例2）	**所見** 紅斑で始まり，急速に増大して鮮紅色の腫瘤になる **ポイント** 7歳頃までに自然退縮するが，柔らかい瘢痕を残すことが多い　機能的，整容的に問題となる部位では早期に治療介入する
皮下型（例3）	**所見** 皮下に限局し，柔らかい淡青色の皮下腫瘍を示す **ポイント** 病変が皮下にあるため，色素レーザー治療は無効

0 はじめに

新生児に生じる代表的な「赤アザ」には，乳児血管腫（いちご状血管腫）と毛細血管奇形（単純性血管腫）があり，自然消褪の有無や治療法が異なります．

1 疾患概要

乳児血管腫は生後早期に出現し，未熟な血管内皮細胞が増殖する良性腫瘍です．従来，いちご状血管腫と呼ばれていました．乳児の約1％にみられ，早産児・低出生体重児および女児に好発します．

2 臨床上のポイント

生下時には病変がほとんど目立たず，1週間ほどで毛細血管拡張や紅斑が出現し，2〜6カ月で増大して鮮紅色の隆起や腫瘤になります．臨床病型は**局面型**（57％），**腫瘤型**（40％），**皮下型**（3％）の3つに分類されます[1]．いずれも1歳までには褪縮し始め，局面型病変は3〜5歳までにほとんどが消褪します（図1）．腫瘤型病変はゆっくりと褪縮し，学童期になると褪縮が止まります．柔らかい瘢痕を残すことが多く，大型のものは完全に消褪しません（図2）．

3 治療と注意点

自然褪縮が期待できるため，局面型病変や瘢痕が残っても整容的に問題とならない部位に生じた腫瘤型病変であれば，**基本的には経過観察**とします．扁平な紅斑である初期に色素レーザー治療（第1章-7-③参照）を行い，早期の治癒を目指すこともあります[2]．

発症部位により，重要臓器や感覚器官に影響を及ぼす恐れがある場合，または整容面で

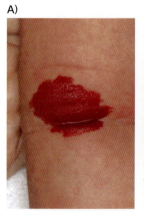
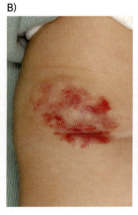
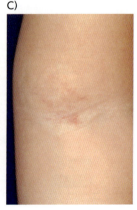

図1 肘窩に生じた局面型病変の経過
A) 生後1カ月
B) 生後6カ月
C) 2歳半

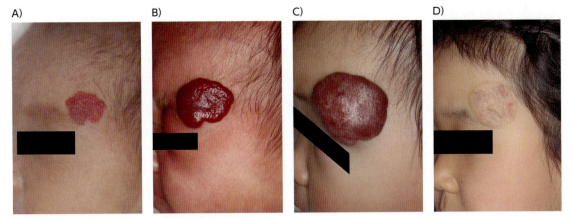

図2 こめかみ部に生じた腫瘤型病変の経過
A) 生後1カ月
B) 生後2カ月
C) 1歳
D) 5歳

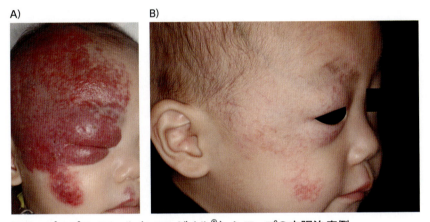

図3 プロプラノロール（ヘマンジオル®）シロップの内服治療例
（写真提供：筑波大学医学医療系皮膚科　石井良征先生）
A) 生後3カ月（治療前）：眼瞼の病変が増大し，開眼できない
B) 生後11カ月：プロプラノロールを8カ月間投与して改善した

醜状を残す恐れのある場合には，早期の治療が必要です[3]．慎重に適応を選んだうえで，プロプラノロール（ヘマンジオル®）シロップの内服治療を行います（図3）．学童期以降に萎縮性瘢痕や皮膚のたるみが残存する場合には，外科的切除を考慮します．

❹ 保護者への説明

　いわゆる「赤アザ」の一種で，未熟な毛細血管が増殖している良性の腫瘍です．みるみる増大しますが，やがて自然に小さくなって赤みも薄れ，小学生になる頃までには柔らかい傷あとのようになるでしょう．病変の部位や大きさによっては，レーザーや飲み薬の治療をすることがあります．

5 専門医への紹介・フォロー

　増殖期には局面型でとどまるか，さらに隆起して腫瘤型になるのかを判別することが困難です．経過観察で自然治癒を待つのか，あるいは何らかの治療が必要になるのかを見極めるために，早期に皮膚科（または形成外科）に相談しましょう．

■ 文　献

1) Nakayama H：Clinical and histological studies of the classification and the natural course of the strawberry mark. J Dermatol, 8：277-291, 1981
2) 苺状血管腫．「皮膚科学 第10版」（上野賢一/原著，大塚藤男/著），pp647-648，金芳堂，2016
3) 「血管腫・血管奇形・リンパ管奇形診療ガイドライン2017（第2版）」（平成26‐28年度厚生労働科学研究費補助金難治性疾患等政策研究事業（難治性疾患政策研究事業）「難治性血管腫・血管奇形・リンパ管腫・リンパ管腫症および関連疾患についての調査研究」班），2017
　https://www.marianna-u.ac.jp/va/guidline.html

第5章 母斑・血管腫など

2) 血管腫・血管奇形

②毛細血管奇形（単純性血管腫）

神﨑美玲

典型例

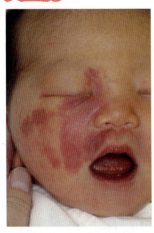

例1　毛細血管奇形：日齢2日，女児
右頬部に隆起しない境界明瞭な紅斑がみられる

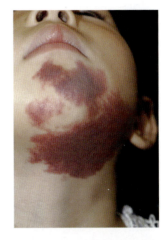

例2　毛細血管奇形：4歳，女児
生下時より左下顎部に紫紅色斑がみられる

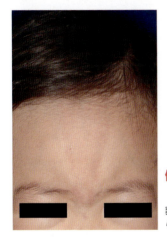

例3　正中部母斑（サモンパッチ）
額部正中に淡紅色斑がみられる

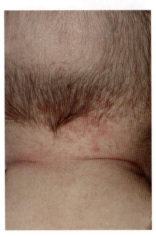

例4　正中部母斑（Unna母斑）
項部正中に境界不明瞭な淡紅色斑がみられる

Point

表1　臨床上のポイント：新生児にみられる「赤アザ」の鑑別

疾患	特徴
毛細血管奇形 （例1，2）	**発生時期** 生下時 **部位** 顔面，体幹，四肢などの片側 **所見** 境界明瞭な赤〜赤紫色の紅斑で，隆起しない **ポイント** 自然消褪しないため，早期に色素レーザー治療を行う
正中部母斑 （サモンパッチ・Unna母斑） （例3，4）	**発生時期** 生下時 **部位** 額部正中，眉間，上眼瞼および項部正中 **所見** 境界不明瞭な淡い紅斑で，隆起しない **ポイント** サモンパッチの多くは2歳までに消褪するが，Unna母斑は消褪しにくい

⓪ はじめに

毛細血管奇形は，従来，単純性血管腫またはポートワイン母斑とよばれていた疾患です．

① 疾患概要

生下時より境界明瞭な紅斑がみられ，国際的な分類〔ISSVA（the International Society for the Study of Vascular Anomalies）分類〕では，真皮毛細血管の増加と拡張を主体とする毛細血管の形成異常とされています．

② 臨床上のポイント

新生児にみられる「赤アザ」をみたら，毛細血管奇形の他，正中部母斑や乳児血管腫（第5章-2)-①参照）などを鑑別する必要があります（**表1**）．

1）毛細血管奇形

生下時より，赤〜赤紫色で隆起を伴わない**境界明瞭な紅斑**がみられます（**例1, 2**）．発症部位は**顔面，四肢，体幹**に多く，**通常は片側性**です．**自然消褪せず**，成長すると色調が濃くなったり，一部が肥厚して結節を生じたりすることがあります．

2）正中部母斑

毛細血管奇形の特殊型とされ，生下時より**境界が不明瞭で色調にむらがある淡紅色斑**がみられます．

額部正中，眉間および眼瞼に生じるものを**サモンパッチ**といいます（**例3**）．多くが2歳頃までに自然消褪するため経過観察し，薄く残る場合には色素レーザー治療を行います．

一方，後頭部，項部正中にできるものは**Unna母斑**といいます（**例4**）．こちらは消褪しにくいですが，頭髪で隠れるため整容的にはあまり問題になりません．

③ 毛細血管奇形がみられる症候群

1) Sturge-Weber 症候群

毛細血管奇形が三叉神経第1枝または2枝領域に生じた場合には，**てんかんや緑内障の合併**に注意が必要です．

2) Klippel-Trenaunay-Weber 症候群

一方の肢に広範囲な毛細血管奇形がみられる場合には，**動静脈瘤や患肢の骨軟部組織肥大**を伴うことがあります．

4 治療と注意点

　顔面などの露出部に発生したものは，整容上大きな問題となります．**色素レーザー治療が第一選択**であり，治療開始が早いほど良好な効果が期待できます[1]．色調が気になる場合には，医療用のカバー化粧品を使用します．

5 保護者への説明

　生まれつきある「赤アザ」の一種であり，自然に消えることはありません．必ずしもすべての病変が消えるわけではありませんが，早めに色素レーザー治療を受けた方が色調を目立たなくできる可能性が高いことを伝えてください．

6 専門医への紹介・フォロー

　色素レーザー治療ができる施設（皮膚科・形成外科）へ，早期に紹介しましょう．

■ 文　献
1）小栗章子，他：レーザー照射開始年齢が単純性血管腫の治療効果に及ぼす影響．日形会誌 29：407-411, 2009

第5章 母斑・血管腫など

3) 神経皮膚症候群
① 神経線維腫症

山本寿子，宮本雄策

典型例

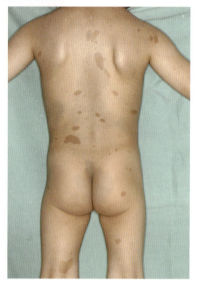

例1　カフェオレ斑
体幹に複数個のカフェオレ斑を認める
(画像提供：水戸済生会総合病院　神﨑美玲先生)

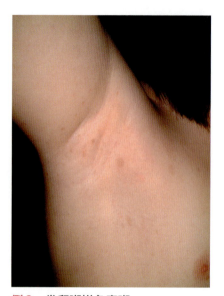

例2　雀卵斑様色素斑
腋窩部にそばかすに似た皮疹を認める

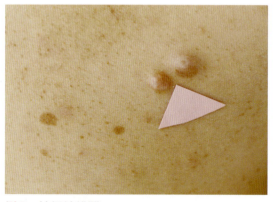

例3　神経線維腫
隆起する神経線維腫を認める
(画像提供：水戸済生会総合病院　神﨑美玲先生)

表1　臨床上のポイント：神経線維腫症1型でみられる皮膚所見と特徴

皮膚所見	特徴
カフェオレ斑	生下時からみられる隆起のない扁平な茶褐色斑，色調はさまざま
神経線維腫	皮膚神経線維腫：思春期頃生じる常色から淡紅色の柔軟な半球状腫瘤
	結節状蔓状神経線維腫：3～6歳頃に四肢・頸部などに神経の走行に沿って念珠状に蝕知される皮下結節
	びまん性神経線維腫：大きな色素斑が隆起し増大，時に懸垂する腫瘍，3～6歳（稀に生来）起きる
雀卵斑様色素斑	雀卵斑（そばかす）に似た色素斑で腋窩，鼠径部，口周囲，がん周囲，肘窩に3～5歳頃出現し，経時的に増加する
有毛性褐青色斑	腰部・背部に出現する褐青色斑でしばしば硬毛を伴う，5～10歳頃出現する

はじめに

　神経線維腫症1型では，特徴的な所見としてカフェオレ斑を生下時から認めます．これは正常でもあり得る所見ですが，神経線維腫症1型では加齢とともに数・大きさが顕著になることが特徴です．患者により出現する症状は異なっており，また出現時期もそれぞれの症状によって異なります．乳幼児期ではカフェオレ斑以外の所見が明らかではないことも多いため，安易に心配ないと説明するのではなく，継時的な観察が必要になります．

1 疾患概要

　神経線維腫症1型（neurofibromatosis type 1：NF1）は神経皮膚症候群（神経系および皮膚に先天性の異常があり，腫瘍化する傾向をしばしば伴う疾患群の総称）のなかで最も頻度の高い疾患です．発生率は2,500～3,000人に1人といわれています[1]．常染色体優性の遺伝性疾患で病因遺伝子はNF1で，遺伝率は100％のため両親のどちらかあるいは両方がNF1患者である場合もありますが，患者の多くは突然変異による孤発例です．その症状の種類や重症度は個人差があり，均一ではありません．皮膚所見としては，生下時から（遅くとも2歳までに）みられる**カフェオレ斑**（例1），思春期からみられる**神経線維腫**（例3），**大型の褐色斑**（巨大レックリングハウゼン斑），**雀卵斑様色素斑**（例2），**有毛性褐青色斑**などがあります（表1）．

　一方で，神経線維腫症2型（neurofibromatosis type 2：NF2）ではカフェオレ斑の頻度は1型よりも少なく40％程度で，有病率も30,000～40,000人に1人程度です[1, 2]．出現する皮下腫瘍も1型（神経線維腫）と異なり神経鞘腫です．

　本稿では有病率も高いNF1を中心に解説します．

表2 神経線維腫症Ⅰ型の診断基準

1）遺伝学的診断基準
NF1遺伝子の病因となる変異が同定されれば，神経線維腫症1型と診断する．ただし，その判定（特にミスセンス変異）においては専門科の意見を参考にする．

2）臨床的診断基準
1. 6個以上のカフェオレ斑（扁平で盛り上がりのない，濃淡さまざまな茶褐色斑，大きさは1〜5 cm程度，小児では0.5 cm以上） 2. 2個以上の神経線維腫（皮膚の神経線維腫や神経の神経線維腫など）またはびまん性神経線維腫 3. 腋窩あるいは鼠径部の雀卵斑様色素斑（freckling） 4. 視神経膠腫（optic glioma） 5. 2個以上の虹彩小結節（Lisch nodule） 6. 特徴的な骨病変の存在（脊柱・胸郭，四肢骨の変形，頭蓋骨・顔面骨の骨欠損） 7. 家系内（第一度近親者）に同症 　　7項目中2項目以上で神経線維腫1型と診断する

<その他の参考所見>
1. 大型の褐色斑　2. 有毛性褐青色斑　3. 若年性黄色肉芽腫　4. 貧血母斑　5. 脳脊髄腫瘍 6. unidentified bright object（UBO）　7. 消化管間質腫瘍（gastrointestinal stromal tumor：GIST） 8. 褐色細胞腫　9. 悪性末梢神経鞘腫　10. 限局性学習症（学習障害）

文献3より転載　©日本皮膚科学会

2 臨床上のポイント

表2にNF1の診断基準を示します[3]．NF1の特徴的な所見は，**皮膚のカフェオレ斑**で，茶色く扁平で盛り上がりのない斑であり，色調は淡いコーヒー色から濃い褐色までさまざまです．カフェオレ斑以外に神経線維腫があれば診断は容易ですが，**表3**[2]に示すように乳幼児期ではカフェオレ斑のみのことが多く，その大きさも成人と比較して小さいことから診断が困難なことが多いです．また，カフェオレ斑自体は正常でもあり得る所見であるため，**加齢とともに数や大きさが顕著になるかどうかを見極めることが重要です**．NF1の疑いがある場合には時期を空けて再度皮疹の様子や他の症状出現を確認する必要があります．

3 治療と注意点

原疾患に対する根治的な治療は現在のところ存在しません．ただし，カフェオレ斑や雀卵斑様色素斑に対しては希望に応じてレーザー治療，神経線維腫症については外科的切除などが挙げられます[4]．色素斑に対しては完全に消去できる確実な治療法はありません．

表3 神経線維腫症1型の臨床症状

	初発年齢	頻度（%）
カフェオレ斑	出生時	95
皮膚神経線維腫	思春期	95
神経の神経線維腫	学童期	20
びまん性神経線維腫	学童期	10
悪性末梢神経鞘腫	30歳前後が多い（10〜20％は思春期頃）	2
雀卵斑様色素斑（freckling）	幼児期	95
視神経膠腫	小児期	7〜8
Lisch結節（虹彩小結節）	小児期	80
脊椎の変形	学童期	10
四肢骨の変形・骨折	乳児期	3
頭蓋骨・顔面骨の骨欠損	出生時	5
知的障害（IQ<70）	幼児期	6〜13
限局性学習症	学童期	20
注意欠如多動症（ADHD）	幼児期	40〜50
自閉スペクトラム症	幼児期	20〜30
偏頭痛	学童期	25
てんかん	小児期	6〜14
脳血管障害	小児期	4

文献3より転載　©日本皮膚科学会

4 保護者への説明

　神経線維腫症は，皮膚の症状以外に多彩な症候を示す神経皮膚症候群の一種です．患者によって重症度や症候が異なり，また小児期の皮膚所見だけでは診断できないこともあるので，定期的に経過を観察することが重要です．もし神経線維腫症と診断できれば，他の臓器病変の検索を行う必要があるため，皮膚科だけではなく小児科や内科にも診てもらいましょう．

5 専門医への紹介・フォロー

　NF1の診断基準を満たす場合は**早期に皮膚科専門医あるいは小児神経科医に紹介**しましょう．また，カフェオレ斑が存在しても6個以下であった場合については，安易に扁平

母斑（第5章-1-③参照）と診断するのではなく，時期を空けて再診察する必要があります．年齢により出現する症候が異なり，かつ多臓器に多様な病変が存在することから，小児期には半年〜1年に1回，成人では1〜数年に1回の**経過観察**により，症状に応じて各領域の専門家に紹介することが重要です．

また，NF1ではこどもの診断を契機に，これまで皮膚症状のみで診断がなされていなかった親の診断がなされることがあります．こども本人の予後についてや，次子への影響など，保護者の不安に対して**遺伝カウンセリング**が必要になる場合があります．

■ 文 献

1) 今村 淳：神経線維腫症（von Recklinghausen病）．小児内科，48：277-281，2016
2) Evans DG：Neurofibromatosis 2.「GeneReviews®」(Pagon RA, et al, eds)，1998
3) 吉田雄一，他：神経線維腫症1型（レックリングハウゼン病）診療ガイドライン2018．日皮会誌，128：17-34，2018
4) 倉持 朗：神経線維腫症1型（レックリングハウゼン病）．小児科，58：1177-1194，2017

第5章 母斑・血管腫など

3) 神経皮膚症候群
②結節性硬化症

山本寿子，宮本雄策

典型例

A)
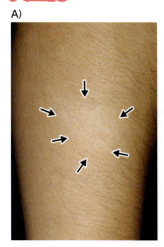

B)
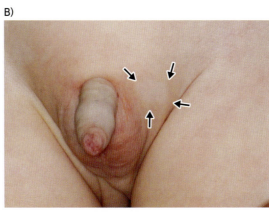

例1 葉状白斑
（画像提供：水戸済生会総合病院 神﨑美玲先生）

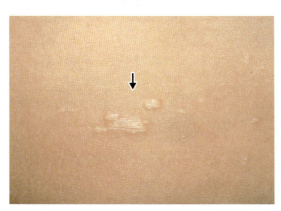

例2 シャグリンパッチ
（画像提供：水戸済生会総合病院 神﨑美玲先生）

Point

表1 臨床上のポイント：結節性硬化症の皮膚所見と特徴

皮膚所見	特徴
（葉状）白斑	生下時から乳幼児期に出現，不明瞭
顔面の血管線維腫	幼児期に出現する鼻周囲，頬，顎などに暗赤色の丘疹，思春期頃に明瞭になり数も増大する〔思春期までに発症した血管線維腫は診断的価値が高い一方で，思春期以降に発症したものについては，他の疾患（MEN1，BHDなど）を疑う必要がある〕
シャグリンパッチ（粒起皮様皮）	思春期頃に背部や腹部に好発する，ごつごつした硬い皮膚所見，碁石状・みかんの皮状
爪線維腫	爪基部・爪甲や辺縁から生じる硬い腫瘤，思春期以降に出現することが多い

0 はじめに

　結節性硬化症は（葉状）白斑や顔面の血管線維腫などの皮膚所見を特徴とする神経皮膚症候群の一種です．しかし，生下時からみられるものは白斑のみであり，他の皮膚所見は年齢により出現する時期が異なります．白斑は正常児でもみられることがありますが，他の皮膚所見がなくとも結節性硬化症の可能性を常に考慮する必要があります．また，全身の過誤腫も特徴的であることから，結節性硬化症が疑われる場合には，多臓器の精査が望まれます．

1 疾患概要

　結節性硬化症（tuberous sclerosis complex：TSC）は，全身の過誤腫を特徴とする神経皮膚症候群の一種です．常染色体優性の遺伝性疾患で，原因遺伝子はTSC1あるいはTSC2であることが知られていますが，両者を臨床的な症状から区別することはできません．海外における有病率は6,000人に1人程度ですが，本邦での正確な頻度は不明です．60％近くが孤発例であり，家族歴が明らかな症例は半数以下といわれています．

　皮膚所見としては，（葉状）**白斑**（**例1**），**顔面の血管線維腫**，**シャグリンパッチ**（粒起皮様皮，**例2**），**爪線維腫**などがあります（**表1**）．その他に脳神経系，腎臓，肝臓，肺，消化管，骨など多臓器に**過誤腫**を認めます．TSCでは古典的には**知能低下，てんかん，顔面の血管線維腫**を三主徴としていますが，すべて揃うのは30％程度といわれています[1]．臨床症状は軽症から重症まで多彩でかつ特異性が低く，QOLや生命予後について一概には言えません．

2 臨床上のポイント

　2018年に改訂された診断基準（**表2**）[2, 3]では，症状の数に応じて確定例と疑い例に分けられていますが，臨床的に確定できない例では，遺伝子検査や家族歴の精査が診断に結び付くことあります．ただし，10〜25％では遺伝子検査を行っても変異がない例もあるため，診断には臨床症状の把握が重要となります．

　TSCでは96％で何らかの皮膚所見が認められたという報告があり，皮膚所見は診断に有効な所見です．最も有名な（葉状）**白斑**は，**生下時から乳児期**（生後数年内）に体幹や四肢に出現する脱色素斑ですが，正常児でも白斑自体は1.6〜4.7％に認めます[2]．また，白斑以外の皮膚所見である顔面の血管線維腫，シャグリンパッチ（粒起皮様皮），爪線維腫などは**思春期以降に出現／著明**になるため，**発疹の出現時期**を把握しておく必要があります．

　白斑同様にTSCの特異的な症状の1つである顔面の血管線維腫は，乳幼児初期にはvascular spider様の病変として認められ，3〜4歳頃になって血管線維腫らしい形状が完成します[2]．

表2　結節性硬化症の診断基準

A　遺伝子検査での診断基準
TSC1, *TSC2*遺伝子いずれかに機能喪失変異があれば，TSCの確定診断に十分である．ただし，明らかに機能喪失が確定できる変異でなければ，この限りではない．また，遺伝子検査で原因遺伝子が見つからなくとも，結節性硬化症ではないとは診断できない
B　臨床診断の診断基準
大症状
1.　3個以上の低色素斑（直径が5 mm以上）   2.　顔面の3個以上の血管線維腫または前額部，頭部の結合織よりなる局面   3.　2個以上の爪囲線維腫（ungual fibromas）   4.　シャグリンパッチ（shagreen patch/connective tissue nevus）   5.　多発性の網膜の過誤腫   6.　大脳皮質の異型性（大脳皮質結節：cortical tuber・放射状大脳白質神経細胞移動線：cerebral shite matter radial migration linesを含める）   7.　脳室上衣下結節（subependymal nodule）   8.　脳室上衣下巨大細胞性星状細胞腫（subependymal giant cell astrocytoma）   9.　心の横紋筋腫（cardiac rhabdomyoma）   10.　リンパ脈管筋腫症（lymphangioleiomyomatosis：LAM）*1   11.　血管筋脂肪腫（renal angiomyolipoma）（2個以上）*1
小症状
1.　散在性小白斑（confetti skin lesions）   2.　3個以上の歯エナメル質の多発小腔（multiple, randomly distributed dental enamel pits）   3.　2個以上の口腔内の線維腫（intraoral fibromas）   4.　網膜無色素斑（retinal achromic patch）   5.　多発性腎嚢腫（multiple renal cyst）   6.　腎以外の過誤腫（nonrenal hamartoma）

*1 lymphangioleiomyomatosisとrenal angiomyolipomaの両症状がある場合はDefinitive TSCと診断するには他の症状を認める必要がある
Definitive TSC：大症状2つ，または大症状1つと小症状2つ以上　　Possible TSC：大症状1つ，または小症状2つ以上
文献2より転載　©日本皮膚科学会

3 治療と注意点

　　　TSCに対する根本的治療法は現在ありません．白斑には治療を要しないものの，紫外線による害を受けやすいことや，顔面の血管線維腫も露光による増悪の可能性が示唆されており，日常生活においては**遮光**を心掛ける必要があります[4]．

　　　また，顔面の血管線維腫などの腫瘍性病変は，出血や刺激症状，痛み，機能障害，整容的問題などがあれば外科的治療の適応となります．ただし，再発が避けられないこと，瘢痕が残る可能性があることから症例毎に適応を検討する必要があります．赤みが強く腫瘍性病変の盛り上がりが少ない場合についてはレーザー治療の適応となることがあります[4]．

　　　最近発表されたテパリムス®ゲル（シロリムス外用ゲル剤）では血管線維腫に対する効果が確認されています．しかし，白斑，シャグリンパッチ，爪線維腫に対する有効性は確認されていません（2019年2月現在）．

4 保護者への説明

　結節性硬化症は，種々の皮膚症状と多臓器に腫瘍性病変を呈しますが，乳幼児期までは体に白斑のみが存在する例もあります．ただし，白斑自体は結節性硬化症ではなくてもあり得ること，年齢によって出現する皮膚所見や症状が変化することから，白斑以外の症状がない場合も定期的に経過を見ていく必要があります．

5 専門医への紹介・フォロー

　生下時から白斑が存在する場合，少なくとも年1回の定期的なフォローを行い，他の症状や皮膚症状の有無に加えて，整容的問題，悪性化などをチェックする必要があります．もし診断に迷うようであれば，速やかに皮膚科に紹介しましょう．

　てんかん合併例や行動異常をきたす例では早期に小児神経科が介入していることも多いですが，中枢神経系病変の合併がない例では，整容的な面で本人あるいは保護者の希望に応じて皮膚科専門医に紹介します．

■ 文 献

1) 林 雅晴：結節性硬化症．「小児疾患診療のための病態生理3 改訂5版」（『小児内科』『小児外科』編集委員会/編），東京医学社，2016
2) 金田眞理，他：結節性硬化症の診断基準及び治療ガイドライン-改訂版-．日皮会誌，128：1-16, 2018
3) Northrup H & Krueger DA：Tuberous sclerosis complex diagnostic criteria update: recommendations of the 2012 Iinternational Tuberous Sclerosis Complex Consensus Conference. Pediatr Neurol, 49：243-254, 2013
4) 岡西 徹．結節性硬化症．小児科，58，1195-1204，2017

第5章 母斑・血管腫など

3) 神経皮膚症候群

③その他の神経皮膚症候群

山本寿子，宮本雄策

典型例

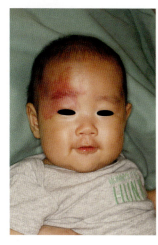

例1　顔面のポートワイン母斑
顔の片側三叉神経領域に一致した位置に母斑を認める
（画像提供：水戸済生会総合病院 神﨑美玲先生）

A)
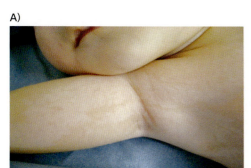

B)
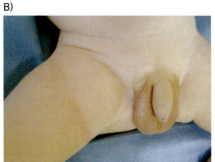

C)
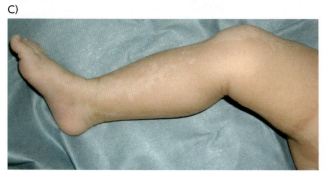

例2　伊藤白斑
皮膚割線に沿った，2分節以上の白斑を認める

表1　臨床上のポイント：疾患と皮膚所見の特徴

疾患	皮膚所見	特徴
Sturge-Weber症候群	顔面のポートワイン母斑	生下時からある色調が均一で境界明瞭な母斑
伊藤白斑	皮膚割線に沿った，2分節以上の白斑	生下時あるいは早期からみられる，両側性の不完全脱色素斑

0 はじめに

　その他の神経皮膚症候群として見かけやすい疾患には，Sturge-Weber症候群，伊藤白斑が挙げられます．Sturge-Weber症候群は顔面のポートワイン母斑が特徴的であり，診断自体は容易ですが，眼・神経系に合併症があるため注意が必要です．伊藤白斑も特徴的な脱色素斑を呈しますが，神経系合併症が存在すること，また乳幼児期に白斑を呈する疾患は他にも複数存在することから注意が必要です．

1 Sturge-Weber症候群

1）疾患概要

　Sturge-Weber症候群（SWS）は，皮膚症状だけではなく脳や眼にも血管奇形をきたします．一般的な三主徴は**頭蓋内軟膜血管腫**，**顔面のポートワイン母斑**，**緑内障**ですが，すべて揃っている必要はありません．顔面のポートワイン母斑が特徴的であるため，存在する例では診断は容易です．本邦における正確な頻度は不明ですが，50,000人に1人とされています[1]．病因については近年 *GNAQ* 遺伝子の変異であることが判明しました．

2）臨床上のポイント

　SWSでみられる顔面のポートワイン母斑は，**三叉神経第一分枝の支配領域に一致して生下時からみられます**（例1）．約2/3では片側性ですが，両側性や顔面全体にみられることもあります．また，SWSであっても母斑を伴わない例も存在します．眼瞼にポートワイン母斑を認める場合は**眼合併症**が高率とされるため[1]，**眼科への紹介依頼が必要**となります．合併症である神経症状（てんかん，片麻痺，知的障害，偏頭痛など）は，出生時は認めず徐々に出現してきます．

3）治療と注意点

　SWSには根本的な治療法はありません．顔面血管腫に対しては皮膚科的にレーザー治療が行われることがあり，比較的予後は良好です[2]．

4）保護者の説明

　Sturge-Weber症候群は，顔に大きい赤い痣がある以外に，眼や脳神経にも合併症が存

在することがあります．神経的な症状は生まれてからしばらくして出現してくるので，定期的なフォローが必要です．顔の痣については，早期にレーザー治療を行うことで増大を防げるので，皮膚科の先生に相談しましょう．

5）専門医への紹介・フォロー

特徴的な皮膚所見を呈するため，診断に迷うことは少ないと思われます．しかし，SWSは顔面の母斑が目立つこと，早期のレーザー治療で増殖が抑えられることから，疑った場合は早期に皮膚科専門医に相談すべきと考えます．また，眼合併症や神経症状が存在することから精査目的で眼科や小児科（可能であれば小児神経科）への相談も検討します．

2 伊藤白斑

1）疾患概要

伊藤白斑（hypomelanosis of Ito）は，神経皮膚症候群のなかでは神経線維腫症，結節性硬化症に次いで頻度が高いといわれており，小児神経外来患者の600〜700人に1人ともいわれます[3]．生下時から存在する，2分節以上で線状分布または斑を呈する白斑が特徴です．神経合併症としては，精神運動発達遅滞やてんかんを多く認めます．病因は未だ明らかにされていません．

2）臨床上のポイント

伊藤白斑の皮膚病変は，**Blaschko線に沿った線状，帯状，斑状，渦巻状の白斑が特徴的**（**例2**）ですが，生下時には目立たないことがあります[4]．白斑以外にも，脱毛症や裂毛症などの毛髪の異常を伴うことがあります[3]．

他に白斑を呈する疾患に，脱色素性母斑があり，**皮膚以外の合併症の有無が鑑別**となることから，判別に迷うようであれば**早期に皮膚科や小児科に相談**することが望ましいです．皮膚以外の合併症は33〜94％とばらつきがありますが，神経系と筋骨格系が多く，重症度にはかなり幅があるといわれています[3]．皮膚以外の合併症を認めない例も存在します．

3）治療と注意点

伊藤白斑にも根本的な治療法はありません．伊藤白斑については特に治療の必要性はなく，年齢とともに目立たなくなってきます．

4）保護者への説明

伊藤白斑は，特徴的な白斑を呈する疾患で，精神神経的な合併症が存在する場合があります．白斑自体は徐々に薄く目立たなくなってきますが，他の白斑を呈する疾患との鑑別が必要になることがあります．

5) 専門医への紹介・フォロー

伊藤白斑については，皮膚所見自体は特に治療を要するものではありません．しかし，**白斑をきたす他の疾患との鑑別**をする必要があるため，判断に迷うようであれば**早期に皮膚科へ相談**しましょう．

■ 文 献

1) 奥村彰久：Sturge-Weber症候群．「小児疾患診療のための病態生理3 改訂5版」（『小児内科』『小児外科』編集委員会/編），東京医学社，2016
2) 後藤知英：Sturge-Weber症候群．小児科，58：1213-1217，2017
3) 底田辰之，他：伊藤白斑．「日本臨牀 別冊 神経症候群Ⅳ（第2版）」，pp771-772，日本臨牀社，2014
4) 大磯直毅：脱色素性母斑，伊藤白斑．小児臨床，78：11, 1555-1558, 2015

第6章
その他

第6章 その他

①虫刺症

小宮山 学

典型例

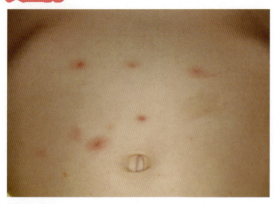

例1 蚊
紅斑が多発し，一部に水疱を伴う
（画像提供：水戸済生会総合病院　神﨑美玲先生）

例2 蜂
手全体に発赤，腫脹がみられる
（画像提供：水戸済生会総合病院　神﨑美玲先生）

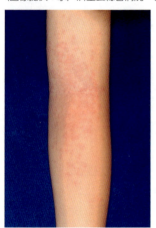

例3 チャドクガ
毒針毛の接触部位に一致して紅色丘疹が多発する
（画像提供：水戸済生会総合病院　神﨑美玲先生）

Point

表1　臨床のポイント：蚊・蜂・チャドクガの皮疹

原因	特徴
蚊	**部位** 露出部 **ポイント** 乳幼児期は遅延型反応，成長とともに即時型反応がみられる
蜂	**部位** 露出部 **ポイント** アナフィラキシーには，アドレナリンの筋肉内注射を行う
チャドクガ	**部位** 露出部のみならず，非露出部にも生じうる **ポイント** 毒針毛により紅色丘疹が多発する

0 はじめに

　虫刺症は，原因となる虫（昆虫類および昆虫以外の節足動物）や刺される個体の状態によって症状が異なるため，それぞれの虫による皮膚疾患の特徴を理解したうえで診療にあたる必要があります．皮疹のみから原因の虫を特定することは困難なことも多く，いつ・どこで・どのような状況で刺されたのかを的確に問診することが大切です[1]．

1 虫による皮膚炎の発症機序

　虫刺症は刺咬，吸血，接触などによって生じる皮膚炎の総称で，**アレルギー反応**，**毒物の化学刺激**，**刺咬の物理的刺激**の3つの機序によって起こります[2]．アレルギー反応には，直後から掻痒，膨疹，紅斑が出現し数時間で軽快する**即時型反応**と，1〜2日後に紅斑，丘疹，水疱などが出現する**遅延型反応**があります．

　小児では虫刺されに対する反応が強く出やすく，掻破によって**伝染性膿痂疹**，**蜂窩織炎**，**リンパ管炎などの二次感染**をきたしやすいことも特徴です[1]．

2 臨床上のポイント

　ここではプライマリ・ケアでみられやすい，蚊・蜂・チャドクガについて解説します．

1) 蚊

　皮膚に注入された毒成分や唾液腺物質に対するアレルギー反応により，皮膚炎を生じます（**例1**）．一般に乳幼児期には遅延型反応のみ，幼児期〜青年期には即時型反応と遅延型反応の両者がみられます[2, 3]．

2) 蜂

　ハチ毒には，強い疼痛や腫脹（**例2**）をきたす化学的刺激物質とアレルギー反応をきたすアレルゲンの両方があります．特に注意すべきは，2回目以後の刺傷で起こりうる**アナフィラキシー**です．蜂刺症が疑われたら，まず受傷後30分以内の呼吸困難，血圧低下，蕁麻疹などの全身症状を確認しましょう．

3) チャドクガ

　ドクガ類の幼虫は4〜6月と8〜9月の年2回，ツバキやサザンカなどツバキ科の植物に大量発生します．幼虫の体表面には微細な**毒針毛**が密生して存在しており，これが皮膚に付着すると強い痒みを伴う発疹を生じます（**例3**）．毒針毛は空中に散布されることがあるため，幼虫に直接触れなくても，屋外作業中に毛虫に気づかないまま発症することがあります[5]．毒針毛が衣服の中に入り込んだり，掻破して拡散したりした場合には，**非露出部位にも皮疹がみられます**．テープの貼りはがしや，石鹸を泡立ててシャワーで流すなどし

て毒針毛を除去します．

3 治療と注意点

1) 皮膚炎に対しての治療

　軽症であれば，冷却や市販の虫刺され薬で対応します．局所には，抗ヒスタミン薬またはステロイド薬の外用を行います．ステロイドのランクは炎症の程度や部位に応じて使い分けますが，しばしばstrong～strongestなど強めのものが用いられます．痒みが強い場合には，抗ヒスタミン薬の内服を併用します[2]．

2) アナフィラキシーへの対応

　直ちに救急医療機関に搬送し，補液，気道確保，酸素吸入など必要な救急処置を行います．呼吸困難や血圧低下をきたした場合には，**アドレナリンの筋肉内注射が第一選択**となり，抗ヒスタミン薬やステロイドを併用します．

　虫刺によるアナフィラキシーの既往がある場合には，**アドレナリン自己注射薬（エピペン®）**を導入します．保護者や学校職員による注射，または可能な年齢に達していれば本人に自己注射の方法を指導し，刺された現場ですぐに使用できるよう備えてください．

4 保護者への説明

　特に虫の多い季節の外出や野山に行く際には，なるべく肌の露出を避け虫除け剤を活用します．事前に図鑑などを利用して，注意すべき虫を確認しておくことも有効です．

　刺傷部位は，二次感染のおそれがあるためなるべく掻かないようにしてください．ジクジクして治りにくい場合には，早めに医療機関を受診しましょう．

5 専門医への紹介，フォロー

　症状が強く，治療をしても改善に乏しいときには専門医へ紹介しましょう．
　アナフィラキシーを生じた場合は，直ちに救急医療機関への搬送が必要です．

■ 文　献

1) 石崎純子：虫刺症．MB Derma, 164：37-41, 2010
2) 「Dr. 夏秋の臨床図鑑 虫と皮膚炎」（夏秋 優/著），学研メディカル秀潤社，2013
3) 「こどもの皮膚診療アップデート 新装改訂版」（馬場直子/著），シービーアール，2013
4) 「診療所で診る子どもの皮膚疾患」（中村健一/著），日本医事新報社，2015
5) 清水 宏：節足動物などによる皮膚疾患．「あたらしい皮膚科学 第2版」，pp534-539, 中山書店，2011

第6章 その他

②アタマジラミ症

髙木真知子

典型例

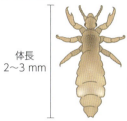

体長 2〜3 mm

例1 アタマジラミの成虫
先端に鋭い爪を有する3対の脚で毛髪にしがみつく

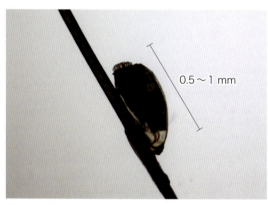

0.5〜1 mm

例2 毛髪に固着する虫卵
内部に虫体が確認できる
(画像提供:水戸済生会総合病院 神﨑美玲先生)

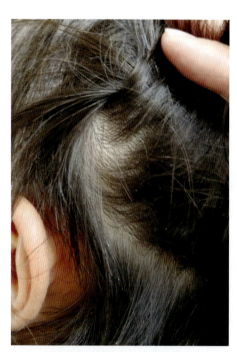

例3 耳後部で確認された虫卵
頭髪の根元近くに産み付けられ,点状に白くみえる
(画像提供:水戸済生会総合病院 神﨑美玲先生)

Point

表1 臨床のポイント

部位	頭髪,特に後頭部や耳介後部
所見	頭髪の根元近くに固着する虫卵
好発年齢	幼小児
鑑別ポイント	ヘアーキャストは容易に除去されるが,虫卵は簡単には取れない

0 はじめに

　アタマジラミ症はアタマジラミ（*Pediculus humanus capitis*）が頭髪に寄生することによる感染症で，触れ合って遊ぶ幼小児に好発します．近年フェノトリン耐性種が増加しているため，薬剤以外の対策も紹介します．

1 疾患概要

　アタマジラミの虫卵は1週間で孵化し，2週間の幼虫期間を経て成虫となります．成虫は体長2～3 mm，3対の脚をもちます（例1）．何度も吸血されるうちにアレルギー性炎症が起こり，激しい掻痒を生じます．成虫の寿命は1カ月程度で，吸血できないと2～3日で死滅します．

2 臨床上のポイント（表1）

　虫体は動きがすばやく見つけにくいため，**虫卵を見つけることが診断の決め手**となります．虫卵は長径0.5～1 mm大の楕円形で，頭髪の根元近くにセメント様物質で固着しています（例2）．後頭部，特に耳介後部に多くみられます（例3）．

3 治療と注意点

　アタマジラミは**55℃以上，5分の加熱で虫体・虫卵ともほぼ死滅**します．頭髪が触れるものの共有を避け，お湯につける，乾燥機にかけるなどの処理をします．ポリ袋に密閉して2週間放置しても虫卵を含めて駆除できます．
　治療には，市販されている**フェノトリン外用薬**（スミスリン®パウダー，スミスリン®Lシャンプータイプ）を使用します．頭髪にまんべんなく行き渡らせるためには，シャンプータイプが使いやすいです．**虫卵には無効**なため，3日おきに3～4回使用する必要があり，**治癒までにおよそ2週間**かかります．
　近年，フェノトリンに対して耐性種が増加していますが，現在のところフェノトリンに代わる有効な保険適用薬がありません．そこで，①髪を短く切る，②虫卵の付着した毛髪を切除する，③毎日洗髪する，④シラミ用の目の細かい梳き櫛でとかすなどして虫体・虫卵数を減少させます[1]．

4 保護者への説明

　前述の注意点を守れば一般的には登園・登校の制限はなく，プールでの遊泳も可能です

（水を介した伝染はほとんどないと考えられています）[2].

5 専門医への紹介・フォロー

　フェノトリン外用薬を2週間使用しても生きた虫体や虫卵の増加があれば，耐性種が考えられるため専門医への紹介を検討します．

■ 文　献
1）山口さやか，高橋健造：ピレスロイド抵抗性アタマジラミ症．日皮会誌，127：2305-2311, 2017
2）石井則久：増えている子どものアタマジラミ症．日医会誌，145：1646-1647, 2016

第6章 その他

③胼胝・鶏眼

小宮山 学

典型例

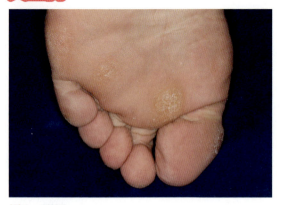

例1　胼胝
(画像提供：水戸済生会総合病院　神﨑美玲先生)

Point
表1　臨床のポイント

疾患	特徴
胼胝	**所見** 扁平隆起した淡黄色の過角化局面 **処置** 増殖した角質の除去
鶏眼	**所見** 角質層の増殖に加えて中心部に芯があり，疼痛が強い **処置** 角質層とともに，芯をくり抜くようにしっかり除去する

0 はじめに

　胼胝（タコ）や鶏眼（ウオノメ）は成人に多い疾患ですが，こどもに生じることもあります．他の主訴で受診時に併せて相談されるなど，小児科のプライマリ・ケアで診察する機会も少なくありません．

1 慢性的な刺激による角質層の肥厚

　胼胝，鶏眼は，圧迫や摩擦などの外的刺激を繰り返し受けた部位に防御反応が起こり，**角質層が限局性に増殖した状態です**[1]．体重のかかる**足底や趾に好発**し，足に合わない靴の使用や歩行異常，先天的・後天的な足の変形などがリスク要因になります．また，筆記用具（ペンダコ），生活習慣（座りダコ）などが関連して生じるものもあります[1]．

2 臨床上のポイント

　胼胝は角質層が外方に増殖し，淡黄色の扁平な局面を示します（**例1**）．鶏眼は角質層が深部に向かって増殖し，中心に角質塊からなる芯があります（**図1**）．胼胝に比べ，歩行時に疼痛をきたすことが多いです．

　土踏まずなど外的刺激のかからない部位に角質増殖がみられる場合や，病変が多発している場合には，**尋常性疣贅（イボ）**（第4章-⑤参照）との鑑別が重要になります．

3 治療と注意点

1) 原因の除去

　機械的な慢性の刺激が原因であることを理解してもらい，推測される原因を除去します．**足に合わない靴**が原因であることが多いため，適切な靴を選択することが大切です[1]．靴がきついことが問題と考えて緩い靴を選ぶと，足が固定されないためにずれる力が生じ，かえって胼胝や鶏眼を生じやすくなります．**踵や足首がしっかり固定される一方で，足趾（ゆび）が自由に動かせる，先端の幅広い靴**を選ぶことがポイントです．インソールや緩衝材などで加重を分散させることも有効ですが，特に開帳足・偏平足や足の変形がある場合などは，シューフィッター（足と靴の専門家）がいる靴屋で相談し，適切な靴やインソールなどの選定を依頼するとよいでしょう[2]．

2) 処置

　増殖した角質層をメスや安全カミソリ，専用のコーンカッターなどで削って除去します[1]．処置の前に足浴する，サリチル酸（スピール膏®）を貼付するなどで**角質を軟化させる**と削りやすくなります．鶏眼では，芯をくり抜くようにしっかり除去しないと疼痛が改善しません．

　角質層を削った際に**点状の出血**がみられたら，胼胝・鶏眼ではなく**尋常性疣贅**を疑いましょう[3]．

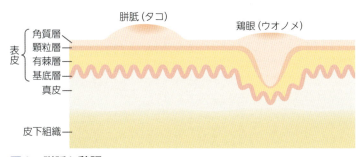

図1 胼胝と鶏眼

4 保護者への説明

慢性的な刺激が解除されないと，容易に再発します．適切な靴を選択するなど，足の環境を改善することが重要です．

5 専門医への紹介，フォロー

角質層の増殖が強く削り処置が難しい場合や感染を伴う場合には，皮膚科などの専門医へ紹介します．

こどもでは稀ですが，末梢循環の障害や糖尿病を合併している方には，専門家によるケアが必要になります．

■ 文　献
1）武井宏一：胼胝．日医会誌，143：94-95，2014
2）中村健一：鶏眼・胼胝の簡単な治療法と予防法．JIM, 15：793-795, 2005
3）石地尚興：伝染性軟属腫・尋常性疣贅・扁平疣贅．MB Derma, 67-71, 2010

第6章 その他

④凍瘡（しもやけ）

森 洋平

典型例

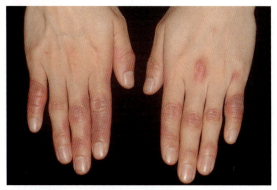

例1 両手指の凍瘡
手指が腫脹し，浮腫状の紅斑がみられる
（画像提供：水戸済生会総合病院 神﨑美玲先生）

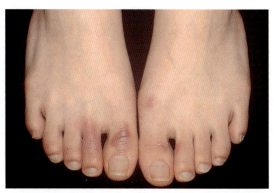

例2 足趾の凍瘡
凍瘡，凍傷ともに四肢末端に好発する
（画像提供：水戸済生会総合病院 神﨑美玲先生）

Point

表1 臨床のポイント

疾患	特徴
凍瘡	部位 四肢末端，鼻尖，耳介，頬部など 所見 痛痒さを伴う腫脹，浮腫性紅斑，水疱，びらん ポイント 可逆的な皮膚障害で，組織の凍結はない
凍傷	部位 凍瘡に準じる 所見 疼痛，しびれ感，知覚鈍麻がある 　　　水疱，びらん，潰瘍，黒色痂皮を伴い壊死に至る ポイント 組織が凍結し，時に後遺症を残す

0 はじめに

　冬季には「しもやけ」を主訴として受診する患者も多く，一般によく知られた皮膚疾患のひとつです．問診から寒冷曝露の病歴が聴取でき，典型的な皮膚所見があれば，凍瘡として家庭でのケアと注意すべき観察ポイントを伝えることが重要です．ここでは凍瘡，凍傷のほか，難治例において鑑別が必要な疾患についても紹介します．

1 凍瘡および凍傷の機序とその違い

　凍瘡は慢性の寒冷曝露により生じる皮膚障害で，**皮膚の血流障害とそれに続くうっ血性炎症**であると考えられています．凍傷はマイナス4℃以下の低温環境における寒冷刺激曝露によって生じ，組織の凍結を伴います．壊死に至る不可逆な変化をもたらし，外科的処置が必要になる場合があります．

2 臨床上のポイント

　問診では，寒冷曝露の病歴を確認するとともに，痛みや痒み，しびれ感などの有無を聴取します．好発部位は**四肢末端，鼻尖，耳介，頬部**などです．凍瘡では痛痒さを伴い，腫脹，浮腫性紅斑（**例1，2**），水疱，びらんがみられます．軽症の凍傷では，一見すると凍瘡のようにみえる場合もあるため，しびれ感，感覚鈍麻など疑わしい所見がある際にはこまめな観察が必要です．

　鑑別診断として，全身性エリテマトーデス，強皮症，シェーグレン症候群などの膠原病，甲状腺機能低下症などが挙げられます[1]．出血斑や不衛生な様相など，凍瘡以外に不自然な所見があれば，虐待も念頭に置く必要があります．

3 治療と注意点

　まずは寒冷曝露を回避することが最も大切であり，保温に努めます．ビタミンE含有製剤（ユベラ®軟膏）やヘパリン類似物質（ヒルドイド®ソフト軟膏）を外用し，患部をマッサージすると復温効果が期待できます．中等度以上の症例にはステロイドの外用（リンデロン®-V軟膏など）およびビタミンE製剤（ユベラ®顆粒）[1]，当帰四逆加呉茱萸生姜湯の内服を行ってもよいでしょう．痒みが強い場合には，抗ヒスタミン薬の内服（ザイザル®シロップなど）を併用します．

4 保護者への説明

寒冷曝露を確実に回避できれば，自然経過で治癒します．①撥水性の高い厚手の手袋の使用，②寒冷曝露の後には水気を拭き取ること，③ぬるま湯で愛護的にマッサージするなどの対策を提示します．知覚鈍麻，潰瘍など凍傷を疑う所見が出現した場合や，適切な対処を行っても改善に乏しい場合には再診させましょう．

5 専門医への紹介・フォロー

好発部位以外に症状がみられた場合や暖かくなっても改善しない場合には，膠原病などの可能性を考慮し専門医へ紹介します．

また，不自然な所見がある場合などには虐待など疾患以外の要因も考慮してください．

■文 献

1）高橋和宏：凍瘡（pernio）と凍傷．小児内科，48：532-533，2016

第6章 その他

⑤亀頭包皮炎

森 洋平

典型例

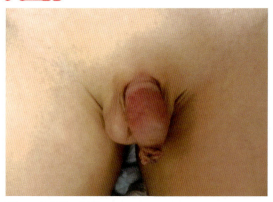

例1 亀頭包皮炎
亀頭先端部の包皮に発赤，腫脹がみられる
（画像提供：水戸済生会総合病院　髙向梨沙先生）

Point

表1　臨床のポイント：亀頭包皮炎との他の疾患との鑑別

鑑別診断	鑑別点
亀頭包皮炎	亀頭先端部包皮の発赤，腫脹
おむつ皮膚炎	亀頭包皮炎よりも広範囲に皮疹がみられる（→第2章-②，第4章-⑨参照）
皮膚カンジダ症	
単純疱疹	紅暈を伴った水疱が集簇し，ピリピリした痛みを伴う（→第4章-⑥参照）
嵌頓包茎	強引に包皮が翻転され亀頭部が露出した状態 小児の包皮輪は狭く，亀頭が絞扼され充血をきたし痛みや腫脹，発赤を伴う

0 はじめに

亀頭包皮炎は，亀頭先端および包皮に炎症をきたした皮膚疾患です．好発年齢は2〜5歳で，包茎手術を受けていない男児に多くみられます．

1 亀頭包皮炎と包茎

包茎とは包皮に覆われて亀頭が確認できない状態を指し，包皮を軽く牽引し容易に外尿道口が確認されれば異常とは言えません．包茎手術を受けている男児は亀頭包皮炎を発症しにくいことから，亀頭包皮炎の発症には生理的包茎の強度（**図1**）が関連すると考えられています．

2 臨床上のポイント

こどもが**排尿時痛**を訴えるため保護者に気づかれて受診する例が多く，**排尿困難**をきたすことがあります．皮膚所見としては，**亀頭先端，包皮の紅斑や腫脹**が特徴的です．炎症が強い場合には，びらんや出血，排膿を伴います．

鑑別診断として，**おむつ皮膚炎，皮膚カンジダ症，単純疱疹，嵌頓包茎**などが挙げられます．その他，閉塞性乾燥性亀頭包皮炎やIgA血管炎（Henoch-Schölein紫斑病）などの報告もあります．時に**性的虐待**の可能性も考慮する必要があります．

3 治療と注意点

基本的には，**清潔を保つこと**によって**数日で自然軽快**する疾患です．
ゲンタマイシン（ゲンタシン®軟膏）などの外用抗菌薬が頻用されており，炎症が強い

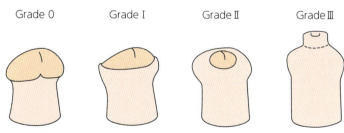

図1 包茎の分類
Grade 0：冠状溝まで容易に亀頭を全露出できるもの
Grade I：亀頭部の中間まで露出できるもの
Grade II：外尿道口のみ露出するもの
Grade III：全く亀頭部の露出ができないもの
石川英二，他：泌尿紀要，50：305-308，2004より引用

場合には**抗菌薬の内服**を検討します．起炎菌は黄色ブドウ球菌，溶連菌，腸球菌，大腸菌などが多く[1]，第一世代セフェムや広域ペニシリンなどを選択します．

4 包茎に関する注意点

包茎の程度は年齢とともに自然軽快するため，①亀頭包皮炎を繰り返す，②排尿に影響がある，③用手的に軽く翻転しても外尿道口が視認できないなどの場合を除いて，**手術は推奨されず経過観察可能です**[2]．

亀頭包皮炎の有無にかかわらず，**包皮の無理な翻転は推奨されていません**．

5 保護者への説明

清潔に保つことで自然軽快することを伝えます．痛みが強く排尿困難を伴う場合には，**温浴で痛みが和らぐ**ため，「温かいシャワーをお腹付近に当てて，おちんちんにも温水が流れるようにすると，痛みが和らいで洗わせてくれるかもしれません」などと伝えてください．

包茎を無理に翻転して洗浄すると炎症を引き起こし，包皮が固くなって包茎の自然軽快が妨げられるため，**シャワーでそのまま流すか，尿道口が軽く見える程度の翻転で洗う**ように指導します．

6 専門医への紹介・フォロー

炎症を繰り返して難治な場合には，**皮膚科もしくは泌尿器科へ紹介**します．典型的な皮膚所見でない場合には，数日後に再診し，皮疹の変化に応じて診断を確認する必要があります．

■ 文　献

1）Agartan CA, et al：Is aerobic preputial flora age dependent? Jpn J Infect Dis, 58：276-278, 2005
2）Kayaba H, et al：Analysis of shape and retractability of the prepuce in 603 Japanese boys. J Urol, 156：1813-1815, 1996
3）上原央久：亀頭包皮炎（主として小児）．泌尿器 Care&Cure Uro-Lo, 22：467-470, 2017
4）岩佐 厚，黒田秀也：包茎・亀頭包皮炎．泌尿器外科, 30：349-359, 2017

第6章 その他

⑥ 紫斑を示す疾患（IgA血管炎など）

森 洋平

典型例

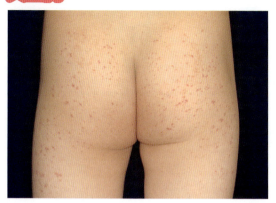

例1　IgA血管炎
臀部から両大腿に浸潤を触れる小型の紫斑が多発する
（画像提供：水戸済生会総合病院　神﨑美玲先生）

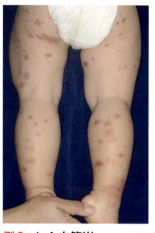

例2　IgA血管炎
下肢に浸潤を触れる大小の紫斑が多発する
（画像提供：水戸済生会総合病院　神﨑美玲先生）

Point

表1　臨床のポイント：小児に紫斑を生じる主な疾患

鑑別診断	病態	皮疹の性状や分布	特徴，判別ポイント
IgA血管炎（Henoch-Schönlein紫斑病）	真皮上層の小血管を主座とした血管炎	浸潤を触れる小型の紫斑，血疱など　臀部や下肢などに好発	紫斑，関節痛，腹痛が3主徴　出血傾向なし
特発性血小板減少性紫斑病	自己抗体による血小板の破壊，減少	点状，斑状の皮下出血斑	鼻出血，歯肉出血，打撲による紫斑の出現などの出血傾向あり　関節内・筋肉内出血なし
血友病	先天性血液凝固因子障害	斑状の皮下出血斑	出血傾向あり　関節内・筋肉内出血あり
DIC，敗血症	著明な凝固活性化による凝固因子，血小板数の消費	全身性だが特徴的な分布はない	全身状態，重症感，バイタルサインなどから速やかに除外する
外傷性の紫斑	外力による血管の破綻	原則，左右非対称	外傷歴の聴取　虐待の可能性

0 はじめに

　紫斑とは，皮内もしくは粘膜内に出血が起こった結果生じる紫色〜暗赤色の皮疹を指します．色調だけでは紅斑と判別できないことがあるため，ガラス圧法で判別します．紅斑はガラス圧法で褪色しますが，紫斑は褪色しません．

　紫斑を示す疾患には，血管炎，血液凝固異常症，外傷などさまざまな病態がありますが（**表1**），ここではこどもにみられる血管炎のうち最も頻度が高いIgA血管炎（Henoch-Schönlein紫斑病）を中心に解説します．

1 紫斑と紅斑

　紫斑は皮内で出血した状態であり，赤血球が血管外に漏出しています．一方，紅斑は毛細血管の拡張や充血であるため赤血球の漏出はみられず，この点が**ガラス圧法で色調が消褪するか否かの違い**になります．

2 臨床上のポイント

　ガラス圧法として適切な道具がなければ，母指と示指で皮疹を押し広げるようにして色調が褪色するかどうかを観察します．問診では先行感染の有無や随伴症状，既往歴，内服歴，家族歴などを中心に聴取します．身体診察では，全身状態，皮疹の分布や部位，出血傾向や関節内・筋肉内出血などの随伴症状を確認します．

　IgA血管炎は，小血管レベルにIgAを主とした免疫複合体が沈着した血管炎として定義され[1]，**浸潤を触れる紫斑（100％），関節痛（80％），腹痛（60％）の3症状**を特徴とする疾患です．紫斑は全例に出現しますが，**関節痛や腹痛が先行し後から紫斑が出現する例も少なくありません**．紫斑は臀部や下肢など重力がかかり易い部位に好発（**例1, 2**）し，関節痛は膝・足関節に多い傾向があります．腹痛は泣き叫ぶほど強く，嘔吐や下痢，血便を伴うこともあります．こどもでは，時に**陰嚢の腫脹**がみられます．

3 治療と注意点

　紫斑のみ，または軽い関節痛や腹痛など**軽症のIgA血管炎**であれば，安静と鎮痛薬など対症療法で経過観察できます．消化管症状や腎症状がある場合には，ステロイドや免疫抑制薬の投与を検討します[1]．

　ただし発熱が続く場合には，他の血管炎（川崎病など）を考慮する必要もあります．

4 保護者への説明

　IgA血管炎と診断し経過観察する場合には，基本的に予後良好な疾患ですが，消化器症状の悪化や腎症のおそれがあるため**定期的な通院**が必要になることを伝えてください．また，紫斑を含めて症状があるうちは，**安静にして運動は控える**よう指導します．

5 専門医への紹介・フォロー

　IgA血管炎については，消化器症状が強い，尿蛋白陽性，診断に迷う場合に専門医への紹介を検討してください[1]．約半数に腎障害がみられるため，自らフォローする場合でも数カ月間は定期的に尿検査をすべきです．
　出血傾向を伴う紫斑は，精査が必要なため高次医療機関へ紹介します．

文 献

1) 川上民裕：血管炎—IgA血管炎（旧名 血管性紫斑病）．小児内科，48：511-515，2016
2) IgA血管炎（Henoch-Schönlein紫斑病）．「血管炎症候群の診療ガイドライン（2017年改訂版）」（日本循環器学会，他/作成），pp78-83，2017
   http://www.j-circ.or.jp/guideline/pdf/JCS2017_isobe_h.pdf

第6章 その他

⑦尋常性痤瘡

町野亜古

典型例

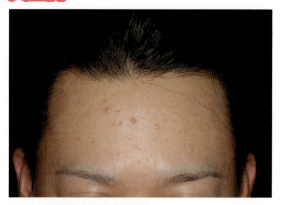

例1 尋常性痤瘡（中等症）
額部に面皰，紅色丘疹，膿疱が散見される
（画像提供：水戸済生会総合病院　神﨑美玲先生）

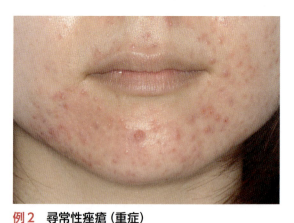

例2 尋常性痤瘡（重症）
下顎部を中心に紅色丘疹と膿疱が多発する
（画像提供：水戸済生会総合病院　神﨑美玲先生）

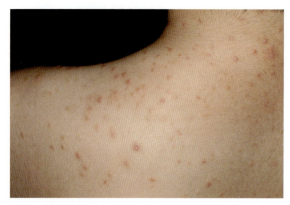

例3 鑑別疾患としての，マラセチア毛包炎
左上背部，肩の写真：光沢のある丘疹が毛囊一致性に多発する
（画像提供：水戸済生会総合病院　神﨑美玲先生）

表1　臨床のポイント

疾患	特徴
尋常性痤瘡	部位 顔面，頸部，胸背部 所見 面皰，紅色丘疹，膿疱，結節，膿瘍 ポイント 多くは思春期に発症し，面皰とさまざまな段階の炎症性皮疹が混在する
酒さ	部位 顔面 所見 紅斑，丘疹，膿疱，毛細血管拡張がみられ，面皰はない ポイント 中年以降に好発し，外的要因（高温環境，香辛料，アルコールなど）が増悪因子となる
マラセチア毛包炎	部位 胸背部に好発する 所見 やや大型で均一な紅色丘疹がみられ，面皰はない ポイント 癜風菌によって生じるため，抗真菌薬で治療する

はじめに

　尋常性痤瘡は，毛包・脂腺系の慢性炎症性疾患であり，ほとんどの人が思春期を終えるまでに一度は経験すると言われています．疾患としての認識が薄く医療機関への受診が少ないですが，**瘢痕を残さないためには早期からの適切な治療が大切**です．従来の痤瘡治療は，抗菌薬の外用・内服といった炎症性皮疹に対するものが中心でした．近年，国内でもアダパレンや過酸化ベンゾイル（benzoyl peroxide：BPO）が認可され[1]，面皰に対する治療ができるようになりました．

1 痤瘡の発症機序

　皮脂の分泌亢進と角化異常によってまず**面皰**（皮脂が毛包内に貯留した状態）が生じ，続いて *Propionibacterium acnes*（*P. acnes*）の増殖によって紅色丘疹，膿疱などの**炎症性皮疹**が形成されます（**図1**）．軽快した後に，瘢痕を残すことがあります．

2 臨床上のポイント

　痤瘡の多くは好発年齢・部位と臨床所見から診断され，**面皰が存在することが最大の特徴**です．適切な治療を開始しても改善がみられない場合は鑑別に注意が必要です．
　頻度が多い鑑別疾患としては，**酒さ，マラセチア毛包炎**などがあります（**表1**）．
　また，ステロイド痤瘡やSAPHO症候群，結節性硬化症など全身疾患に伴う皮疹は，詳細な問診や他所見の有無を確認する必要があります．

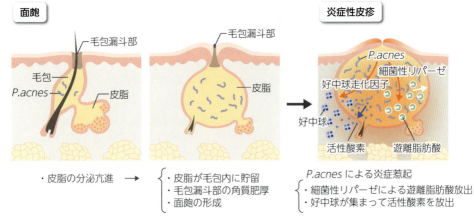

図1 痤瘡の発症機序

❸ 治療と注意点

1) 重症度の評価

顔面の片側にある炎症性皮疹の数によって，重症度を判定します（**表2**）．重症以上とみなされる場合には，積極的に専門医へ紹介しましょう．

2) 治療法の選択

急性炎症期には，面皰に対する治療と炎症性皮疹に対する治療を同時に行い，維持期には，面皰に対する治療を中心に行います．

ⓐ 急性炎症期の治療

軽症から中等症では，アダパレン（ディフェリン®），BPO（ベピオ®）およびクリンダマイシン（ダラシン®T），ナジフロキサシン（アクアチム®）などの外用抗菌薬を組み合わせて使用します[1]．アダパレン・BPO配合剤（エピデュオ®），クリンダマイシン・BPO配合剤（デュアック®）も登場しています．

中等症以上の炎症性皮疹には，内服抗菌薬（ドキシサイクリン，ミノサイクリン）を併用します[1]．耐性菌の出現を防ぐため，抗菌薬は**外用・内服ともに原則3カ月以内の使用**にとどめ，漫然と長期連用することは避けなければなりません．

表2 尋常性痤瘡の重症度判定基準

軽 症	片顔に炎症性皮疹が5個以下
中等症	片顔に炎症性皮疹が6個以上20個以下
重 症	片顔に炎症性皮疹が21個以上50個以下
最重症	片顔に炎症性皮疹が51個以上

参照：痤瘡重症度判定基準（アクネ研究会）[3]

❺ 維持期の治療

炎症性皮疹が改善した後は，面皰に対しての維持期療法としてアダパレン，BPO の外用を行います[1]．

- **アダパレン**：毛包漏斗部の角化を抑制し面皰を減少させ，炎症性皮疹への移行を抑制します．
- **BPO**：フリーラジカルによる抗菌作用をもつため炎症性皮疹に有効で，耐性菌の報告がありません．また，毛包漏斗部の角質肥厚を改善するため，面皰にも効果があります．

4 患者さんへの説明[2]

1) アダパレン，BPO を使用する際のポイント

- 1回1FTU（およそ0.5 g）を就寝前に**全顔に塗布する**（炎症部位だけに塗らず**全体**に塗るのがポイント！）
- 2週間目までの刺激感には**保湿**をしっかり行う
- 3カ月間は継続して使用する

およそ8割の人が使い始めに皮膚の刺激感を生じるため，そのことを事前に伝えておく必要があります．保湿剤や普段の基礎化粧品で十分に保湿した後に，小範囲から外用するよう指導します．乾燥や紅斑，鱗屑が生じることもありますが，徐々に改善します．

2) 維持療法の重要性

炎症性皮疹や面皰が改善した後も，**微小面皰をケアするために維持療法**を行いましょう．また，痤瘡を悪化させないためのスキンケアやライフスタイルを心がけましょう．

5 専門医への紹介・フォロー

重症以上とみなされる場合，あるいは軽症〜中等症であっても標準的な治療で3カ月ほどしても改善がみられない場合には，専門医へ紹介します．

■ 文　献

1) 林 伸和, 他：尋常性痤瘡治療ガイドライン 2017. 日本皮膚科学会雑誌, 127：1261-1302, 2017
2)「皮膚科臨床アセット8 変貌する痤瘡マネージメント」（古江増隆/総編集），中山書店，2012
3) Hayashi N, et al：Establishment of grading criteria for acne severity. J Dermatol, 35：255-260, 2008

索引

欧文

A・B

- Augsbergerの計算式 … 67
- A群β溶連菌 … 75
- A群溶血性連鎖球菌 … 181
- BCG発疹 … 153
- Blaschko線（解剖学的な線）… 227
- BPO … 271
- B型肝炎ウイルス … 175

E～I

- epidermal nevus syndrome … 227
- Epstein-Barrウイルス … 175
- Forschheimer斑 … 152
- FTU (finger tip unit) … 60, 127
- Gianotti-Crosti症候群 … 175
- Gibertばら色粃糠疹 … 157
- HHV-6 … 148
- HHV-7 … 148
- HPV（ヒト乳頭腫ウイルス）… 198
- ICDRG基準 … 28

K～O

- KOH直接鏡検 … 101
- Koplik斑 … 151
- NB-UVB療法 … 81
- Netherton症候群 … 122
- ODT (occlusive dressing therapy) … 61

P～S

- P. acnes (Propionibacterium acnes) … 269
- PUVAバス療法 … 82
- Ramsay-Hunt症候群 … 204
- Reye症候群 … 161
- SLE … 121
- Spitz母斑 … 216
- SSSS (staphylococcal scalded skin syndrome) … 190, 191
- SWS (Sturge-Weber症候群) … 246

T～W

- TARC値 … 120
- tissue expander … 217
- TORCH症候群 … 139
- Tzanckテスト … 35
- Von Harnack換算表 … 67
- VZV（水痘・帯状疱疹ウイルス）… 161
- Wiskott-Aldrich症候群 … 121

和文

あ

- 悪性黒色腫 … 40
- アシクロビル … 78, 162, 204
- 足白癬 … 105, 207
- あせも … 108
- アダパレン … 56, 271
- アタマジラミ … 91
- アタマジラミ症 … 253
- アトピー性皮膚炎 … 116, 119, 123, 164
- アトピー性皮膚炎診療ガイドライン … 117
- アトピー性皮膚炎の重症度 … 120
- アトピー素因 … 119
- アナフィラキシー … 252
- アルコール剤 … 45
- アレキサンドライトレーザー … 86
- アレルギー性接触皮膚炎 … 95
- アレルギーマーチ … 15
- 異汗性湿疹 … 103
- 異所性蒙古斑 … 220
- イチゴ舌 … 178
- いちご状血管腫 … 230
- 一次刺激性接触皮膚炎 … 95
- 遺伝性血管性浮腫 … 134
- 伊藤白斑 … 247
- 陰嚢の腫脹 … 266
- 陰部疱疹 … 201
- ウイルス性巨細胞 … 35
- 江川のいぼ剥ぎ法 … 199
- エキシマ … 82
- 液体窒素 … 84
- 液体窒素凍結療法 … 198
- エクリン汗腺 … 13
- 炎症性線状疣贅状表皮母斑 … 227
- 黄色ブドウ球菌 … 75, 181
- 太田母斑 … 220
- おしゃれ障害 … 96
- オブラート … 66
- おむつ皮膚炎 … 95, 98, 262

INDEX

か

蚊 ……………………………………… 251
疥癬 …………………………… 41, 105, 121
外用抗菌薬 ……………………………… 55
外用抗真菌薬 …………………………… 58
外用剤 …………………………………… 63
角化細胞 ………………………………… 10
角質細胞間脂質 ………………………… 16
角質増殖型白癬 ………………………… 30
過酸化ベンゾイル ……………………… 56
学校感染症 ……………………………… 89
学校保健安全法 ………………………… 89
化膿性汗孔周囲炎 ……………………… 109
痂皮型膿痂疹 …………………………… 190
カフェオレ斑 …… 223, 237, 238, 239
カポジ水痘様発疹症 …………………… 164
川崎病 …………………… 140, 154, 266
眼球メラノーシス ……………………… 220
カンジダ症 ………………………… 98, 100
カンジダ性間擦疹 ……………………… 100
汗疹 ……………………………………… 107
関節痛 …………………………………… 265
関節内 …………………………………… 265
汗腺 ……………………………………… 11
乾癬 ……………………………………… 121
乾燥性湿疹 ……………………………… 110
嵌頓包茎 ………………………………… 262
汗疱 ……………………………………… 104
基剤 ………………………………… 43, 63
ギムザ染色 ……………………………… 36
虐待 ……………………………… 260, 263
丘疹 ……………………………… 22, 138
急性咽頭炎・扁桃炎 …………………… 177
急性蕁麻疹 ……………………………… 133
巨大色素性母斑 ………………………… 215

筋肉内出血 ……………………………… 265
口なめ皮膚炎 …………………………… 95
「クリスマスツリー状」の配列 ……… 157
鶏眼 ……………………………………… 256
経皮感作 ………………………………… 15
血管性浮腫 ……………………………… 134
血管線維腫 ………………………… 242, 243
血清LDH値 …………………………… 124
血清TARC値 ………………………… 124
血清総IgE値 ………………………… 123
結節性硬化症 …………………………… 244
ケルズス禿瘡 …………………………… 208
高IgE症候群 ………………………… 121
抗アレルギー薬 ………………………… 129
抗ウイルス薬 …………………………… 78
抗菌薬 …………………………………… 75
抗菌薬治療 ……………………………… 140
口腔カンジダ症 ………………………… 211
膠原病 …………………………………… 121
紅色汗疹 ………………………………… 109
口唇ヘルペス …………………………… 201
硬性浮腫 ………………………………… 153
光線療法 ………………………………… 81
紅斑 ……………………………… 21, 132, 266
抗ヒスタミン薬 ………………… 72, 129
抗ヘルペスウィルス薬 ………… 78, 162
股部白癬 ………………………………… 208
コリン性蕁麻疹 ………………………… 133
混合製剤 ………………………………… 63

さ

剤形 ………………………………… 43, 66
サイトメガロウイルス ………………… 175
痤瘡 ……………………………………… 269
痤瘡治療薬 ……………………………… 55

殺菌性抗菌薬 …………………………… 56
三環系 …………………………………… 73
サンスクリーン剤 ……………………… 96
サンタン ………………………………… 18
サンバーン ……………………………… 18
紫外線治療 ……………………………… 81
趾間型足白癬 …………………………… 30
色素沈着 ………………………………… 52
色素レーザー ……………… 86, 230, 235
脂腺母斑症候群 ………………………… 226
湿疹三角 ………………………………… 119
紫斑 ……………………………………… 265
しもやけ …………………………… 259, 260
雀卵斑様色素斑 …………………… 237, 238
シャグリンパッチ ……………………… 242
重層法 …………………………………… 61
酒さ ……………………………………… 269
出血傾向 ………………………………… 265
出席停止 ………………………………… 89
小水疱型足白癬 ………………………… 29
掌蹠膿疱症 ……………………………… 105
小児乾燥型湿疹 ………………………… 112
処方量の注意 …………………………… 67
真菌鏡検 ………………………………… 29
神経線維腫 ……………………………… 239
神経線維腫症 …………………………… 223
神経線維腫症1型 …………………… 237
神経皮膚黒色症 ………………………… 215
深在性汗疹 ……………………………… 109
尋常性痤瘡 ……………………………… 269
尋常性疣贅 ………………… 40, 197, 257
真皮 ……………………………………… 11
蕁麻疹 …………………………………… 132
水晶様汗疹 ……………………………… 108
水痘 ……………………………… 138, 140

273

水痘・帯状疱疹ウイルス (VZV)
 161
水分保持能力 12
水疱 29
水疱型膿痂疹 190
水疱性発疹 165
スキンケア 125
スクラッチテスト 27
ズック靴皮膚炎 105
ステロイド 69
ステロイド外用薬 47, 64, 127
ステロイド外用薬局所性副作用 51
ステロイド外用薬全身性副作用 52
ステロイド外用薬の強さによる分類
 47
ステロイド外用薬の副作用 51
ステロイド全身療法 69
ステロイドによる成長障害 71
ステロイドの全身性副作用 71
砂かぶれ 96
スプレー法 85
スミスリン 254
静菌性抗菌薬 56
青色母斑 220
正中部母斑 234
せつ 184
接触皮膚炎 57, 59, 94, 99
全身性エリテマトーデス 121
全身麻酔 87
先天性風疹症候群 152
爪カンジダ症 211
爪甲色素線条 216
即時型アレルギー 26
組織拡張器 217

た

ダーモスコープ 39
ダーモスコピー 39
第一世代抗ヒスタミン薬 72
第一世代セフェム系抗菌薬 181
胎児水腫 173
帯状疱疹 138, 203
第二世代抗ヒスタミン薬 72
体部白癬 31, 208
タクロリムス 53
タクロリムス軟膏 128
脱色素性母斑 247
多発紅斑 157
多発性汗腺膿瘍 187
単純性血管腫 234
単純塗布 60
単純ヘルペス 138
単純疱疹 262
遅延型アレルギー 26
チャドクガ 251
虫刺症 250
貼付法 61
爪白癬 31, 208
手足口病 138, 165
デキサメタゾン 70
手湿疹 96
テトラサイクリン系 77
デルマクイック® VZV 37
点状集簇性母斑 223
伝染性紅斑 138, 172
伝染性軟属腫 91, 194
伝染性膿痂疹 91, 190
天然保湿因子 16
凍結療法 84
凍傷 260

凍瘡 259
突発性発疹 138, 147
ドライスキン 125

な

軟属腫小体 194
二次腫瘍 226
ニューキノロン系 75
乳剤性ローション 45
乳児血管腫 229, 230
乳児脂漏性湿疹 115
乳児多発性汗腺膿瘍 109
妊婦 173
粘膜疹 142
膿痂疹 191

は

白癬 29
白斑 242, 244
蜂 251
パッチテスト 28
発熱 142
発熱 + 紅斑 138
バラシクロビル 78, 79, 162, 204
バリア機能 11, 99
パルボウイルス B19 172
皮下組織 11
光発癌 18
光老化 18
皮脂欠乏症 110
皮脂腺 11
皮脂膜 13
皮脂量 116
皮疹 21
ヒト乳頭腫ウイルス (HPV) 198

INDEX

ヒドロコルチゾン	70
皮膚カンジダ症	211, 262
皮膚筋炎	122
皮膚細菌感染症	75
皮膚真菌症	29
皮膚洗浄剤	14
皮膚リンパ腫	121
ピペリジン／ピペラジン系	73
表在性皮膚真菌症の確定診断	29
表皮	10
表皮母斑症候群	227
表面麻酔	87
風疹	138, 140, 150
プール	91
フェノトリン耐性種	254
副作用	128
腹痛	265
服用時の注意点	67
服用方法の工夫	66
服用補助ゼリー	66
不定形発疹	153
ブドウ球菌性熱傷様皮膚症候群	190
プリックテスト	26
プリック−プリックテスト	27
プレドニゾロン	70
プロアクティブ (proactive) 療法	61, 128
プロトピック	53
プロプラノロール	231
分割切除	217
ベタメタゾン	71
ヘルパンギーナ	168
胼胝	256
扁平母斑	223
ポートワイン母斑	246
包茎	263
膨疹	22, 132
疱疹性ひょう疽	201
保健所	151
補助製品	66
発疹	21
発疹名	23
母斑細胞	215
母斑細胞母斑	40

ま

麻疹	138, 140, 150
末梢血好酸球数	124
マラセチア属	116
マラセチア毛包炎	185, 269
慢性蕁麻疹	133
慢性溶血性貧血患者	173
みずいぼ	194
密封療法	61
ミルメシア	198
メチルプレドニゾロン	70
メラノサイト	220
免疫機能	12
免疫抑制薬	53
綿球法	84
面皰	269
毛器官	11
毛細血管奇形	234
毛包炎	184

や

油脂性軟膏	43
油中水型乳剤性軟膏	44
よう	184
葉状白斑	242
用量	67
溶連菌感染症	138, 140, 177

ら

落屑	23
リアクティブ療法	128
緑膿菌	75
リンゴ病	172
鱗屑	23
ルビーレーザー	86
レーザー治療	86

わ

ワクチン接種歴	152

執筆者一覧

● 編　集

大橋博樹	多摩ファミリークリニック
神﨑美玲	水戸済生会総合病院皮膚科
堀越　健	多摩ファミリークリニック
宮本雄策	川崎市立多摩病院小児科

● 執筆 (掲載順)

山口美由紀	春日居皮フ・リウマチクリニック
田口詩路麻	筑波大学附属病院水戸地域医療教育センター総合病院水戸協同病院皮膚科
山﨑由里子	千葉大学大学院医学研究院皮膚科学
外川八英	千葉大学大学院医学研究院皮膚科学
出口順啓	山梨厚生病院皮膚科
小林桂子	水戸赤十字病院皮膚科
木村聡子	登戸きむら皮フ科クリニック
吉岡奈月	横浜総合病院小児科
小島隆浩	小島小児科医院
町野亜古	まどかファミリークリニック
犬尾千聡	神奈川県立こども医療センターアレルギー科
髙木　暢	多摩ファミリークリニック
太田　浩	ありがとうみんなファミリークリニック平塚
小宮山 学	ありがとうみんなファミリークリニック平塚
髙木真知子	下伊那厚生病院皮膚科
安藤典子	あんどう皮フ科クリニック
宮地悠輔	川崎市立多摩病院小児科
櫛笥永晴	かえでファミリークリニック
レパヴーアンドレ	いちげ皮フ科クリニック
山本寿子	川崎市立多摩病院小児科
森　洋平	みたき総合病院総合診療科

編者 Profile

大橋　博樹（おおはし　ひろき）
医療法人社団家族の森 多摩ファミリークリニック　院長

　2000年獨協医科大学卒業後，武蔵野赤十字病院で初期研修．筑波大学，亀田メディカルセンターで家庭医療研修を行い，家庭医療専門医を取得．川崎市立多摩病院総合診療科に勤務し，家庭医療専攻医の指導を行う．2010年多摩ファミリークリニックを開業．
　東京医科歯科大学臨床准教授
読者の方へ一言：こどもの皮膚疾患は勉強すればするほど，苦手意識がなくなり楽しくなります．本書を読めば，もっと患者さんを診たくなるはずです！

神﨑　美玲（かんざき　みれい）
水戸済生会総合病院皮膚科　主任部長

　2002年山梨医科大学医学部卒業．山梨大学医学部皮膚科，山梨県立中央病院皮膚科で研修の後，山梨大学大学院で医学博士号取得．米国国立衛生研究所への研究留学を経て，2012年より現職．
　日本皮膚科学会認定皮膚科専門医，日本アレルギー学会専門医，日本皮膚免疫アレルギー学会代議員．
読者の方へ一言：当院は茨城県立こども病院と密な診療連携を図っているため，こどもの希少・難治性皮膚疾患の診断，治療に携わる機会が多いです．皮膚アレルギー疾患の診療にも力を入れています．本書には，選りすぐりの臨床写真を多数掲載していますので，明日からのこどもの皮膚診療にぜひともご活用ください．

堀越　健（ほりこし　けん）
医療法人社団家族の森 多摩ファミリークリニック　勤務医

　2008年に聖マリアンナ医科大学を卒業後，同大学病院で初期研修医．2010年より川崎市立多摩病院総合診療科へ所属し同院で研修し日本プライマリ・ケア連合学会認定家庭医療専門医を取得．2013年から多摩ファミリークリニックでの勤務を開始し，現在は都市部における診療所の家庭医として日々研鑽を積んでいる．
読者の方へ一言：皮膚のトラブルはこどもにも成人にも非常に大きなストレスになります．こどもの皮膚の相談に答えられると保護者からの信頼を得られることを毎日の診療で実感しています．最初は自信がないものですが，繰り返し見て勉強して自信をつけていきましょう！

宮本　雄策（みやもと　ゆうさく）
川崎市立多摩病院（指定管理者聖マリアンナ医科大学）小児科　部長

　1998年聖マリアンナ医科大学卒業．2004年同大学院医学研究科修了．同年4月から国立精神・神経センター武蔵病院小児神経科レジデント．2006年2月より川崎市立多摩病院小児科医長．主任医長，副部長を経て2017年4月より現職．
　小児科学会代議員，小児神経学会評議員，てんかん学会幹事・評議員などを務める．資格としては博士（医学）．小児科専門医・指導医．小児神経専門医．てんかん専門医・指導医．剣道六段．将棋四段など．
読者の方へ一言：小児科の専門医であっても，こどもの皮膚疾患を正確に判断するのは難しいものです．本書の編集をさせて頂くなかで様々な写真を拝見し，「ああ，あの時のこどもはこの病気だったのか！」などと心の中で叫んでいます．私自身が大変勉強させて頂きました．きっと多くの小児科医にとっても実用的な1冊になっていると思います．診察室に常備して頂ければ嬉しいです．

見ためと症候で探す！　こどもの皮膚診療

2019年3月20日　第1刷発行

編　集　大橋博樹，神﨑美玲，堀越　健，宮本雄策

発行人　一戸裕子

発行所　株式会社羊土社
〒101-0052
東京都千代田区神田小川町2-5-1
TEL　03 (5282) 1211
FAX　03 (5282) 1212
E-mail　eigyo@yodosha.co.jp
URL　www.yodosha.co.jp/

© YODOSHA CO., LTD. 2019
Printed in Japan

ISBN978-4-7581-1849-1

印刷所　図書印刷株式会社

本書に掲載する著作物の複製権，上映権，譲渡権，公衆送信権（送信可能化権を含む）は（株）羊土社が保有します．
本書を無断で複製する行為（コピー，スキャン，デジタルデータ化など）は，著作権法上での限られた例外（「私的使用のための複製」など）を除き禁じられています．研究活動，診療を含み業務上使用する目的で上記の行為を行うことは大学，病院，企業などにおける内部的な利用であっても，私的使用には該当せず，違法です．また私的使用のためであっても，代行業者等の第三者に依頼して上記の行為を行うことは違法となります．

JCOPY　<（社）出版者著作権管理機構　委託出版物>
本書の無断複写は著作権法上での例外を除き禁じられています．複写される場合は，そのつど事前に，（社）出版者著作権管理機構（TEL 03-5244-5088, FAX 03-5244-5089, e-mail：info@jcopy.or.jp）の許諾を得てください．

羊土社のオススメ書籍

Gノート別冊
小児科医宮本先生、ちょっと教えてください！
教科書には載っていない、小児外来のコツ・保護者への伝え方

宮本雄策／編著
大橋博樹／企画・編集協力

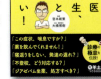

小児外来の極意を伝授！熱性けいれん，喘息，発達障害，母乳育児，不登校など小児科医×家庭医の熱いディスカッションをもとに本音で解説！保護者への説明にも自信がつき信頼度もアップ！診療の合間に気軽に読めます．

- 定価（本体3,600円＋税）　　A5判
- 199頁　　ISBN 978-4-7581-1831-6

改訂第3版
ステロイドの選び方・使い方ハンドブック

山本一彦／編

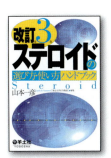

「ステロイドの実用書といえばこの1冊」の大好評書が改訂！具体的な処方例・幅広い疾患の解説などいいところはそのままに，内容のアップデートを行い，新規項目を追加．対応疾患は48！さらに充実の1冊に．

- 定価（本体4,300円＋税）　　B6判
- 375頁　　ISBN 978-4-7581-1822-4

すべての診療科で役立つ
栄養学と食事・栄養療法

曽根博仁／編

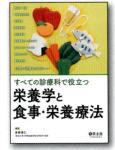

栄養素の基本から食品学，各疾患の食事・栄養療法まですべての医師が知っておくべき知識を網羅．各分野のエキスパートによる系統的な解説は現場の疑問に応え，食事・栄養オーダーの悩みを払拭します！

- 定価（本体3,800円＋税）　　B5判
- 247頁　　ISBN 978-4-7581-0898-0

伝わる医療の描き方
患者説明・研究発表がもっとうまくいくメディカルイラストレーションの技術

原木万紀子／著
内藤宗和／監

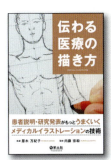

患者説明＋イラスト＝信頼．研究発表＋イラスト＝評価．素材集もいいけどイラスト探しは意外と大変．どうせなら自作で差をつけませんか？ 忙しい医療者でも実践可能なコツを美術解剖学のプロが最小限の言葉で解説します．

- 定価（本体3,200円＋税）　　B5判
- 143頁　　ISBN 978-4-7581-1829-3

発行　羊土社 YODOSHA
〒101-0052　東京都千代田区神田小川町2-5-1　TEL 03(5282)1211　FAX 03(5282)1212
E-mail：eigyo@yodosha.co.jp
URL：www.yodosha.co.jp/
ご注文は最寄りの書店，または小社営業部まで

羊土社のオススメ書籍

内科で出会う
見ためで探す
皮膚疾患アトラス

出光俊郎／編

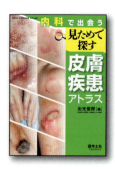

症状と見ためから探せる，全科必携の皮膚アトラス！すべての診療科で出会う皮膚疾患を中心に，典型例はもちろん，非典型例や鑑別疾患などバリエーション豊富な写真を掲載．皮膚の異常をみたら，まずはこの一冊！

- 定価（本体5,700円＋税） ■ B5判
- 245頁 ■ ISBN 978-4-7581-1722-7

内科で役立つ
一発診断から迫る
皮膚疾患の鑑別診断

出光俊郎／編

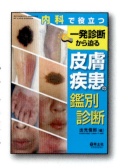

日常診療で出会う，診断に迷いがちな皮膚疾患の鑑別法を，"一発診断"を切り口に解説．ケーススタディを通して，第一印象から確定診断にたどり着く皮膚科医の目のつけどころと考え方を学べます！

- 定価（本体5,800円＋税） ■ B5判
- 293頁 ■ ISBN 978-4-7581-1737-1

病理像＋臨床写真で一目でわかる！
臨床医が知っておきたい
皮膚病理の見かたのコツ

安齋眞一／編

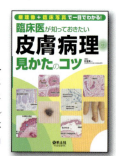

皮膚科臨床医のための病理入門書！1疾患を2ページでまとめ，体表写真やダーモスコピーと比べつつ，病理を丁寧に解説しています．「丘疹中央のくぼみは病理学的に何に対応するの？」など臨床医の疑問にも答えます．

- 定価（本体9,000円＋税） ■ B5判
- 294頁 ■ ISBN 978-4-7581-1793-7

皮膚科医・形成外科医のための
レーザー治療スタンダード
確かな治療を行うための知っておくべき知識と正しい手技

河野太郎／編

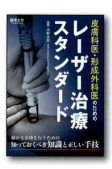

確かなレーザー治療を行うために知っておくべき機器の特徴から治療前に行う準備，疾患ごとの標準的な治療の手順，治療後のケアや患者への説明の仕方までわかる！さらに現場で役立つ工夫やピットフォールも満載！

- 定価（本体9,000円＋税） ■ B5判
- 222頁 ■ ISBN 978-4-7581-1813-2

発行 羊土社 YODOSHA
〒101-0052 東京都千代田区神田小川町2-5-1
E-mail：eigyo@yodosha.co.jp
URL：www.yodosha.co.jp/
TEL 03(5282)1211　FAX 03(5282)1212

ご注文は最寄りの書店，または小社営業部まで